불안장애 자율신경실조증 공황장애 치료 완치지침서

걱정마 ─ 공황장애

걱정마 공황장애
불안장애 자율신경실조증 공황장애 치료 완치지침서

초판 1쇄 발행 2024년 02월 18일
　　2쇄 발행 2025년 02월 27일

지은이 해아림 한의원
펴낸이 장현수
펴낸곳 메이킹북스
출판등록 제 2019-000010호

디자인 최미영
편집 최미영
교정 안지은
마케팅 김소형

주소 서울특별시 구로구 경인로 661, 핀포인트타워 912-914호
전화 02-2135-5086
팩스 02-2135-5087
이메일 making_books@naver.com
홈페이지 www.makingbooks.co.kr

ISBN 979-11-6791-502-3(03510)
값 18,500원

ⓒ 해아림 한의원 2025 Printed in Korea

잘못된 책은 구입하신 곳에서 바꾸어 드립니다.
이 책의 전부 또는 일부 내용을 재사용하려면 사전에 저작권자와 펴낸곳의 동의를 받아야 합니다.

홈페이지 바로가기

메이킹북스는 저자님의 소중한 투고 원고를 기다립니다.
출간에 대한 관심이 있으신 분은 making_books@naver.com으로 보내 주십시오.

걱정마 — 공황장애

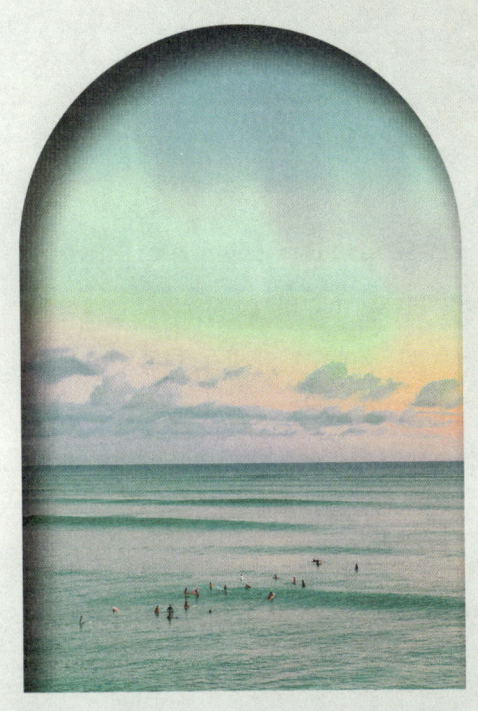

해아림 한의원

불안장애 자율신경실조증
공황장애 치료 완치지침서

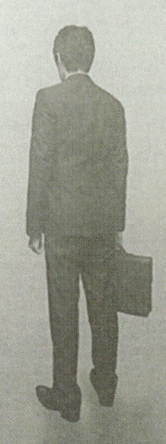

스트레스로 현대인을 위협하는 공황, 불안장애, 자율신경실조증
"내 몸은 나를 위해 최선을 다하고 있을 뿐"
핵심은 증상의 억제가 아닌 자기조절력의 회복!

메이킹북스

인사말

　현대 사회는 이전 시대와 비교할 수 없을 만큼 복잡해지면서, 빠른 변화와 더불어 현대인들에게 많은 것들을 요구하고 있습니다. 멀티미디어와 SNS 등을 통한 다양한 정보 획득, 많은 양의 학습, 더욱 복잡해지는 인간관계 등 외부자극이 폭발적으로 증가하면서 두뇌에 과부하, 정신적 피로와 스트레스를 유발합니다. 하지만 우리의 몸과 마음은 발 빠르게 적응하며 잘 견뎌내니 기특하고 참 고맙기만 합니다.
　그러나, 어느 순간 더 이상 버티지 못하는 때가 찾아오게 됩니다. 몸과 마음의 이상 신호가 나타나면 바로 그 순간, 이제는 멈추고 살펴야 할 때입니다. 밖으로만 향해 있던 시선을 내 몸과 마음으로 돌려봅시다. 외면하고 감춘다면 고통과 상처는 더 커지면서 아물 수가 없게 됩니다. 아픔을 받아들이고, 밖으로 드러내어 관심을 가지고 돌보아 준다면 다시 달릴 수 있게 될 것입니다.

　여러분은 어떠한 어려움을 겪고 있으신가요?
　힘들어하고 있는 자신을 위해 충분한 관심과 휴식의 시간을 가져주세요. 그리고 가족과 친구, 주변 사람들에게 도움을 요청하세요.
　그래도 해결이 힘들다면 해아림이 함께 하겠습니다.
　'몸과 마음의 균형이 깨져 발생하는 신경정신과 질환에서, 내재된 자생력을 회복시켜 재발을 방지할 수 있는 한의학적 접근이야말로 가장 효과적인 접근법'이라고 감히 확신합니다.

삶의 벼랑 끝에서 곧 떨어질 것 같은 불안함과 그로 인한 신체 반응, 왜 나한테만 이렇게 좋지 않은 일이 생기나 하는 분노, 끝이 보이지 않는 터널 속에 혼자 갇힌 것만 같은 외로움, 그 아픈 마음들 작은 것 하나하나까지 잘 헤아려 끌어안겠습니다.

모쪼록 많은 분들이 이 책을 통해 공황장애와 불안장애, 자율신경실조증을 이해하고 치료하는 데, 도움이 되기를 바랍니다.

해아림한의원 네트워크 대표원장
김대억 (한방신경정신과 박사)

머리말

　현대 사회는 과도한 경쟁에 노출되다 보니 어느새 스트레스와 관련된 질환들이 폭증하고 있는 추세입니다. 대표적인 것들이 공황장애, 불안장애, 자율신경실조증 등입니다. 이러한 질환들은 과거 극심한 스트레스를 받는 유명인들의 전유물이라는 인식이 강했는데, 어느새 주변에 앓는 사람이 한 두 명은 있을 정도로 많아져 흔한 질환이 된 지 오래된 것 같습니다. 나아가 이런 증상을 한번도 겪어 보지 않은 사람은 마치 열심히 살지 않은 사람처럼 보이는 아이러니한 상황이 되어버린 듯합니다.

　그럼에도 불구하고 이러한 질환에 대한 대중들이나 환자들의 인식·지식의 수준이 그다지 높아진 것처럼 보이지는 않습니다. 범람하는 인터넷 정보와 광고의 홍수 속에서 제대로 된 의료지식인지 판단하기가 쉽지 않아서 더 그럴 것입니다. 그래서 속설이나 부정확한 정보와 지식에 휘둘려서, 치료의 적기와 치료 방법을 찾지 못해 악화되는 환자들의 사례를 너무나 흔하게 접하게 됩니다. 이 책은 그러한 안타까움에서 비롯되어 쓰여지기 시작했다고 해도 과언은 아닐 것입니다.

　진료실에서 흔하게 듣는 질문이 있습니다. "스트레스를 이렇게 받고 있는 상황에서 치료를 하는 게 의미가 있을까요? 증상이 쉽게 호전되지 않거나 재발할 가능성이 너무 높지 않은가요?"

좋은 질문입니다. 비단 신경정신 질환뿐만 아니라 넓은 의미에서 스트레스의 영향을 받는 모든 질환들은 외부 환경의 영향을 크게 받습니다. 그래서 스트레스와 관련된 질환에서는 일반적으로 '완치'라는 표현을 쓰지 않고 '관해'라는 표현을 사용합니다. 삶에 지장을 받지 않을 정도로 증상이 사라졌으며, 관리에 의해 그러한 상태를 유지할 수 있는 정도로 회복되었음을 의미하는 단어인데요. 반대로 이야기하면 평소의 관리도 신경정신 질환들의 치료에서 상당히 중요한 부분을 차지함에도 불구하고, 많은 환자들이 어떻게 관리를 해야 할지 모르면서 살고 있다는 사실의 방증이기도 한 셈입니다.

단순히 증상만 개선하는 치료를 해서는 분명 한계가 있습니다. 치료 중에도, 그리고 나아가 치료가 종결된 이후에도 어떻게 생활 관리를 해야 하는지도 굉장히 중요한 문제일 것입니다. 때문에 본서는 그러한 생활 관리에 있어서도 많은 부분을 참고할 수 있도록 고려하여 집필하였습니다.

  치료는 치료가 끝나고 난 다음부터 다시 시작된다는 말이 있습니다. 그 격언이 가장 잘 들어맞는 질환이 공황장애, 불안장애, 자율신경실조증과 같은 스트레스성 질환일 것입니다.

오랜 치료 경험으로 볼 때, 원인과 변증에 맞는 적절한 치료와 이후의 생활 관리가 제대로 지켜진다면 스트레스성 질환들은 걱정하는 것보다는 훨씬 가벼운 질환인 경우가 많았습니다. 본 글이 이 책을 읽는 사람들의 건강과 행복에 일조를 할 수 있다면 더할 나위 없이 기쁠 것입니다.

해아림한의원 네트워크 저자 일동

차례

인사말   4
머리말   6

불안장애

불안장애란 무엇인가?   12
불안장애의 종류   13
사례로 살펴본 불안장애 임상 증상   22
불안장애의 원인은 무엇인가?   30
불안장애의 진단 기준   32
불안장애 치료 - 양방 정신과   44
불안장애 치료 - 한의학   50
불안장애, 일상에서는 어떻게 관리해야 하는가?   57

공황장애

공황장애란 무엇인가?   72
사례로 살펴본 공황장애 임상 증상   78
공황장애 원인은 무엇인가?   85

공황장애 뇌파는 어떤 점이 다른가? 88

공황장애와 함께 나타나기 쉬운 증상들 105

청소년에게도 공황장애가 생기는가? 112

공황장애 진단 114

왜 공황장애를 치료해야 하는가? 118

공황장애 치료 어떻게 하나? 120

공황장애 치료 - 양방 정신과 130

공황장애 치료 - 한의학 134

공황장애, 일상에서는 어떻게 관리해야 하는가? 146

공황장애에 도움이 되는 음식 165

공황장애 치료 사례 171

자주 하는 공황장애 질문 247

자율신경실조증

자율신경이란 무엇인가? 276

자율신경실조증의 임상 증상 278

자율신경실조증 원인은 무엇인가? 284

자율신경실조증과 함께 나타나기 쉬운 증상들 288

자율신경실조증 진단 297

왜 자율신경실조증을 치료해야 하는가? 299

자율신경실조증 치료 어떻게 하나? 302

자율신경실조증 치료 - 양방 신경과 정신과 304

자율신경실조증 치료 - 한의학 308

자율신경실조증, 일상에서는 어떻게 관리해야 하는가? 317

자율신경실조증에 도움이 되는 음식 323

자율신경계 균형을 위한 아로마테라피 325

자율신경실조증 치료 사례 329

자주 하는 자율신경실조증 질문 374

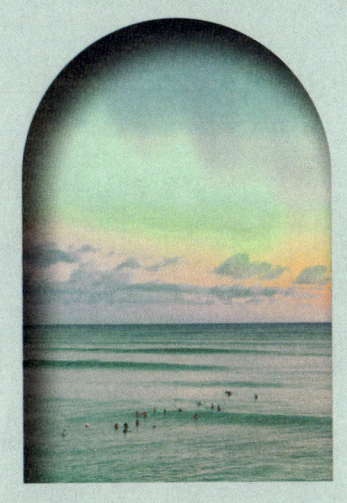

불안장애

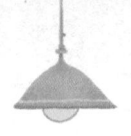

불안장애란 무엇인가?

불안감은 모든 사람이 느끼는 감정 중 하나다. 위험으로부터 자신을 보호하기 위한 경보 장치와 비슷하다. 하지만 불안감의 강도는 상황과 사람에 따라서 차이가 있다.

불안과 공포는 정상적인 정서 반응이지만, 정상적 범위를 넘어서게 되면, 정신적 고통과 신체적 증상을 만들어낸다.

불안감을 느끼면, 교감신경이 항진되어, 두통과 어지럼, 심장 박동수의 증가, 호흡수 증가, 위장관 이상과 같은 신체 증상이 나타나게 되는데, 오랫동안 극심한 불안감이 이어지면서 이로 인해 일상생활을 하기 힘들다면, 불안장애로 진단된다.

불안장애를 가진 사람들은 매 순간 순간 많은 걱정과 불안감으로 힘들어한다. 뚜렷한 이유가 없는데도, 왜 그리 불안한지, 머리로는 아무 일 아니라고 이해가 되는데, 근거 없이 지나친 불안과 걱정이 나타난다.

이 때문에 다양한 형태의 불안과 공포가 일어나, 일상생활에 지장을 끼치게 된다.

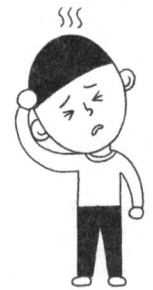 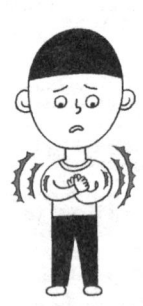 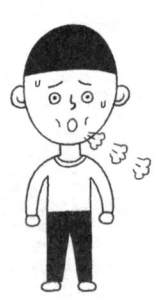

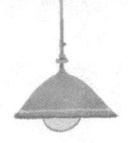

불안장애의 종류

식물원에 다양한 꽃이 있듯, 불안장애에는 여러 정신 증상들이 속해 있다. 비슷한 듯 다른 불안장애의 여러 요소들이 있는데, 주요 요소는 △불안 △공포 △강박 △공황으로 정리할 수 있다. 불안장애에서 벗어나려면 우선 이 4가지 요소에 대해 이해하는 것이 중요하다.

1. 불안

뚜렷한 원인 없이 발생하는 모호하고 불쾌한 두려움 혹은 걱정을 느끼고 긴장하는 것으로 대표적으로 범불안장애가 있다.

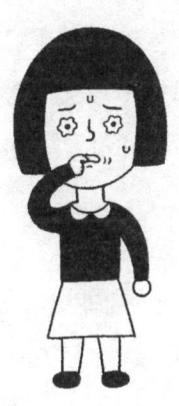

※ 범불안장애

 범불안장애는 불안 증상이 만성적으로 지속되는 질환으로 불안한 감정이 일상생활 속에서 광범위하게 나타나는 가운데, 항상 막연하게 두려운 상황이 발생할 것 같은 비현실적인 걱정을 지나치게 하는 것이다. 사소하고 일상적인 일에 대해서도 과도한 걱정과 불안이 지속되며, 이를 통제하지 못하고 불안과 관련된 다양한 신체 증상이 동반된다. 교감신경이 늘 활성화돼 있는 상태여서 가슴 두근거림, 떨림, 피로, 소화불량을 쉽게 호소하며, 안절부절 못하고 피로를 잘 느끼고, 집중하지 못하며, 신경이 날카롭고, 잠을 잘 자지 못한다. 증상 정도가 극심하지는 않지만 오랫동안 지속되는 특징을 가진다.

※ 분리불안장애

 분리불안장애는 12세 미만 소아에서 가장 흔한 불안장애 유형으로, 주된 애착 관계에 있는 대상과 잠시라도 떨어지게 되면 심한 불안을 느낀다. 자신이나 부모에게 나쁜 일이 생길지도 모른다는 두려움을 가지거나 지나친 걱정을 자주 보이며 복통, 두통, 오심, 구토 등의 신체 증상을 호소함으로써 관심을 유발하기도 한다.

※ 선택적 함구증

 선택적 함구증은 부모, 형제자매와 같이 가까운 사람과는 대화를 하는 데 아무런 문제가 없지만, 낯선 사람이나 특정 상황에서는 입을 다물고 말을 하지 않는 모습을 보인다.

2. 공포

특별한 이유 없이 걱정과 초조감이 생기는 불안과 차이가 있다. 두려움에 대한 대상이 구체적인 경우를 공포라고 한다. 예를 들자면 주변에서 마주치는 개·비둘기를 무서워하거나 엘리베이터에서 혼자 있는 것을 힘들어하는 상황이다.

대표적으로는 광장공포증, 특정 공포증, 사회공포증(사회불안장애) 등이 있다.

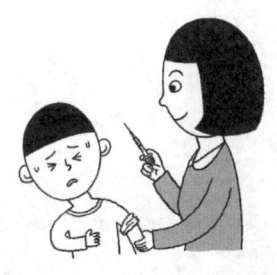 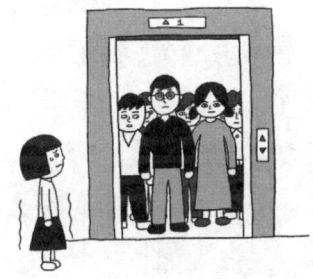

※ **특정 공포증**

특정 대상이나 상황에만 나타나는 공포증으로, 특정 대상이나 상황에 대한 공포가 과도하여 이러한 대상이나 상황을 접했을 때 지나친 공포를 느끼면서 울며 주저앉거나, 심한 경우 의식을 잃는 등의 행동이 나타나며, 공황발작에 이르기도 한다. 공포를 느끼는 상황·대상은 다양하다. 높은 곳이나 천둥·번개 같은 자연현상, 뱀·개·고양이·비둘기 같은 동물, 주사를 맞거나 채혈하는 것, 시험이나 발표를 앞두고 힘들어하는 것도 여기에 속한다. 특정 공포증이 있는 사람들은 이 같은 두려움이 비합리적인 것을 인지하면서도 그 대상을 피하려 한다. 성인뿐 아니라, 어린이들에게도 나타날 수 있으며, 성장하면서 사라지는 경우도 있다.

* 특정 공포증을 호소하는 사례들
- 높은 곳
- 천둥·번개 같은 자연현상
- 뱀·개·고양이·비둘기 같은 동물
- 주사를 맞거나 채혈하는 것
- 시험불안증, 발표불안증

※ 광장공포증

 광장공포증은 공황장애와 밀접한 관련성이 있는 경우가 많다. 이는 대중교통을 이용하거나, 공원, 광장 등과 같이 열린 공간에 있을 때, 백화점이나 영화관 같은 밀폐된 공간에 있을 때, 사람이 많은 공공장소 및 영화관, 백화점, 지하철 등에 있을 때, 집 밖에 혼자 있는 것과 같은 상황 등에서 심한 불안감을 느껴 이러한 상황을 회피하려고 하는 상태를 말한다. 광장공포증이 있으면 공포감 때문에 갑자기 가슴이 두근거리면서 식은땀이 흐르고, 현기증을 느낀다. 나아가 무력감과 당혹스러운 상황이 발생했을 때 도움을 받기 어렵거나 피할 수 없는 것에 대한 두려움을 크게 호소한다. 증상이 심하면 외출을 거의 하지 않으며, 혼자 있는 것도 두려워한다.

※ 사회공포증(사회불안장애)

　남들로부터 주목받는 상황이나 부정적인 평가를 받을 수 있는 사회적 상황에서 현저한 공포와 불안을 경험하며, 이로 인해 그러한 사회적 상황에 대해 회피를 하고 사람과 접촉하는 것을 피하게 되는 증상이다. 사회불안장애 환자들은 특정한 사회적 상황이나 활동에 노출되는 것을 두려워하며, 피할 수 없는 경우 즉각적인 불안을 보이는데, 시험불안증이나 발표불안증 등도 이에 해당된다. 또한 공중화장실에서 소변보기, 다른 사람과 식사하기, 남이 보는 앞에서 글씨 쓰기 등 흔한 일상 활동에서 공포를 호소하며, 대인기피 증상을 보이기도 한다.

3. 강박

강박은 '무리하게 누르거나 억지로 따르게 한다'는 뜻이다. 강박사고나 관념 때문에 심한 불안 증상이 나타나는데, 이런 불안 증상을 없애기 위해 강박행동을 하게 된다. 강박행동을 하면 불안 증상은 사라지거나 줄어들지만 지속적으로 떠오르는 강박사고 때문에 계속해서 반복할 수 밖에 없다. 이들을 강박증, 강박장애라고 한다.

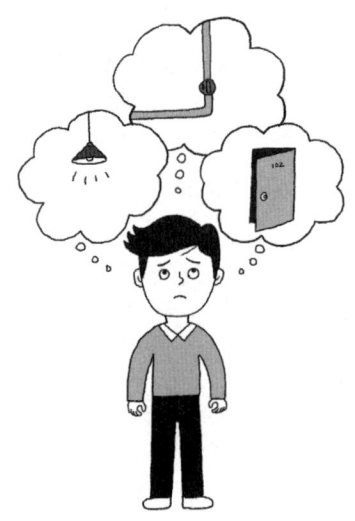

※ 강박장애

강박장애가 있으면 끊임없이 떠오르는 걱정스러운 생각과 이로 인해 일어나는 불안이나 걱정들을 해소하기 위해, 반복적으로 씻거나, 확인하고 정리를 하는 등의 행동을 반복해서 하거나, 물건을 정렬하고 숫자를 세거나 기도하는 등의 행위를 하는데, 스스로 비합리적임을 알지만 이를 통제하지 못한다. 위생과 청결에 대한 강박사고 때문에 반복적으로 손을 씻는 것이 대표적인 예이다. 또 외출을 위해 잠근 문을 재차 확인하거나 청소도 여러 번 한다. 화재에 대한 강박증이 있으면 가스레인지 밸브가 제대로 잠겼는지 몇 차례 반복해서 확인한다. 규칙성에 집착하면서 물건을 순서대로 배치하기도 한다. 이처럼 강박행동을 해야 불안 증상이 줄고, 마음이 편안해지는 것을 느끼기에 강박장애가 있으면 집중력이 떨어져 학업과 업무 능력도 저하된다.

* **일상생활 속 강박장애 사례**
  - 반복적으로 손을 씻는다
  - 외출할 때 잠근 문을 재차 확인한다
  - 청소를 여러 번 계속 한다
  - 가스레인지 밸브가 잘 잠겼는지 몇 차례 확인한다
  - 물건을 순서대로 배치하는 것에 집착한다

4. 공황

심장마비나 질식 같은 응급상황에서 나타날 수 있는 극심한 불안 발작 상태를 말한다. 다른 불안증보다 신체 증상이 심각한 것이 특징이다. 대표적으로 공황장애가 있다.

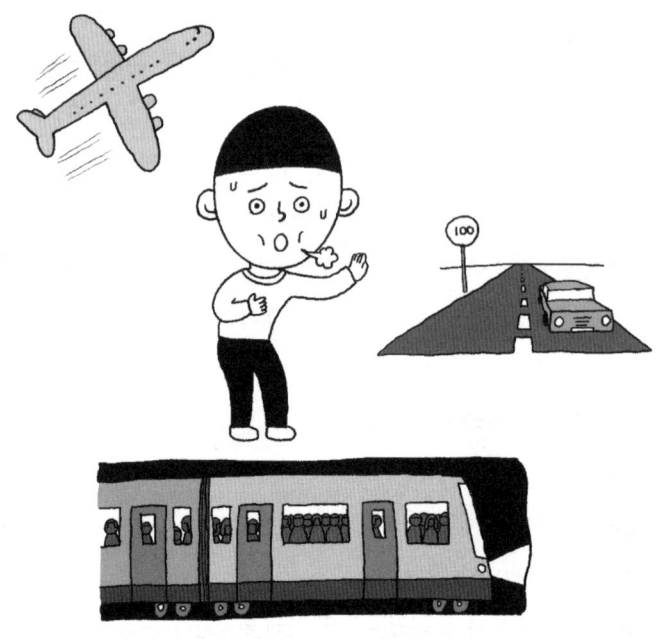

※ 공황장애

　공황장애는 갑작스럽게 심한 공포와 불안감이 수 분 내에 최고조에 이르며, 신체 증상으로 호흡곤란, 가슴 두근거림, 가슴 답답함, 어지러움 등이 나타난다. 또, 죽을 것 같은 공포나 쓰러지거나 미칠 것 같은 극심한 불안감 등을 느끼게 된다. 이와 같은 공황발작은 차츰 안정되지만, 이후 공황발작이 다시 올지도 모른다는 불안으로 인해 공황발작과 관련되었다고 생각하는 장소나 상황을 피하고 유사한 신체 감각에 대해 지나치게 민감하게 반응하게 된다.

　공황발작은 일반인에게도 스트레스가 심할 때 가끔 한 번 정도는 나타날 수 있는 정상적인 반응일 수도 있다. 하지만 공황발작이 지속적으로 반복되면 공황장애를 의심해야 한다. 공황장애를 방치하면 공황발작에 따른 2차 사고나 우울증 위험도 커진다. 또한 공황장애의 절반 정도는 광장공포증을 동반하는 것으로 알려져 있다.

* **공황장애로 악화하는 공황발작 증상**
  - 극심한 공포감
  - 두통
  - 현기증
  - 가슴 두근거림
  - 호흡곤란

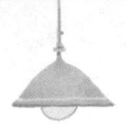

사례로 살펴본 불안장애 임상 증상

　불안장애는 불안, 공포와 관련된 행동장애를 포함한 정신 질환을 통칭한다. 원래, 불안과 공포는 위협이 감지되었을 때 투쟁 및 도피(fight or flight) 반응을 하도록 돕는, 생존에 필수적인 반응이다. 그러나 지나칠 경우 불필요한 정신적 고통과 신체적 증상을 유발함으로써 상황에 대한 인식, 대처를 힘들게 하고 만성적으로 부적절한 신체-정서 반응이 나타나게 만든다.
　불안장애에 포함되는 질환들은 공포, 불안, 회피 행동을 유발하는 상황과 인지적 차이에 의해서 다음의 몇 가지로 구분할 수 있으며, 이것들은 쉽게 동시에 나타나기도 하고 서로가 발생, 악화의 원인이나 결과가 되기도 한다. 앞서 언급한 불안장애의 종류를 사례를 중심으로 살펴본다.

1. 공황장애(panic disorder)

　환자는 20대 여성으로, 출산 이후 육아를 위해 10여 년 다니던 직장을 그만두면서 우울감과 답답함을 느끼고 있었다. 잠시 한눈을 판 사이에 아이가 수영장에서 사고를 당할 뻔한 일을 겪고 난 뒤로 심한 자책과 죄책감으로 힘들어하면서 처음으로 공황발작이 나타났다.
　그 이후 어두운 곳이나 아이들이 시끄럽게 노는 소리가 나는 곳에서는 죄책감이 들어 가족들을 피하고 싶은 마음이 들었다. 시댁에서 걸려오는 전화 벨소리를 들을 때나 지하철 등의 큰 소음이 발생하는 곳, 과거의 기억을 상기시키는 수영장 등의 공간에서는 숨이 쉬어지지 않

느낌, 심장이 터질 듯이 빨리 뛰는 느낌과 함께 죽을 것 같은 불안감이 나타났다. 발작은 보통 십여 분간 지속되는데 발작 이후에는 하루 종일 붕 떠 있는 느낌과 어지러움, 상열감 등으로 일상생활의 불편을 호소했다. 그리고 점차 이와 같은 발작이 위의 공간과 상관없는 일상의 영역에서도 반복해서 나타나게 되어 불안을 심하게 느끼고 있었다.

2. 사회불안장애(social anxiety disorder)

환자는 30대 남성으로 수개월 전 이직 이후 발표를 자주 하거나 회사 동료들과 의견을 나누는 회의를 진행하는 업무를 자주 맡게 되었다. 학창시절부터 주목받는 상황에서 긴장을 심하게 하곤 했던 경험이 있기는 했지만 적응하면서 나아질 수 있으리라 생각했는데, 최근에 이직한 회사에서는 정상적인 생활이 어려울 정도로 항상 긴장되고 걱정이 앞섰다. 회의 프레젠테이션에서 수 차례의 손과 목소리의 떨림, 얼굴 열감 등을 경험한 뒤로는 위의 증상들이 반복될 것을 두려워하여 회의 수 시간, 혹은 하루 전부터 불안, 걱정과 과민 반응이 반복되었다. 이 증상이 반복되면서 스스로에 대한 실망과 자책을 자주 하고, 자신감이 떨어지면서 회사 사람들과의 관계도 꺼려졌고, 출근하는 날에는 우울감을 느끼기도 했다.

회사에서는 떨림 등의 증상이 남들에게 보일 것에 대해 걱정을 하던 중에 크게 주목받는 상황이 아님에도 떨림이 나타나는 것을 처음 경험했다. 얼굴이 붉어지거나, 떨거나, 말을 더듬거나, 땀을 흘리는 등의 불안 증상이 남들에게 보여지는 것에 대해 더욱 의식적으로 신경 쓰는 순간부터 악순환이 시작되었다. 그리고 이런 증상들을 남들에게 들킬까 봐 가능한 모든 사회적 상황, 심지어 업무도 자꾸 피하려고 하게 되었다.

3. 범불안장애(generalized anxiety disorder)

환자는 30대 여성이었는데 문진표를 작성하고 검사를 진행하기 전에 꼭 원장을 먼저 만나 전할 것이 있다고 하였다. 극도로 불안한 모습에 예외적으로 검사 진행 전 면담을 먼저 하였는데, 진료실로 들어온 환자가 전달한 것은 반듯하게 접힌 봉투 속의 A4용지 3장이었다. 자신의 증상이 너무도 다양하고 특이하기 때문에 '정확히' 자신의 증상을 기술, 전달해야 할 필요가 있다고 느껴 작성한 종이에는 약 30여 가지의 증상들이 나열되어 있었다. 유치원에 다니는 아이를 키우고 있는데 크게는 아이, 직장, 가사, 시댁과 관련된 불안, 자신이 느끼는 민감한 신체의 변화들, 그간 다녔던 정신과와 한의원의 치료기록들과 복용했던 약물들, 이후 반복적으로 재발했던 상황 등에 대한 기술이 너무나도 자세히 빼곡하게 적혀 있었다. 해당 증상들을 불안, 분노, 우울, 신체 증상과 급성, 만성기 증상으로 나눠서 도표까지 그린 증상표를 보고 범불안장애 양상을 떠올리는 것은 어렵지 않은 일이었다.

직장에서는 사람들의 시선과 업무 처리를 완벽히 하지 못할 것이라는 불안, 집에서는 아이가 화장실에서 미끄러져 넘어지거나 가구 모서리에 부딪혀 다칠 것 같은 불안, 퇴근길에는 따라오는 발자국 소리만 들려도 자신을 해코지하려고 따라오는 것 같은 불안, 사용하는 화장품, 렌즈 등이 세균에 오염되었을 것 같은 건강 염려 등 사소하고 일상적인 일에 대한 불안이 매우 다양한 형태로 1년 이상 지속되었으며 점차 그 종류와 상황이 다양해지고 있었다.

쉽게 말하면 '모든 것에 대한 불안'이 반복되고 이리저리 옮겨 다니며 나타나는데, 이 경우 대부분 신체적인 불편감도 마찬가지로 다양하게 변화하는 양상을 보인다. 이 환자의 경우도 수면장애와 여러 부위의 근육 긴장과 통증, 감각 이상, 집중의 어려움 등을 호소했는데, 보통 범불안장애 치료가 까다로운 이유는 한 가지 증상이 좋아지면 상대적으로 덜 좋아지고 있는 다른 증상에 집중하면서 새로운 걱정과 불안을 끊임없이 만들어낸다는 사실에 있다. 이미 여러 곳의 정신과와 한의원에서 수십 가지의 약을 바꿔서 복용해봤지만 한 가지가 좋아지면 다른 한 가지가 나빠져서 지속할 수 없었다고 호소하는 과거력 자체도 범불안장애의 증상으로 이해할 수 있다.

4. 광장공포증(agoraphobia)

얼핏 공황장애와 비슷해 보이는 질환이다. 실제로 공황장애로 진단받고 오래 치료를 받은 환자 중에는 광장공포로 재진단되는 경우도 있으며, 두 가지를 모두 가지고 있거나 혹은, 둘 중 하나만으로 진단되기도 한다. 공황장애와 광장공포는 모두 스스로 상황을 통제할 수 없다는 심리가 공포감을 만들고 이로 인한 신체적인 증상들이 이어진다는 면에서 비슷하다고 할 수 있다.

환자는 40대 여성으로 터널에서 숨을 쉬지 못하는 느낌을 몇 번 경험한 이후에 비슷한 환경인 터널, 지하차도, 막히는 차 안에서도 불안이 심해지고 어김없이 숨쉬기 어려움을 느꼈다. 또한, 건물의 지하주차장, 엘리베이터, 만원 버스, 어두운 극장 등 답답하거나 어두운 공간에서 힘든 상황을 경험하는 횟수가 점차 많아지고 있었다. 정신과에서 여러 종류의 약물을 복용했지만 두근거림, 어지러움은 미세하게 좋아지다 더 이상 진척이 없었고, 호흡의 어려움은 점점 더 심해지고 있었다. 환자가 내원하게 된 가장 결정적인 계기는 몇 주 전 기저질환의 경과 확인을 위한 MRI 검사 과정에서 살면서 가장 큰 공포를 경험하고 해당 검사를 강제로 중단한 사건이 있었는데, 이후 일상생활을 이어가기 힘들어져서였다.

환자는 발작이 심해지기 몇 주 전부터 크게 스트레스를 받고 잠도 제대로 못 이룰 정도라고 했다. 이런 스트레스 반응은 몸의 투쟁-도피(fight or flight) 반응을 자극해서 교감신경을 항진시키고 과도한 신체 반응을 유발하게 된다. 그러한 경험을 하고 나서부터는 많은 인파로 붐비는 곳이나 밀폐된 곳, 벗어나고자 할 때 즉각적으로 벗어날 수는 없는 곳 등 특정 공간에 대한 불안 반응과 신체 반응이 연계되어 나타나고 있었다.

5. 특정 공포증(specific phobia)

특정 대상이나 상황에 대한 공포가 과도하여 이에 노출되면 거의 예외 없이 과도한 공포반응을 보이는 질환이다.

부모와 함께 내원한 환자는 10대 후반의 여성 환자로 피를 보거나 주사를 맞는 상황의 손상형 공포를 오랫동안 가지고 있었다. 처음엔 어려서 그럴 수 있다고 생각하고 대수롭지 않게 받아들였는데, 최근에는 주사를 맞는 상황뿐 아니라, 볼펜이나 샤프 등 날카로운 필기구만 봐도 그것에 손상될 것 같은 상황을 가정하면서 불안해지는 경향을 보여 내원하였다. 이미 10대 후반의 나이임에도 한의원에서 혹시 침을 맞게 되지 않을까 하는 두려움에 소리 내서 울거나 다리를 떠는 심한 공포 반응을 보였기에 일체의 침, 약침 치료를 하지 않겠다고 약속을 한 다음에야 겨우 진정을 시키고 상담을 시작할 수 있었다.

상황을 비합리적으로 예측하면서 지나친 공포를 경험하는 특징을 보이며 증상이 악화되고 있었는데, 특정 공포증의 진단에서는 이런 공포 반응이 특정 상황과 대상으로 국한되어 있는지, 아니면 광범위한지 확인하는 것이 진단에서 중요하다. 환자는 위의 상황 이외에서는 다른 고통이나 일상의 제한이 없었기에 특정 공포로 진단되었는데, 불안, 긴장 반응을 담당하는 편도체가 과활성화되어 있을 것으로 추정된다.

환자에 따라 이런 종류의 불안을 야기한 과거의 트라우마를 가지고 있는 경우도 있고 전혀 없는 경우도 있다. 있다면 과거의 내적 공포, 경험에서 기원한 잘못된 인지 도식을 개선시켜주어야 한다. 이 환자의 경우는 부모가 불안장애를 가지고 있어서 아이에게 특정 공포 반응에 대해 과도하게 경고와 주의를 준 것이 학습되어 특정 공포의 후천적 원인과 유전에 의한 선천적 원인 등의 가능성을 추정해 볼 수 있었다.

6. 분리불안 장애(separation anxiety disorder)

이 환자는 틱장애를 주소로 내원했는데, 7세의 여아로 어린 나이임에도 불구하고 이미 정신과에서 약물을 1년간 복용하던 이력이 있었다. 이사 후 새로운 유치원에 입학하면서 원래도 있었던 분리불안이 더욱 심해져 등원 자체를 거부하며, 유치원에 가면 울기 시작해서 한두 시간은 지나야 겨우 진정이 된다고 하는데, 이때는 어김없이 심한 근육 틱과 음성틱을 보였다. 친구들과 잘 어울리지 못하고, 선생님과의 대화나 수업 참여도 힘들어했고 쉽게 긴장하고 불안을 느끼면서 집중을 하지 못한다고 했다. 어머니는 정신과 진료 기록을 제출해서 예외적으로 아이와 함께 등원하고 특정 시간마다 통화를 하거나 대면을 통해 아이에게 근처에 있다고 확인시켜주어야 했는데, 이러한 적응 과정이 5개월이 지났음에도 좋아지지 않고 지속되어 아이도 엄마도, 유치원 선생님도 지쳐 있었다. 엄마와 헤어질 때가 되면 어김없이 심한 틱 증상을 보였는데, 일반적인 틱 증상들과 달리 일상에서의 잦은 반복은 없고 대부분의 경우, 불안한 심리상황에 의해서만 영향을 받는 점을 근거로, 틱장애보다는 분리불안을 우선순위에 두고 치료하는 것으로 보호자에게 설명하였다. 또한, 아이의 분리불안은 틱 증상 이외에도 복통, 구역감, 구토, 오한 증상 등을 동반하고 있어 유관 검사들을 여러 병원에서 수차례 진행하였는데, 이 때문에 아이의 불안이 더욱 심해진 상태였다.

7. 선택적 함구증(selective mutism)

환자는 원래 낯을 가리고 예민한 기질인 5세 아이로 유치원에 다니기 시작하면서 다른 아이들과의 대화나 선생님과의 대면 상담 시에만 말을 하지 않는 경향이 발견되어 내원했다. 근처에 살고 있어 자주 만나는 사촌과 있을 때는 같이 잘 놀고, 말도 잘하는 평범한 아이지만, 유치원에서나 가끔 조부모를 만날 때면 뒤로 숨어 버리면서 말을 하지 않는다고 했다. 아이의 이상 상황을 느낀 지 3개월 정도의 시간이 지나 부모는 자폐를 의심했는데, 대학병원 소아정신과에서 자폐가 아닌 불안과 선택적 함구증으로 진단을 받았다고 했다. 부모나 친한 사촌과 함께 있을 때는 말을 잘하고 활발하게 소통하지만 유치원에서는 말을 거의 하지 않으며, 대신 고개를 끄덕이거나 단음절의 대답만으로 의사소통을 이어가기 때문에 친구들과 친밀한 관계를 만드는 데 어려움이 있었다.

이런 경우 대부분 부모가 빨리 아이가 적응 및 회복하기를 바라는 마음에 서둘러 인사를 시키거나 말하기를 강요하게 되는데, 그럴수록 아이는 더욱 불안해지면서 더 뒤로 숨어 버리게 된다.

기질 검사상 불확실성과 낯선 사람에 대한 두려움, 회피의 경향이 크고 예기불안이 강하게 나왔다. 이런 경우 환경적 요소만큼이나 타고나는 기질이 차지하는 비중도 상당한 경우가 많다. 시간이 지나 원만히 적응한 뒤에 자연스럽게 좋아지는 경우도 있지만, 그동안 접해본 선택적 함구증 아동의 상당수는 분리불안 등의 기타 불안을 동반하는 경우가 많았고 이 경우 한약 치료와 인지 행동 치료가 병행되면 예후가 좋았다.

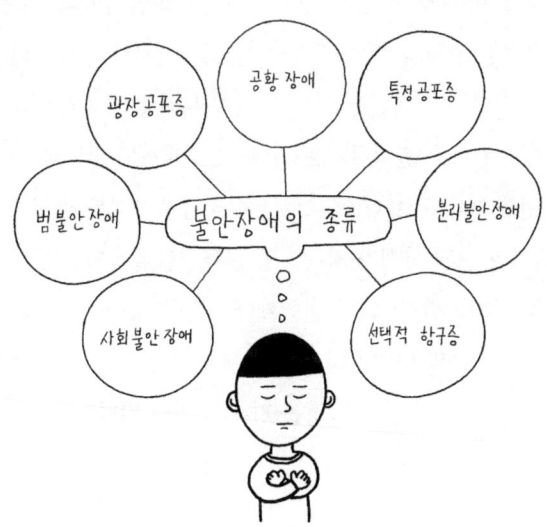

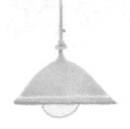

불안장애의 원인은 무엇인가?

　불안장애에는 각기 다른 성격의 여러 정신 질환(공황장애, 사회불안장애, 특정 공포증 등)이 속해 있어 원인을 한마디로 규정할 수는 없다. 다만 일반적으로 정서적인 부분을 담당하는 뇌 신경회로 내의 신경전달물질의 과잉 혹은 부족, 유전적으로 타고난 기질적 측면, 뇌 영상 연구를 통해 밝혀진 뇌의 기능적 변화나 구조적 변화 등과 사회심리학적인 측면, 경험과 현재의 정보를 해석하고 판단하는 인지행동적 측면 등 다양한 요소들이 병적인 불안을 일으키는 데 관여하는 것으로 알려져 있다.

　대뇌의 기능 이상 또는 노르아드레날린·세로토닌 등의 신경전달물질의 과잉 혹은 부족, 불균형 때문으로 추정되며 특히 유전적으로 불안에 취약한 사람에게서 많이 나타난다. 뇌 구조에서는 전두엽, 변연계, 해마, 기저핵 등이 불안과 연관된 곳으로 알려져 있는데, 이러한 부위의 기능적 장애가 과도한 불안과 연관된다. 또한, 사회심리학적인 측면에서는 과거의 부정적인 경험과 주위 환경의 정보를 인지하는 과정의 왜곡이나 특정 문제에 대한 부정적인 시각으로 인해 부적절하게 위험을 인식함으로써 불안이 생긴다고 설명하기도 한다. 스트레스도 두뇌에 변화를 일으켜 불안을 유발한다. 스트레스 호르몬은 교감신경계를 활성화시키는데, 교감신경계가 항진된 상태가 지속되면 신경전달물질의 신경 전달체계의 기능 이상을 야기하면서, 뇌의 변연계에 기능적 변화가 생기고, 전두엽의 이성적 조절기능과 변연계의 감정의 제어 기능 사이에서 충돌과 경쟁이 일어나, 불안·공포와 같은 감정을 자주 느끼게 된다.

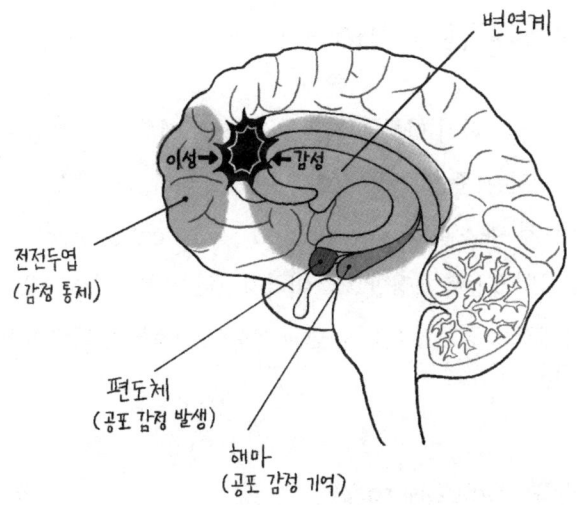

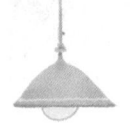

불안장애의 진단 기준

불안장애에는 각기 다른 성격의 여러 정신 질환이 속해 있으며 각 불안장애의 진단 기준은 DSM-V를 기반으로 한다. DSM-V는 정신 질환 진단 및 통계 매뉴얼(Diagnostic and Statistical Manual of Mental Disorders)의 5번째 개정판으로 미국정신의학회에 의해 개발되었으며, 우리나라에서도 정신 질환의 진단과 분류에 사용되는 기반이 된다.

1. 공황장애(Panic Disorder)

- 반복적인 돌발적, 공격적 공포 또는 불안 발작을 경험.
- 발작 시 갑작스러운 공포 또는 불안, 심장이 빠르게 뛰거나 두근거림, 숨이 막히는 느낌 등 신체적 증상이 나타남.
- 발작 후, 지속적인 걱정과 불안 상태가 있을 수 있음.

1) 반복되는 예상치 못한 공황발작
　반복되는 예상치 못한 공황발작이 발생한다. 공황발작은 갑작스럽게 시작하며, 강렬한 불안이나 불안감, 공포 등의 강한 신체적 또는 정신적 증상을 동반하며 수분 이내에 최고조에 이르며 아래의 증상 중 4가지 이상이 나타난다.

　① 심계항진 (가슴 두근거림 또는 심장 박동 수의 증가)

② 몸의 떨림

③ 땀흘림

④ 숨이 가쁘거나 가슴이 답답한 느낌

⑤ 질식할 것 같은 느낌

⑥ 춥거나 화끈거리는 느낌

⑦ 메스꺼움 또는 복부의 불편감

⑧ 어지럽거나 멍한 느낌, 쓰러질 것 같은 느낌

⑨ 흉통 또는 가슴 불편감

⑩ 감각 이상(감각이 둔해지거나 따끔거리는 등의 자극)

⑪ 비현실감 혹은 이인증(나로부터 분리된 느낌)

⑫ 스스로 통제할 수 없거나 미칠 것 같은 두려움

⑬ 죽을 것 같은 공포

2) 공황발작과 관련된 염려

공황발작 후 추가적인 공황발작이 발생할 것이라는 우려가 계속된다. 또 어떤 상황에서 공황발작이 발생할지 예상할 수 없으며, 공황발작 시 어떻게 대처해야 할지 몰라 생기는 불안과 염려가 있다.

3) 공황발작의 결과로 인한 상태 변화

공황발작과 관련된 염려로 인해 일상생활에 지속적인 변화가 있다. 일상적인 활동이나 행동을 피하거나 제한하기 시작하며, 일상적인 활동을 계속하더라도 공황발작의 발생과 관련하여 지속적으로 불안을 경험하므로 삶의 질이 저하된다.

4) 다른 신체적 또는 정신적 질환으로 인한 공황발작 제외
   다른 신체적 또는 정신적 질환, 약물 또는 약물 남용으로 인해 발생한 공황발작이 아닌 것이 확인되어야 한다.

2. 광장공포증(Agoraphobia)

1) 다음의 상황 중 2가지 이상에서 심한 불안을 경험
   ① 대중교통을 이용하는 상황
   ② 개방된 공간에 있는 상황
   ③ 폐쇄된 공간에 있는 상황
   ④ 줄을 서 있거나 군중 속에 있는 상황
   ⑤ 집 밖에 혼자 있는 상황

2) 실제에 비해 과도한 불안, 공포 또는 불안감을 6개월 이상 경험
   이러한 장소나 상황에서는 탈출이 어렵거나 도움을 받을 수 없는 상황으로 인식하는 경향이 있다.

3) 광장공포가 유발되는 장소 또는 상황을 피하려고 하거나 견디려고 애씀
   이는 일상적인 활동을 제한하거나 피할 수밖에 없는 상황으로 이어질 수 있다.

4) 다른 신체적 또는 정신적 질환의 결과가 아님

다른 신체적 또는 정신적 질환, 약물 또는 약물 남용으로 인해 발생한 것이 아니다.

5) 기능적 제약

이러한 공공장소나 상황과 관련된 불안으로 인해 사회적, 직업적, 또는 다른 중요한 영역에서의 기능이 제약을 받는다.

쉽게 풀어쓰자면 환자는
① 대중교통(지하철, 버스, 비행기, 터널, 지하 차도, 막히는 도로, 엘리베이터)
② 극장이나 불 꺼진 사무실처럼 어두운 공간
③ 사람이 많은 마트, 백화점, 군중 속
④ 몸을 움직이거나 도망칠 수 없다고 느끼는 공간(MRI 검사 중, 치료실, 출구가 멀거나 대피로가 확보되지 않는 곳)

이와 같은 곳에서 답답하거나 불안함을 느끼는 경향이 있는데, 그 공간과 상황은 '내가 통제할 수 없는' 곳이라는 공통점을 가진다.

3. 범불안장애(Generalized Anxiety Disorder)

1) 지속적인 불안

다양한 상황에서 과도하고 지속적인 불안 또는 불안감을 6개월 이상 경험한다. 이러한 불안은 일상적인 생활과 관련된 여러 주제에 대해 발생활 수 있다.

2) 불안이 다음 6가지 증상들 가운데 3가지 또는 그 이상의 증상을 동반

이러한 증상들은 적어도 며칠 이상 지속된다.

① 안절부절못함 또는 긴장이 고조되는 느낌
② 쉽게 지치거나 피로해짐
③ 집중이 어렵고 멍해짐
④ 초조해지거나 예민해져서 이완할 수 없는 상태
⑤ 근육이 긴장되거나 목에 무언가 걸리는 느낌 등
⑥ 잠이 들거나 유지하기 어려움, 원기 회복이 되지 않고 불만족스러운 수면

3) 기능적 제약

이러한 불안으로 인해 사회적, 직업적, 또는 다른 중요한 영역에서의 기능이 제약을 받는다.

하지만, 불안과 걱정의 초점이 다른 불안장애의 특징에 국한되지 않아야 한다. 즉, 불안이 공황발작을 일으키는 것(공황장애), 타인 앞에서 당황하거나 긴장하는 것(사회공포증), 오염에 대한 불안(강박장애), 집이나 친한 사람과 멀리 떨어지는 것(분리불안장애) 등 여러 신체적인 증상에 대한 것(신체화장애), 또는 자신이 심각한 질병에 걸렸을 수 있다고 걱정하는 것(건강염려증) 등과 함께 나타날 수 있기 때문이다.

4. 사회불안장애(Social Anxiety Disorder)

1) 사회적 상황에서의 불안
　사회적 상황 - 다른 사람들과 함께 있을 때, 주목을 받을 때, 평가를 받을 때, 남들 앞에서 음식을 먹거나 마시면서 관찰될 수 있는 자리 등에서 지속적으로 과도한 불안 또는 불안감을 경험한다.

2) 타인으로부터의 부정적 평가와 부끄러움에 대한 두려움
　자신의 행동이 다른 사람들에게 부끄럽거나 평가받을 수 있다고 두려워한다. 여러 불안 증상(얼굴 붉어짐, 손 떨림, 목소리 갈라짐, 땀흘림 등)이 있을 수 있는데, 이것이 남들에게 관찰되는 상황 자체에 대한 불안이 크다.

3) 상황 회피 또는 인내
　사회적 상황을 회피하기 위해 노력하거나, 인내하거나, 피하려 한다. 이로 인해 사회적, 직업적, 또는 다른 중요한 영역에서 기능이 제약될 수 있다.

4) 지속적인 불안
　이러한 불안 상황은 예외없이 대부분 불안을 야기하며 최소한 6개월 이상 지속되며 일상적인 증상이 계속되어야 한다.

5) 과도한 불안
　이러한 불안과 공포는 실제 상황 혹 사회 문화적 맥락에서 볼 때 실제 위험에 비해 과도하다.

5. 특정 공포증(Specific Phobia)

특정 공포증은 특수한 상황 또는 대상에 대해 불안과 공포를 느끼며 이러한 상황이나 대상을 피하는 증상을 보인다. 대개 범불안장애의 경우보다 더 높은 강도의 불안을 경험하며, 공포반응이 특정한 대상이나 상황에 한정되어 나타난다. 예를 들어 고소 공포증, 비행 공포증, 첨단 공포증, 물 공포증 등이 있다.

특정 공포증을 가진 사람은 공포의 대상과 마주할 때 공포와 불안을 느끼고 그 대상과의 접촉을 예상할 때에도 두려워한다. 그리고 그 두려움의 대상이나 상황으로부터 상해를 입게 되거나 자기통제력을 상실하는 것에 대한 두려움으로 흔히 나타난다. 고소 공포증을 지닌 사람이 높은 곳에서 어지러움을 호소하고 균형을 잃을 것을 두려워하거나 물 공포증 환자가 익사에 대한 공포를 느끼는 것 등이 그 예이다.

두려움을 느끼는 대상의 종류에 따라, 특정 공포증을 다음의 네 가지 하위 유형으로 구분하기도 한다.

1) 상황형
대중 교통수단 - 버스, 지하철 등이나 다리, 엘리베이터, 지하의 공간처럼 폐쇄된 공간에서 두려움이 나타나는 상황이 반복된다.

2) 자연환경형
폭풍, 폭우, 천둥, 번개, 높은 곳, 강이나 바다와 같은 특정 자연환경에 의해 두려움이 나타난다.

3) 혈액, 주사, 손상형
　주사를 맞거나 혈액을 보게 되거나 침을 맞는 등 침습적 처치와 시술에 대해 공포를 느끼는 것이며, 유소아에게 특히 매우 흔하며 특별한 경우는 미주신경 반응을 유발하기도 한다.

4) 동물형
　뱀과 같은 특정 동물이나, 거미 등의 곤충에 의해 두려움이 나타나는 경우다. 이 유형 역시 대개 소아기에 시작되고 유지되지만 성인에게 있어 표현 증상은 덜해지고 잠재적으로 바뀌게 된다.

그 진단 기준은 다음과 같다.

① 매우 비합리적이며 지속적인 두려움이 있고, 특정 대상이나 상황에 직면하거나 그러한 것이 예상되는 상황에서 나타난다.
② 공포 자극에 노출된 상황에서 즉각적으로 거의 매번 불안 반응이 유발된다.
③ (소아를 제외하고는) 자신의 두려움이 지나치고 비합리적임을 알고 있지만 통제하기 어렵다.
④ 고통이 개인의 일상생활, 직업적 기능, 사회적 활동이나 관계에 손상을 초래하고 심한 불편을 유발한다.
⑤ 18세 이하의 경우 기간이 6개월 이상 지속되었다.

6. 분리불안장애(Separation Anxiety Disorder)

주로 어린이에게 나타나는 장애로, 사랑하는 사람과의 분리에 대한 과도한 불안을 경험하게 되는데 가족 구성원, 친구, 집으로부터의 분리에 대한 불안이 지속되며, 이를 회피하기 위해 붙임성이나 거부 등의 행동을 보일 수 있다.

흔히 아이들의 발달 과정에서 자연스럽게 나타나는 낯가림과 비슷한 것처럼 보인다. 그렇지만 정상 발달 과정에서 일반적으로 나타나는 낯가림이 애착 형성과 관련한 중요 발달 지표라는 것과는 다르게 이러한 불안 징후의 정도가 발달 연령을 고려해도 이미 시기가 지났거나 또래 아동들에 비해 매우 심하며, 일상생활에서의 어려움을 보인다면 병리적인 것으로 생각해야 한다. 과거에는 주로 학령기 아동이 중요한 애착 대상인 모친과 분리되는 상황이 두려워 등교를 거부하는 경향이 나타난다고 보아 '학교 공포증(school phobia)'이라고도 불렸다.[1]

그 신단 기준은 다음과 같다.

1) 집 또는 애착 대상과의 이별 또는 예상되는 이별에 대한 과도한 불안
　이별 또는 예상되는 이별에 대한 과도한 불안 또는 불안감을 경험하고 이러한 불안은 일상적인 상황에서 지속, 반복된다.

2) 분리에 대한 걱정
　중요한 애착 대상을 잃을 수 있다는 사실에 대해 지속적으로 과도하

---

1) 조수철, 신민섭 (2006). 소아정신병리의 진단과 평가. 서울: 학지사

게 걱정한다.

3) 발생 가능한 사고에 대한 걱정
  길 잃기, 납치, 사고, 질병 등에 의해 중요 애착 대상과 분리될 것이라는 비현실적이고 지속적인 걱정을 한다.

4) 이별을 회피하려는 노력
  집에만 혹은 가족과 함께 있으려고 하거나, 다른 사람들과 함께 있으려고 하는 것을 포함할 수 있다.

5) 이별로 인한 기능상 제약
  이러한 불안으로 인해 사회적, 직업적, 또는 다른 중요한 영역에서의 기능이 제약을 받는다.

6) 지속적인 불안
  두려움과 불안, 회피가 아동 청소년에게서는 최소 4주 이상, 성인의 경우 6개월 이상 지속된다.

7) 반복적인 신체 증상
  중요한 애착 대상과의 분리가 예상되면 두통, 복통, 오심, 구토 등의 반복적인 신체 증상을 호소한다.

7. 선택적 함구증(Selective Mutism)

특정 상황에서만 음성 표현이 결여되는 장애로 일반적으로 어린이에게 나타나는데, 특정 장소나 상황에서는 말을 하지 않거나 음성을 사용하지 않는 경향으로 표현된다.

원인은 명확히 알려지지는 않았지만, 불안 증상과 관련되어 있고 특정 문화권에서 더 흔하게 나타나기도 한다. 선택적 함구증이 있는 아동들은 아닌 경우보다 상대적으로 불안감이 심한 기질을 타고나며 일상에서도 사회적 관계나 업무 수행 등에 어려움을 겪는 경우가 많다.

증상의 정도와 함구 증상의 발현 상황은 다르게 나타나는데 예를 들어 선택적 함구증이 있는 아이들이 집에서는 말을 자연스럽게 해도 학교나 편하지 않은 환경에서는 말하기를 거부하거나 혹은 고개를 끄덕이거나, 단음절의 소리를 내는 등의 방식으로 최소한의 의사소통을 하며 이로 인해 수업 참여, 학습 효율 저하로 인한 학습 부진, 또래와의 친밀감 형성 실패 등 사회적 기능에 부정적 영향을 보이기도 한다.

1) 특정 상황에서의 말의 부재
특정 상황에서 (예: 학교, 공공장소) 말이 부재하지만 다른 편한 환경이나 친밀한 사람들과의 상호작용에서는 음성 표현이 원활하게 나타난다.

2) 상황에 따른 언어 불안
선택적 함구증을 가진 사람은 특정 상황에서의 언어 사용에 대해 지나치게 불안감을 느낄 수 있다.

3) 긴장과 회피

언어 사용에 대한 불안으로 인해 긴장하고 이를 회피하려고 하는 경향을 보이는데, 이는 무언가를 피하기 위해 숨거나, 눈을 피하는 것 등의 행동을 포함할 수 있다.

4) 기능상 손실

선택적 함구증으로 사회적, 학교 또는 직업적 기능에 영향을 미칠 수 있다.

이러한 증상이 최소한 1개월 이상 지속되어야 하며, 학교나 사회적 상황에서 발생하는 것이 주된 특징이다.

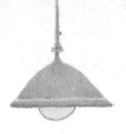

불안장애 치료 - 양방 정신과

불안장애 치료는 과학이 발전함에 따라 그 치료방법과 도구도 진화하고 발전해왔다. 초기 정신과에서는 불안장애를 주로 심리적인 문제로 간주하고, 대화 치료를 중심으로 정신분석이나 심리 동적 접근법을 통해 불안의 근본 원인을 탐구하고 해결하려는 시도가 주된 비중을 차지했다. 1950년대 이후, 항우울제와 진정제 등의 약물 치료가 불안장애 치료의 전면에 등장하였고 과학기술의 발달에 의해 약물이 뇌에 작용하는 기전을 파악하여 연구하는 데에 도움을 받게 되었다. 이후 인지행동치료(Cognitive-Behavioral Therapy, CBT)가 1960년대부터 불안장애 치료에 도입되었다. CBT는 개인의 사고방식과 행동양식을 수정하여 불안을 완화시키는 데 중점을 두며, 불필요한 걱정이나 과도한 사회 불안 등에 대한 잘못된 인지 도식을 개선하고 확립하는 데에 목적이 있다. 이외에도 현대에는 다양한 치료 방법이 개발되어 사용되고 있는데 인지행동치료(CBT)의 변형인 인지행동요법, 마음챙김명상(MBSR), 최면 등을 다양하게 불안장애 치료에 적용하고 있다. 최근에는 협력적 치료라는 개념이 주목받고 있는데 이는 환자와 의사가 협력하여 치료 계획을 수립하는 접근이 강조되는 것으로 의사와의 공동의 목표 설정, 의사소통 강화, 자기관리 기술 향상 등을 통해 치료 효과를 극대화하는 데 주안점을 두고 있다.

그중 가장 비중이 큰 약물 치료의 발달에 기여한 다음과 같은 연구 모델들이 있다.

1. 뇌 영상 기법 (Brain Imaging Techniques)

뇌 영상 기법은 뇌의 활동을 관찰하고 뇌 영역 간의 상호작용을 이해하는 데 도움이 된다. 주로 사용되는 뇌 영상 기법으로는 기능적 자기공명영상(fMRI), 뇌전도측정법(EEG), 단일 광자 방출 컴퓨터단층촬영법(SPECT), 양전자 방출 컴퓨터단층촬영법(PET) 등이 있으며 이러한 기법을 통해 약물이 뇌 활동에 어떤 영향을 미치는지 관찰하고 분석할 수 있다.

2. 신경전달물질 수용체(Manipulation of Neurotransmitter Receptors)를 통한 연구

뇌를 구성하고 있는 수많은 뉴런들은 서로 다른 뉴런들과 소통하여 신경 기능을 조절하고 있는데, 이 소통은 많은 경우가 화학 물질을 매개로 하여 뉴런의 전기신호를 전달하는 형태로 이루어진다. 뉴런들에서 분비되어 뉴런들 간의 시냅스 반응을 조절하고 결국 신경회로를 조절하여 행동을 조절하는 이 화학적 인자들은 신경전달물질로 기능을 하게 되는데, 우리의 행동을 조절하는 가장 중요한 인자로 알려져 있다. 정신과 약은 대부분 특정한 신경전달물질 수용체와 상호작용하여 기능하는데, 이러한 수용체에 대한 조작을 통해 약물의 효과와 뇌 내에서의 작용 메커니즘을 이해하고자 하는 많은 연구가 있었다. 신경전달물질의 유전자, 혹은 신경전달물질을 만들어내는 효소, 신경전달물질 수용체의 유전자 돌연변이는 행동조절 장애와 관련이 있는 것으로 보고되고 있으며, 신경전달물질의 양이나 수용체를 통한 신호 전달을 조절하는 약물들은 우리의 행동을 조절할 수 있는 것으로 여겨진다.

그러나 유전자 분석이나 뇌 영상 연구가 의미 있고 중요한 결과를 가져옴에도 불구하고, 1) 약물의 효과가 약물이 작용할 때뿐이고, 2) 특정 신경전달물질이 어떻게 행동을 조절하는지 이해하는 것이 제한적이며, 3) 신경전달물질에 결합하는 수용체에 여러 개의 아형이 존재하고 4) 또한 이들 아형들의 신호전달이 서로 다르거나 아예 반대 작용을 할 수도 있다는 점 등이 이런 연구를 매우 복잡하게 만들기 때문에, 정신과 약의 한계로 작용한다. 즉 각 수용체 아형들의 뇌에서의 분포가 다르고 좀 더 미세한 신경전달물질의 기능 조절에 필요한 기전으로 작용할 수 있으나, 바로 이런 이유 때문에 복잡성이 더해져 연구하기가 어렵고 또한 각 수용체 아형을 특이적으로 활성화시킬 수 있는 약물 - 작용제 혹은 억제할 수 있는 길항제(antagonist)를 개발하는 것이 더욱 힘들어지기 때문이다.

3. 동물 모델 연구 (Animal Model Studies)

동물 모델을 사용한 약물의 작용 메커니즘 연구를 통해 약물의 행동학적 효과와 뇌 내에서의 생리학적 변화를 관찰할 수 있을 뿐 아니라 사람을 상대로 한 약물의 안전성, 부작용 등을 평가하는 데 중요한 정보를 얻을 수 있다. 그러나 동물 실험은 윤리적인 문제와 관련이 있고, 인간에서 나타나는 반응과 다를 수 있으므로 결과를 완전히 일치시키기가 어렵기에 동물 실험에 대한 윤리적인 쟁점과 대안적인 방법들이 계속해서 논의되고 있다.

4. 분자 생물학적 연구(Molecular Biological Research)

분자 생물학적 연구는 정신과 약이 뇌 속에서 어떻게 작용하는지를 조사하는 데 중요한 도구가 될 수 있다. 이 연구 방법은 약물의 작용 메커니즘을 더 자세히 이해하기 위해 약물과 뇌 조직 또는 세포 수준에서의 상호작용을 연구한다. 예를 들어, 유전자 발현 분석, 단백질 상호작용 연구, 신호전달 경로 분석 등을 통해 약물의 분자 수준에서의 작용 메커니즘을 파악할 수 있는 토대가 된다.

이러한 연구 방법론은 뇌와 정신과 약의 상호작용을 이해하는 데 도움을 주었지만, 뇌의 복잡성과 정신과 약의 다양한 작용 메커니즘을 완전히 이해하는 것은 여전히 불가능하다. 하지만 지금까지의 이런 연구 방법론을 통해 순간적으로 증상을 억제하여 약물 기운이 있는 동안만이라도 일상생활을 할 수 있도록 다음과 같은 종류의 약물을 사용하고 있다.

1) 항우울제(Antidepressants): 불안장애에 주로 사용되는 항우울제에는 세로토닌 재흡수 억제제(SSRI)와 세로토닌-노르에피네프린 재흡수 억제제(SNRI) 등이 포함된다.

SSRI는 세로토닌 재흡수 억제제로 다음의 두 가지 기전으로 작용한다.
① 세로토닌 재흡수 억제:
SSRI는 뇌 내의 신경세포에서 세로토닌의 재흡수를 억제하여 세로토닌의 농도를 증가시켜 불안과 관련된 신경전달을 조절하고 긍정적인

신호를 증가시켜 불안 증상을 완화하는 데 도움을 준다.
② 세로토닌 수용체 활성화:
세로토닌은 뇌에서 다양한 세로토닌 수용체에 결합하여 작용하는데 특히 세로토닌 수용체 중 일부를 선택적으로 활성화시키는 작용을 해 기분을 안정시키는 작용을 한다.

SNRI는 세로토닌과 노르에피네프린이라는 두 가지 신경전달물질의 재흡수를 억제하여 뇌 내에서 높은 수준의 세로토닌과 노르에피네프린을 유지시킨다. 세로토닌 수용체에 직접적으로 작용해 세로토닌 수용체의 활성화를 촉진하고 불안과 관련된 신경전달을 조절하여 긍정적인 신호를 증가시켜 불안 증상을 억제하는 데 도움을 준다. 또한 SNRI는 노르에피네프린의 재흡수를 억제하여 주의력을 향상시키고, 활력을 돌게 하며, 스트레스에 대한 대응을 강화한다.

2) 진정제(Anxiolytics): 진정제는 일시적인 불안과 긴장을 완화하기 위해 흔히 사용되는데, 주로 벤조디아제핀계 약물이 이용되며, 중추신경계의 활동을 억제하여 불안을 억제시킨다. 다이아제팜(Diazepam), 로라제팜(Lorazepam), 알프라졸람(Alprazolam) 등이 사용된다. 하지만 벤조디아제핀계 약물은 중독성이 강해 남용의 위험이 있으므로, 장기적인 사용에는 의학적 관심과 전문가 조언이 필요하다.

3) 베타 차단제(Beta-Blockers): 베타 차단제는 심박수와 혈압을 조절하여 신체적인 불안과 과도한 자극에 대응하는 데 도움을 준다. 이 약물은 주로 뇌 내에서 신호 전달과정을 간접적으로 조절하여 불안을

완화하는 효과를 가지고 있는데, 공포장애와 사회불안장애 등의 치료에서 프로프라놀롤(Propranolol)이 주로 사용되며, 공포반응을 억제하여 신체적인 증상을 완화시킨다.

 4) 기타 약물: 알코올 또는 중추신경계를 억제하는 다른 약물들도 가끔 불안장애 치료에 사용될 수 있다. 예를 들면, 가바펜틴(Gabapentin)은 신경통과 원발성 불면증에 사용되지만, 일부 경우에는 불안장애에도 사용될 수 있다.

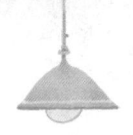

불안장애 치료 - 한의학

불안장애는 두뇌의 흥분 및 자율신경의 과도한 흥분에 의해서 발생을 한다. 따라서 치료의 초점도 두뇌의 흥분을 줄여주고, 자율신경의 흥분을 줄이고 균형을 회복하는 쪽으로 진행이 된다.

한의학에서는 불안장애를 주로 간과 심장의 문제와 관련하여 접근한다. 한의학적인 진단명으로는 간울(肝鬱), 심화(心火) 및 심허(心虛)다.

1. 간울에 의한 불안장애

간울(肝鬱)은 간이 정상적인 기능을 하지 못하는 상태를 말한다. 스트레스로 신경이 날카로워지고 예민해지게 된다. 그래서 주로 감각신경과 관련된 예민함이 주를 이루고, 정서적으로 과민해지는 경향을 보이는 경우를 말한다. 심화나 심허와 달리 수면 등에서 이상을 뚜렷하게 보이지는 않는다. 간울에 의한 불안장애의 증상은 아래와 같다.

- 불안한 생각이 자주 나타남
- 주로 특정한 상황에 더 심하게 발생함
- 불안과 더불어서 짜증이 쉽게 남
- 만성적인 피로에 시달림

- 조금만 신경 써도 두통이 쉽게 발생함
- 어지럼증이 상시 반복적으로 나타남
- 귀울림과 귀 먹먹한 증상이 쉽게 나타남
- 항상 몸이 긴장해 있는 듯한 느낌을 받음

- 눈이 침침하거나 눈부심, 야간의 빛 번짐 등이 심해짐- 소리에 민감 해져서 사소한 소리에도 쉽게 놀라거나 거슬려 함
- 냄새에 민감해져서 비정상적인 냄새가 느껴지는 경우가 많음
- 통증에 민감해져서 온몸을 돌아다니면서 비정상적인 감각이 발생함

- 울렁거림, 메슥거림 등이 쉽게 발생함
- 신물이 자주 올라옴
- 식도염이 쉽게 생겨, 속이 타들어가는 듯한 느낌 발생
- 자주 체함
- 소화기 운동이 떨어져서 음식이 천천히 소화되는 느낌이 듦
- 몸이 자주 부음
- 복통 및 변비, 설사가 쉽게 발생

간울(肝鬱)에 의한 불안장애의 경우 중추신경과 말초신경의 예민함을 진정시키고, 간의 기능을 회복하도록 해서 치료를 하게 된다. 이렇게 신경을 진정시키는 효능을 한의학에서는 전통적으로 '이기해울(理氣解鬱)'이라는 표현을 쓴다. 〈기운이 자연스럽게 흐르도록 도와주고, 막힌 곳을 뚫어준다〉라는 뜻이다.

현대적인 연구에 따르면 '이기해울' 하는 약재들은 대부분 중추와 자율신경을 안정적으로 조절할 수 있도록 도와주는 약리효과를 가지고 있다. 대표적인 약재로는 시호, 향부자, 강황, 울금, 진피, 청피, 귤피, 지실, 지각, 후박, 목향, 빈랑, 사인, 작약, 백출, 창출, 조구등, 천마, 국화 등이 있다. 공통적으로 다른 한약재들에 비해 향이 강한 약재들인데 이러한 향을 내는 성분들이 뇌신경계에 직접적인 진정 효과를 가져다 주는 역할을 한다고 알려져 있다.

2. 심화에 의한 불안장애

심화(心火)는 심장에 열이 있어서 불안장애 증상이 나타나는 것을 말한다. 따라서 주된 증상인 가슴이 타들어가는 듯한 신체적인 증상과 더불어서 불안의 정도도 심해 안절부절 못하고 어쩔 줄 몰라 하는 양상을 보이는 불안장애를 말한다. 심화에 의한 불안장애의 증상은 아래와 같다.

- 불안한 생각이 끊이질 않음
- 한 번 생각에 사로잡히면 끝없이 반복함
- 자꾸 부정적으로 생각함

- 잠이 쉽게 들기가 힘듦
- 꿈을 악몽 중심으로 꾸게 됨

- 머리가 아픔

- 어지럼증이 지속적으로 있음
- 이명이 반복적으로 나타남
- 귀가 먹먹한 경우가 잦음
- 머리 쪽에 열감이 생김
- 가슴 위쪽에 식은땀이 쉽게 발생함

- 갈증과 입마름이 심한 경우가 많음
- 가슴이 답답함
- 숨쉬기가 힘듦
- 심장이 조이는 느낌이 발생함
- 가슴 근육이 아파서 심장에 문제가 있는 것이 아닌가 생각함

- 소화기능이 떨어짐
- 변비가 심하게 나타남

- 생리가 불규칙함
- 생리통이 심하게 나타남
- 근종, 선근증, 낭종 등의 질환이 발생함

  심화(心火)에 의한 불안장애의 경우 중추와 말초신경의 흥분을 강력하게 억제하는 형태의 치료를 하게 된다. 이렇게 심화에 의해 발생하는 여러 증상들을 치료하는 효능을 한의학에서는 전통적으로 '청심제번(淸心除煩)'이라는 표현을 쓴다. 〈심장의 열을 내리고, 가슴이 답답한 증상을 해소하여 준다〉라는 뜻이다.

현대적인 연구에 따르면 이와 같이 '청심제번'하는 한약재들은 공통적으로 신경 계통에 관여하는 알칼로이드가 풍부한 것들이다. 이러한 알칼로이드는 대부분 쓴맛에 해당하기 때문에 실제로 심화를 내려주는 약재들은 쓴맛을 가지는 경우가 많다. 대표적인 약재로는 황련, 황금, 황백, 치자, 석고, 고삼, 생지황, 죽여, 죽엽, 목통, 용골, 모려 등이 있다.

재미있게도 심장의 열이 심한 환자들은 처음에는 이렇게 쓴맛의 한약 처방을 별로 쓰지 않다고 느끼는 경우들이 많다. 반면 시간이 지나서 불안 증상이 줄어들게 되면 점차 쓴맛을 상대적으로 크게 느끼게 된다. 일설에 따르면, 스트레스를 지속적으로 극심하게 받고 있는 상황에는 혀의 쓴맛과 관련된 감각 세포가 일부 퇴행을 한다고 한다. 불안이 심각한 상황에서도 마찬가지인데 회복이 되면서 맛과 관련된 감각 세포들 또한 회복하는 것이다.

3. 심허에 의한 불안장애

심허(心虛)는 심장이 약해져서 불안함이 잘 통제되지 않는 것을 말한다. 사소한 일에 대해서도 걱정이 많고, 노심초사하는 경향을 보인다. 한 번의 큰 사건이 있게 되면 그에 대해 트라우마가 쉽게 발생하여 소위 '자라 보고 놀란 가슴 솥뚜껑 보고 놀란다' 하는 상황이 반복되는 경향이 있다. 평소에 체력적으로도 지치고 허약한 환자들이 많다.

- 하나의 생각이 연쇄적으로 불안한 생각을 발생시킴

- 사소한 일들에도 크게 부풀려서 불안해하는 경향을 보임
- 불안한 생각을 떨치기 위해 반복적으로 인터넷 검색을 해서 확인하려 함
- 한 번 받은 상처를 잘 잊지 못하고 담아둠
- 사소한 일에도 쉽게 깜짝깜짝 놀람

- 현기증이 자주 발생함
- 자주 머리가 멍하고, 알고 있는 생각이 잘 떠오르지 않음
- 집중력이 떨어지고, 건망증 양상이 심해짐

- 잠에 쉽게 들지 못함
- 생생한 꿈을 많이 꿈
- 자주 깨고, 특히 소변이 마려워서 깨게 됨

- 심장 두근거림이 특히 심하게 나타남
- 가슴이 철렁 내려앉는 경우가 많음
- 머리나 손에 떨림이 쉽게 발생함
- 땀도 전신에 쉽게 흐르는 경향이 있음

- 식욕이 없음
- 소화가 잘 안 됨
- 복통과 설사가 잦음
- 부종이 쉽게 발생함

- 소변보는 횟수가 잦은 경우가 많음

- 여성의 경우 냉이 잘 생김

심허(心虛)에 의한 불안장애는 두뇌와 심장의 기능을 강화하는 방법으로 치료를 하게 된다. 이렇게 두뇌와 심장의 기능을 강화하고 회복시키는 효능을 전통적으로 한의학에서는 '보심안신(補心安神)'이라고 표현을 했다. 즉 〈심장을 도와주고, 두뇌를 건강하게 하여 정신을 안정시켜준다〉는 뜻이다.

현대적인 연구에 따르면 이러한 '보심안신(補心安神)'하는 약들은 대부분 직간접적으로 두뇌의 여러 신경전달물질 수용체에 작용을 한다. 그러한 수용체에 대한 작용을 통해 GABA, 세로토닌, 도파민, 노르에피네프린, 아세틸콜린, 히스타민 등 신경전달물질의 생성 및 조절을 도와주고, 직접적으로 두뇌 기능을 회복시킴으로써 치료가 되도록 하는 것이다. 대표적인 약재로는 산조인, 백자인, 야교등, 합환피, 원지, 석창포, 오미자, 사향, 녹용 등이 있다.

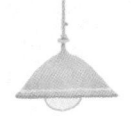

불안장애, 일상에서는
어떻게 관리해야 하는가?

1. 불안 사고를 과도하게 억압하려고 노력하지 않기
- "증상은 금방 사라지지 않아요. 발작은 또 올 수 있어요."

사회 공포증이나 공황장애 환자들을 상담할 때 그들의 예기 불안 사고를 과도하게 억압하려고 노력하지 않기를 당부한다. 대부분의 환자는 손 떨림, 얼굴 붉어짐 등의 사회공포 증상이나 숨이 안 쉬어지거나 가슴이 심하게 뛰는 공황, 공포 증상이 다시 불안의 원인이 되어 스스로를 통제하지 못하는 경우가 많다. 그런데, 이런 증상을 경험하게 되면 당장 그 증상을 회피하거나 없애려고 노력해야 한다는 사고 과정에서 그 증상 자체에 대해 집중하게 되는 것이 2차, 3차 불안 반응을 유발하는 역설적 반동 효과를 보이게 된다. 이런 반동 효과는 기본적으로 증상을 과도하게 인식, 해석하고 억압하려는 경향에서 찾을 수 있기에 치료 초기에는 많은 불안 환자들에게 그들의 행동과 인식을 바꾸려는 시도와 개입을 크게 하지 않으려고 한다. 오히려 몇 번의 치료로 증상들이 사라지지는 않을 것이고 치료 초기에 발작도 다시 올 수 있지만 점차 증상이 줄거나 약하게만 왔다 가는 경험들을 통해 과도하게 증상에 집중하지 않을 수 있어야 한다고 설명한다.

원치 않는 생각을 멈추려는 시도는 그러한 시도를 하지 않는 경우보다 오히려 더 원치 않는 사고에 집착하게 만드는 역설적인 효과가 나타날 수 있다는 Wegner 등의 실험[2]은 이러한 반동 효과(rebound effect)를 검증한 유명한 연구다. 피험자들에게 흰곰(white bear)에 관해 생각하지 말도록 지시한 후 사

---

[2] The White Bear Story, Daniel M. Wegner and David J. Schneider, 2003

고의 흐름을 보고하면서 흰곰에 대한 생각이 일어날 때마다 벨을 울리라고 요구하였다. 실험 결과 흰곰을 생각할 것을 요구받은 피험자들보다 사고를 억제하기를 요구받은 피험자들이 흰곰에 관한 생각을 더 많이 보고해, 특정한 사고를 억제하려는 노력으로 잠시 동안은 억제에 성공할 수 있어도 뒤이어 반동효과가 오히려 더 자주 나타나는 것을 보였다. 이렇게 특정 사고를 회피하려는 시도는 예상치 못한, 혹은 더 좋지 않은 결과를 초래할 수 있다.

따라서 치료 초기에는 인식하지 말아야 할 것, 해서는 안 되는 것들보다는 약물과 침 치료, 이완 훈련 등을 하면서 '반드시 해야 하는 것들'에 대한 인식을 높이려고 노력한다. 일정 기간의 치료를 통해 불안과 신체적 불편감이 줄어들면, 환자는 스스로 통제할 수 있다는 믿음이 강화되면서 부정 사고와 불안 해석보다는 자신을 객관적으로 관찰하고, 현재 상태를 수용할 수 있게 되는데, 여기서부터 본격적인 치료가 시작된다고 할 수 있다.

"증상은 금방 사라지지 않을 거예요. 발작은 또 다시 오겠죠. 하지만 그래도 괜찮아요. 당신 스스로 크게 신경쓰지 않을 수 있을 정도로는 좋아질 거예요." 이것이 치료 초기의 목표이다. 전조 증상을 반드시 회피해야 하는 불안 반응이 아닌, 자신의 몸이 보내는 건강한 경고로 인식할 수 있게끔 몸과 마음, 생각을 바꾸는 치료가 필요하다.

2. 감정에 대한 태도를 바꾸자
- "인간은 일어난 일이 아니라, 일어난 일에 대한 자신의 생각 때문에 불안해진다."

에픽테토스는 고대 그리스 철학자 중 하나로, 스토아주의를 대표하는 인물이다. 그는 노예로 살았을 때 스토아 철학을 배웠고, 노예에서 해방되자 철학을 가르쳤는데, 후에 스토아학파의 대표적인 철학자 중 한 명이 되었다.

그는 불안에 사로잡힌 사람들에게 이렇게 말했다. '당신은 이러한 감정을 갖는 것이 아니라, 그것을 경험하는 것입니다.' 즉, 우리가 스스로 감정을 바꿀 수는 없어도 그 감정에 대한 태도는 바꿀 수 있다는 것이다. 이런 감정이 우리 자신의 습관적 사고나 믿음에서 생겨났다는 사실을 기억해야 한다고 강조했다. 그의 말처럼 우리는 상황 그 자체보다 상황에 대해 자신이 습관적으로 내린 잘못된 사고로 더 불안해진다. 이때 우리가 내린 오답은 보통 속단하기와 재앙화 사고이다. 작은 신체 감각을 파국적 신체적-심리적 공포로 크게 해석하고 빠져나오지 못한다. 때로는 내가 이런 부정사고를 했다는 사실을 인식하지 못할 정도로 빠르게 지나가는 수 초의 생각으로 격렬한 공황 반응을 일으키고 악화시키기도 한다.

'속단하기'란 가벼운 신체 감각 혹은 불안감이 공황으로 삽시간에 번질 것이라는 그릇된 판단이다. 공황을 경험하고 나면 신체 감각 자체에 감작(sensitization)되어버려 가벼운 증상에도 내 신경계는 더 빠르게 반응하고, 격렬한 불안의 신체 반응이 나타난다.

위험을 빠르게 감지하고 대처하려는 본능적인 생존 기전이 변질되어 미세한 변화를 공포감으로 만들어버리는 것이다.

'재앙화 사고'란 불안에 이어진 몸과 마음의 반응이 나타났을 때, 이 증상이 재앙적인 사건과 파국적 결말로 이어질 것이라고 생각하는 사고 패턴이다. 예를 들어 만원 지하철에서 약간 답답함이 느껴졌을 때, 이 증상이 공황으로 발전하게 되어 기절하거나 쓰러질 것이며, 넘어지면서 어딘가 부딪혀 머리를 다칠 수도 있다거나, 또는 사람들에게 공황장애 환자로 낙인찍혀 정상적인 사회생활을 할 수 없게 될 것이라는 사고로 이어지는 것이다. 이처럼 어떠한 객관적 상황인식이나 판단이 결여되었을 때, 작은 증상은 재앙화 사고를 통해 순간 불이 붙어 내 몸과 마음을 태워버린다.

이런 부정 감정과 사고를 바꾸거나 멈추도록 연습해 볼 수 있는 몇 가지 방법을 소개한다.

1) 뒤집어 생각해보기

부정적 사고에서 헤어나오기 어려울 때 그 생각을 반박하기 위해 구체적인 증거를 드는 것을 시도해 볼 수 있다. 불안해질 때 '아니야, 아닐 거야'라고 무작정 되뇌기보다 '왜 아닌지'를 구체적 이유를 들어 스스로에게 반박해 보는 것이다.

예를 들어, 청결에 대한 강박과 불안이 있을 때 손을 씻지 않으면 세균이 없어진 것을 확신할 수 없다는 생각이 들면 오히려 거꾸로 생각을 뒤집어서, 손을 씻는 것으로 모든 세균이 없어진다는 것을 확인할 수 있나? 라고 바꾸어 보는 것이다.

이렇게 부정적 사고를 뒤집어 반대의 명제에도 납득이 가는지 살펴보는 것은 일시적이지만 순간 자신의 부정적 사고를 반박하는 효과적인 근거로 사용될 수 있다. 반복해서 스스로의 생각을 뒤집어 질문하는 훈련을 하다 보면, 점점 상황을 객관적으로 바라볼 수 있는 힘이 키워진다.

2) 새로운 관점으로 바라보기

불안해질 때, 다른 사람들에게 나의 불안과 그 이유에 대해 어떻게 생각하는지를 물어보고 자신이 생각하는 바와 어떤 것이 같고 어떤 것이 다른지를 검토해보는 것이다.

일반적으로 부정적인 사고에는 자책, 자존감 저하의 내용이 많기 때문에 평소에 나를 아끼거나 잘 아는 사람들의 의견을 물어보는 것이 도움이 된다. 초기의 심리 상담은 부정적인 사고를 바꾸기 위해서 하는 것은 아니다. 당신의 생각이 남들과 다를 수 있고 사실에 부합하지 않을 수 있다는 것을 수용할 수 있게 하는 데에 그 목적이 있다. 납득이 된다면 받아들이고, 의문이 생기면 좀 더 이야기를 이어가며 물어보는 것부터 시작하면 된다.

부정적인 사고에 대해 '자신이 이 생각을 처음 믿게 된 이유'를 자문해 보는 것도 좋은 방법이다. 나의 부정적 사고가 사회의 통념을 받아들인 것일 수도, 과거 타인의 영향을 받아 형성된 다른 누군가의 사고나 기억일 수도 있기 때문이다.

이렇게 과거의 기억을 통해, 남들을 통해, 한 걸음 물러나 자신의 불안에 대해 다른 관점으로 바라보는 것은 인식을 바꾸는 데 도움이 될 수 있다.

3) 부정적인 사고의 대안 찾아보기

문제를 일으키는 부정적 생각이 나에게 영향을 미칠 때와 그렇지 않을 때의 자신을 비교해 보는 것이다. 그리고 여러 모습의 자신 중에서 보다 되고 싶은, 갖고 싶은 자신의 모습을 목표로 사고의 방향, 삶의 루틴을 바꿔보는 것이다.

이를 통해 부정적인 생각의 대안 혹은 다른 면이 있을 수 있다는 점을 인식하는 것이 필요하다. 왜냐면 부정적인 사고에는 나는 성공하지 못하고, 변화하지 못한다는 자기 암시가 기저에 깔려 있어 무기력을 만들기 때문이다.

부정적인 생각에 대해 그 생각이 옳은지 그른지 판단하기 전에, 그 결과에 대해 내가 무엇을 할 수 있는지 몇 가지 방법들을 찾아 대안을 생각해보는 것만으로도 맑은 공기로 환기를 하듯, 불안에 찌든 뇌를 환기시킬 수 있다.

3. 심호흡과 근육의 이완은 몸과 마음의 이완을 가져온다.

현대의 스트레스는 과거처럼 생존을 위협받을 정도의 강한 스트레스는 아니지만 지속되는 스트레스와 긴장으로 인해 적절한 이완반응이 부족해지거나 발현되지 못하는 경우가 많다. 이완이란, 몸과 마음의 긴장과 활동이 끝나면 스트레스를 해소하고 충분히 교감신경을 쉬게 해 자율신경의 균형을 맞춰주는 영점 조절과도 같기 때문에 이어지는 긴장과 스트레스 상황을 의도적으로 끊고 이완 상태를 만들어주는 노력이 필요하다.

1) 점진적 근육 이완법(Progressive muscle relaxation)

지속적인 스트레스와 불안은 장기간 근육을 긴장시킬 수 있고, 불편과 통증, 불안 및 피로를 유발하는데, 점진적 근육 이완법(PMR)을 통해 이를 완화할 수 있다. 반복적인 훈련으로 근육의 긴장을 이완 상태로 전환시키는 것이 목적이다. 심리적으로 불안해지면 목, 어깨 등 근육에 긴장이 되듯, 반대로 신체의 근육 긴장을 감소시키면 심리적으로도 이완할 수 있다는 점에 착안한 훈련이다. 점진적 근육 이완법을 할 때는 우선 자기 근육의 긴장 상태를 인지하는 것이 중요하다. 목표 근육을 수축시켜서 긴장을 유지한 상태의 그 감각을 기억해 둔 다음 근육을 이완시키면서 긴장이 사라지는 느낌에 집중하도록 한다.

A. 어깨 근육
어깨를 올릴 수 있는 한 최대로 올린 상태에서 10초 동안 유지하면서 등을 따라 목과 머리 뒤, 어깨 주위의 긴장감을 느낀다. 20초를 세면서 천천히 어깨를 아래로 내리며 이완되었을 때의 감각에 집중한다.

B. 목
머리와 등을 의자 등받이에 기댄 상태에서 턱을 아래로 붙여 10초간 유지한다. 목 뒤쪽의 긴장감이 머리로 이어지는 느낌에 집중하여 긴장감을 느낀다. 20초간 서서히 힘을 빼면서 머리를 의자 등받이에 편안하게 기댄 후, 이완되었을 때의 편안한 느낌을 느껴본다.

C. 복부
복부 부위를 웅크리듯 단단하게 만들어 긴장시킨 후 10초간 유지한다. 근육을 긴장시킨 상태에서의 불충분한 호흡을 느껴본다. 20초간 천천히 배에서 힘을 빼면서 복부 근육을 이완한 후에 배에 힘을 풀어 내민다.

이후 가슴이 아닌 복부를 늘렸다가 수축시키며 깊게 호흡한다. 손을 복부에 대면 근육의 긴장과 이완을 느끼면서 호흡하는 데 도움이 된다.

이완훈련은 말 그대로 훈련이므로 내 몸이 이완에 익숙해지도록 반복해서 연습해야 한다. 이 말은 곧, 불안한 상황뿐 아니라 '평소에, 일상 중에' 훈련해야 불안이 높게 상승하는 순간에 이완된 상태로 이끌

수 있다는 말이기도 하다. 지금 당장 당신에게 불안이 엄습하는 상황에서는 심장이 빠르게 뛰고, 근육이 긴장하기 때문에 호흡도, 이완도 잘 이루어지지 않을 것이다. 그러니 평소 긴장하지 않은 편한 상태에서 반복적으로 훈련해서 이완을 자신의 '평소 상태'로 만들 수 있도록 연습해야 한다. 긴장과 이완이 반복으로 숙달되면 불안이 찾아오는 순간에도 이완 상태를 되찾을 수 있을 것이다.

2) 이완 호흡법

불안하고 긴장되면 여러 신체 반응이 나타난다. 보통 교감신경이 활성화되어 나타나는 신체의 생리적 변화인데, 심장이 빨리 뛰고 호흡수가 많아지고 불규칙하게 된다. 횡격막을 포함한 호흡근의 긴장이 높아져 숨을 억지로 쉬어야 할 것 같은 느낌이 들게 된다. 비록 자율신경의 작용으로 유발되는 신체 변화이지만 의식적으로 호흡이나 근육을 이완시키는 작업을 한다면 부교감 신경을 활성화하는 음성 되먹임 기전(negative feedback)을 통해 깨진 균형을 잡을 수 있다. 그중 가장 쉽게 시도할 수 있는 것은 호흡을 통한 조절이다.

코로 숨을 들이마실 때는 배가 부풀어 오르고, 입으로 숨을 내쉴 때는 배가 납작해지도록 깊게 호흡해야 한다. 들이마시는 시간과 내쉬는 시간은 2:3 정도로 내쉬는 시간을 더 길게 하고, 숨을 들이마실 때는 속으로 천천히 '하나'하고 숫자를 세고, 숨을 내쉬면서는 '편안하다'라고 속으로 말한다. 들이마시는 것은 교감신경, 내쉬는 것은 부교감신경과 관련이 있어, 흡기와 호기의 비율을 조절하며 자율신경의 불균형을 조정한다.

호흡 훈련은 하루 2회, 한 번에 10분 이상 매일 해야 익숙해지는데, 호흡 훈련의 순서는 다음과 같다.

① 편하고 안락한 장소에서 편하게 앉거나 눕는다.
② 가슴은 가만히 두고 배로 숨을 쉬는 복식호흡을 한다. 이때 한 손은 가슴에, 다른 손은 배 위에 올려두고 가슴과 배의 움직임을 느끼는 것이 도움이 된다.
③ 코로 숨을 들이마시면서 속으로 '하나', 천천히 내쉬면서 '편안하다'라고 속으로 말한다. 두 번째 들이마시면서는 '두울' 내쉬면서 '편안하다'라고 말한다. 이렇게 '열'까지 세고 나면 다시 거꾸로 '하나'까지 헤아려 본다.
④ 자신의 호흡으로 바람이 코와 입으로 들어오고 나가는 감각과 헤아리는 숫자에 집중하면서 호흡이 어떻게 바뀌고 편해지는지 느껴본다.

4. 불안에 좋은 음식, 나쁜 음식

최근 맵고 달고 자극적인 음식으로 스트레스를 푸는 젊은이들의 문화가 있다. 스트레스에는 매운 떡볶이, 우울에는 초콜릿, 디저트로 순간의 자극과 이완 효과는 얻을 수 있겠지만, 정제 탄수화물과 자극적인 음식은 혈당 변화를 민감하게 만들어 오히려 급격한 저혈당 상태에서 불안과 비슷한 상태를 만들 수 있다. 또한 가공육에 포함되어있는 질산염이 불안, 흥분 등 자극에 영향을 주는 것으로 알려져 있다. 최근에는 뇌의 안정에 이로운 음식을 섭취해서 정신 건강을 꾀하는 영양 정신학

(nutritional psychiatry)이 여러 연구를 통해 각광받고 있다.

소화기는 우리의 뇌와 미주신경을 통해 연결되어 있다. 실제 뇌와 연결된 장내 미생물이 세로토닌의 전구물질인 트립토판의 대사에 관여하며, 장내 미생물이 만들어내는 호르몬 변화가 스트레스 호르몬인 코티솔의 분비에도 상호작용한다는 사실은 최근 연구들을 통해서도 알려졌다. 반대로 우울감이나 불안이 생기면 대뇌와 장의 신경축이 자극받아 과활성화되어 배고픔과 폭식을 번갈아 유발하기도 한다. 실제 불안, 우울 환자들에게 보기(補氣), 안신(安神)의 귀비탕 가미방을 처방했더니 식욕, 소화, 무기력 등이 함께 좋아지는 사례는 한의사들에겐 아주 익숙한 경험이다.

다양한 영양소와 다채로운 색의 고른 식단이 권유된다. 항우울 효과를 내는 비타민 B9(엽산) 결핍은 우울증 위험을 높이므로 붉은색 고기, 곡물, 시금치처럼 색이 짙은 채소를 통해 비타민 B를 섭취하는 것이 좋다.
비타민 D는 천연 항우울제다. 햇볕을 받고 운동을 하면 비타민 D가 생성되고 우울감이 감소한다. 고등어, 연어처럼 건강한 지방을 포함한 생선, 달걀노른자 등에 비타민 D의 원료 성분이 많고 오메가3 지방산은 뇌기능에 필수적이며 스트레스를 완화시킨다는 연구가 있는데 콩, 굴, 호두, 들기름, 씨앗류 등에 많이 함유되어 있다.
아연, 마그네슘 등 전해질은 항불안 효과를 준다. 아연은 살코기, 호박씨, 게, 검은콩, 두유, 아몬드, 치즈 등에 많다.
콩, 감자, 계란, 아스파라거스, 감자, 당근, 고추, 멜론, 호박 등에 들어있는 글루타치온 등의 아미노산은 기분 조절 단백질을 생산하는 데 사용되므로 뇌세포 손상 시 이를 복구하는 데도 도움이 된다.

바나나, 유제품, 땅콩 등에 들어있는 트립토판은 필수 아미노산의 일종으로 안정감과 관련된 세로토닌 생성에 이용된다. 칼슘, 마그네슘 등은 근육의 긴장을 이완시켜 마음을 차분하게 할 뿐 아니라 비타민 B군이 풍부해 스트레스 완화와 피로 해소에 도움을 준다.

뇌에 좋은 음식으로 잘 알려진 호두는 불안에도 도움이 된다. 식물성 오메가3 지방산인 리놀렌산이 함유되어 혈압을 낮추고, 스트레스와 불안감을 해소하는 효과가 있다. 미국 캘리포니아대 연구에 따르면 평소 호두 등 견과류를 자주 섭취한 사람들은 견과류를 아예 섭취하지 않은 사람들보다 우울증 지표가 26% 낮았다.

반대로 미국 국립 과학원 회보(PNAS)에 튀긴 음식을 자주 먹는 것이 불안·우울의 증가와 연관이 있다는 중국의 한 대학 연구가 보고된 바 있다. 연구에 따르면 튀김류를 자주 섭취하는 사람들에게서 불안 우울 증상이 7~12% 증가했는데, 음식을 튀길 때 나오는 식품가공 오염 물질인 아크릴아마이드(Acrylamide)가 불안과 우울을 유발할 수 있기 때문이다. 초가공식품과 우울증 사이의 연관관계를 연구한 미국의 연구에서도 일 섭취량의 80%를 초가공식품으로 섭취하는 군에서는 20% 미만만 섭취하는 군보다 우울증의 발생 위험이 1.81배 더 높게 나왔으며, 초가공식품을 많이 섭취한 집단의 불안 증상은 1.19배 더 높게 나타났다. 초가공식품에 포함된 인공 감미료 등이 염증 반응을 유발하거나 스트레스 반응을 증가시켜 인체에 더 많은 부담을 주는 것으로 여겨진다.

또한 카페인과 더불어 음주 역시 신경계를 불안정하게 만드는데, 음주 직후보다도 다음 날 숙취가 나타날 때 공황발작이 재발한 사례가 매우 흔하다.

몸에 좋은 것이 마음의 건강에도 좋다. 균형 잡힌 영양을 갖춘 음식을 규칙적으로 식사하는 것이 정신 건강에도 기본이 된다.

5. 운동은 뇌를 일깨운다.

운동은 불안장애의 보조 치료로 활용되기도 하는데, 연구에 의하면 유산소 운동과 무산소 운동 모두 불안 증상을 줄이는 것으로 나타났다. 하지만 항우울제 등의 약물 치료에 비해서는 효과가 떨어진다는 연구도 동시에 있어 약물 치료와 병행해서 시행될 때 효과가 더 좋을 것이라 추측할 수 있다.

그리고 사회공포증 환자에게는 운동이 그룹 인지 행동치료와 결합할 때 더 도움이 된다는 연구도 있다.[3]

최근 50세 이상 피험자를 대상으로 다른 연구에서도 낮은 우울 등급군에서 운동을 일주일에 한 번 이상 실시하였더니 우울 개선 효과가 더 크게 나타났다. 2,190명의 피험자(여성 58.8%, 평균 연령 42.6세, 주요 우울증 44.8%, 양극성 장애 40.6%, 불안장애 14.6%) 중 22.5%가 운동을 하고 있었으며 운동은 낮은 정신 질환 이환율, 높은 교육 수준, 높은 사회 경제적 지위, 낮은 종교적 관행과 유의미한 연관성을 가지는 것으로 파악되었다.[4]

또 다른 연구에서는, 만성 불안장애를 앓았던 경우에도 12주간의 적

---

[3] Exercise for anxiety disorders: systematic review, Kaushadh Jayakody, 2012

[4] Physical exercise, depression, and anxiety in 2190 affective disorder subjects, Michele D'Angelantonio, 2022

당한 운동과 격렬한 운동 모두 불안증상 완화에 큰 효과가 있었으며 훈련이 격렬할수록 불안 정도가 낮아진다는 결과를 보였다. 다만, 공황장애 등의 신체 증상을 동반한 경우라면 격렬한 운동은 피하는 것이 좋을 수 있으니 자신의 상태에 맞춰, 적절한 강도와 운동 빈도를 설정하는 것이 중요하다.[5]

불안장애에서의 운동의 효과는 다음의 효과로 인한 것으로 볼 수 있다.

- 스트레스 호르몬 감소:
운동은 신체적인 활동으로 인해 스트레스 호르몬인 코티솔의 분비를 감소시킬 수 있다.

- 신경전달물질 조절:
운동은 세로토닌, 도파민, 엔도르핀과 같은 신경전달물질의 분비를 촉진시켜 기분을 개선하고 긍정적인 정서를 유지하는 데 중요한 역할을 한다.

- 자아존중감 향상:
정기적인 운동은 몸의 형상 개선과 신체적인 능력 향상을 도모하여 자아존중감을 증진시키며 불안과 자기 비하에 대한 긍정적인 영향을 줄 수 있다.

- 사회적 지지:
사회적인 활동과 연결되어 사회적 지지 체감을 높일 수 있으며 특히 사회

---

[5] Effects of exercise on symptoms of anxiety in primary care patients: A randomized controlled trial , Malin Henriksson, 2022

불안장애 환자의 그룹 인지 행동치료와 결합한 운동은 더 도움이 된다.

- 인지 기능 개선:
운동은 인지 기능을 향상시키는 데 도움이 된다. 집중력, 주의력, 작업 기억력 등이 향상되어 불안을 완화하고 스트레스 대응 능력을 향상시킬 수 있다.

이러한 연구 결과는 운동이 불안장애를 완전히 치료하지는 못하지만, 적어도 불안을 완화하고 정신적인 안정을 촉진하는 데 도움이 될 수 있다는 것을 보여준다.

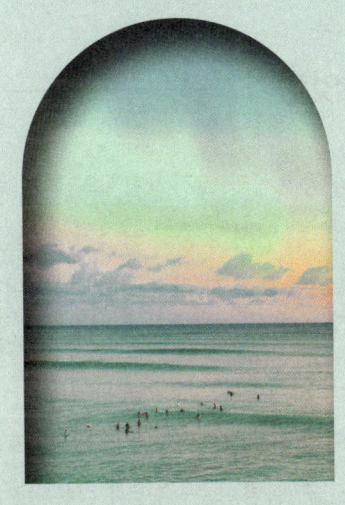

공황장애

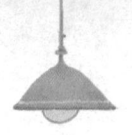

공황장애란 무엇인가?

공황장애는 극도의 공포심과 교감신경계의 항진 증상이 갑작스럽게 발생하여 13가지 생리적, 인지적 증상 중 4가지 이상의 증상이 나타나 약 10분 이내에 최고조에 이르게 되고, 예기 불안이나 회피 행동과 같은 비적응적 행동이 나타나 사회적 기능의 저하가 야기되는 것을 특징으로 하는 질환이다.[6] 이러한 증상이 수분 이내에 발작적으로 나타나기 때문에 공황발작이라고 하는데 그 증상으로는 호흡곤란, 심계항진, 가슴 통증, 질식, 현기증, 떨림 또는 경련과 같은 것이 있다.

공황장애로 의심되는 주요 증상으로는 갑자기 극심한 어지럼증을 호소하거나, 숨이 잘 안 쉬어져서 죽을 것 같은 질식감이 들거나, 가슴이 심하게 두근거려 심장이 멎는 것 아닐까 하는 생각이 드는 것 등으로 다양하다. 그런데 어지럼증 때문에 이석증, 전정 신경염, 메니에르병 검사를 하더라도 큰 문제가 발견되지 않고, 숨이 안 쉬어져 호흡기 관련 검사를 해도 이상이 나타나지 않으며, 심장과 관련된 검사를 하더라도 별다른 문제가 없을 때에는 공황장애로 진단받게 된다.

심한 불안 공포와 함께 어지럼증, 호흡곤란, 두근거림(심계항진) 등이 갑자기 극심하게 일어나는 경우를 공황발작(panic attack)이라고 하는데, 공황발작은 상황에 따라 10분~1시간 정도 극심하게 왔다가 진정이 되는 경우가 많다. 그래서 증상이 나타나 급히 응급실을 방문하지만 가는 도중이나 도착 후 잠시 안정을 취하는 사이 증상이 사라지게

---

[6] APA, 『정신질환의 진단 및 통계 편람 제5판』, 학지사. 2015년 5월, 220-227p.

되는 경우가 적지 않은 것이다. 이와 같은 공황발작이 반복적으로 나타나면 '또 이런 증상이 나타나면 어떻게 하지?'라는 불안감과 공포감을 가지게 되어 신체에서 나타나는 증상에 대해 극도로 예민해지게 되는데 이것을 '예기불안' 혹은 '예언 불안'이라고 한다. 일어나지 않은 일이 일어날 것처럼 느껴지는 공포감을 느낀다는 것이다. 그런데 문제는 본인 스스로의 의지로 통제가 되지 않는다는 생각이 들면서 삶의 질이 떨어지고, 좌절감으로 자존감이 극심히 낮아진다는 점이다. 공황장애를 오래 앓은 사람들이 우울증을 앓는 이유이기도 하다.

공황장애는 대부분 본인의 의지로 통제가 되지 않으며, 단순히 마음의 문제뿐 아니라 신체 증상도 복잡하게 일어나기 때문에 초기 치료가 매우 중요하다. 자존감의 회복을 위해서라도 제때 증상과 원인에 맞는 치료를 시작해야 한다.

1. 공황장애 주요 증상

공황장애의 주요 13가지 증상으로는
① 호흡과 관련된 증상이 동반되는 경우가 잦기 때문에 숨쉬기가 힘들어지고 질식할 것 같은 느낌을 받는 경우가 많다.
② 심장과 관련해서는, 가슴이 두근거림이 심해져서 곧 이러다가 심장이 멎는 것 아닐까 하는 두려움으로 나타나기도 한다.
③ 머리가 아찔하고, 어지러워서 쓰러질 것 같은 느낌이 나타나지만 실제 신경학적 검사를 통해서는 큰 문제가 발견되지 않는다.

이러한 호흡, 심장, 어지럼증 등의 증상 외에도
④ 신체가 굳는 느낌이 들거나,
⑤ 목이 조이는 느낌이 계속 들고,
⑥ 감정적으로 계속 격앙되는 느낌을 보이거나,
⑦ 속이 불편하고 꽉 막힌 느낌이 든다거나
하는 식의 임상적인 증상을 나타내는 경우도 많다.

몸 전체에서 나타나는 다른 유형의 전신 증상에는,
⑧ 손이나 발과 같은 몸의 일부가 미세하게 계속 떨리고,
⑨ 평소와 달리 땀이 특히 머리나 상체 쪽으로 비 오듯 나타나 다한증으로 오해되는 것 등이 있다.
⑩ 손발이 저린 느낌이 들거나 피부에 뭔가 기어가는 것 같은 이상 감각을 느끼기도 한다.
⑪ 몸이 더웠다가 추워졌다를 반복하거나, 정상적이지 않게 추위를 심하게 느끼거나 반대로 더위를 지나치게 심하게 느끼는 경우도 있다.
⑫ 현실이 어색하게 느껴지고 가상 현실 속에 있는 것 같은 비현실감을 가지기도 하는데 이를 '이인증'이라고 하며, 공황장애에 흔하게 같이 나타난다. 이러한 이인증은 종종 브레인포그로 오해되는 경우도 있다.
⑬ 아무 일이 없음에도 무슨 일이 일어날 것 같은 느낌과 더불어서 가만히 있어도 죽을 것 같은 기분 등이 생기기도 한다.

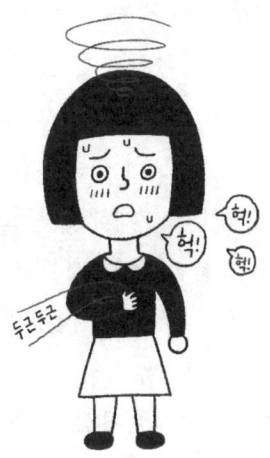

 이렇듯 여러 감각 이상, 감정 조절 실패로 극심한 공황발작을 겪게 되면 예기치 못한 상황에 또 그러한 공황발작이 생길까 봐 두려워하는 경향이 점차 심해지는데 이를 앞서 이야기 한 '예기불안'이라고 한다. 예기불안은 예언과 같이 자꾸 그 일이 일어날 것만 같은 생각이 든다는 뜻이다. 이러한 예기불안이 일상화되면 증상에 대한 두려움으로 일상생활이 점차 힘들어지고 삶의 질이 극도로 떨어진다.

2. 공황장애의 진행 단계

 공황장애는 크게 세 단계에 걸쳐 나타난다. 갑작스러운 공황발작이 뚜렷한 이유 없이 나타나는 것이 첫 번째다. 대개 이 경우는 상황을 잘 조절하기만 해도 증상이 아주 심하게 나타나지는 않을 수도 있다. 주로 과호흡과 동반되고, 한두 번의 경우 병원에서 과호흡증후군이라는 진단이 내려지기도 한다.

발작 빈도가 잦아지고, 신체 이상 증세가 점차 일상 속으로 악화되는 두 번째 단계로 가면, 공황발작이 예상되는 장소에 대한 공포감이 증가하고, 심해지면 사람을 만나는 일 자체에 대한 두려움을 호소하는 상태에 이른다. 보통 공황발작은 사람들이 많은 공간(마트, 백화점 등), 막힌 공간(비행기, 버스, 지하철 등), 어두운 공간(극장, 터널 등), 한 자세를 오랫동안 유지해야 하는 공간(미용실, 치과, MRI 등)에서 주로 발생한다. 이러한 곳들에서 공포나 불안이 야기되는 것을 폐소공포증 혹은 광장공포증이라고 하는데 공황발작 환자의 상당수는 이러한 곳에서 증상이 나타난다. 그래서 공황발작을 경험한 이후로 그러한 장소에 가기를 두려워하고 점차 활동 반경이 좁아지게 되는 것이다.

이러한 공황장애에 의해 특정 장소와 사람을 회피하는 경향은 간혹 사회불안장애로 오인되기도 한다. 처음 만나는 사람에 대한 공포감, 공개된 장소에서의 식사를 넘어서서 일상적인 타인과의 대화에서도 점차 심해지는 경향이 발생한다. 하지만 이러한 사회불안장애 양상으로 보일 수 있는 대인기피 경향의 상당수는 공황발작 자체에 대한 두려움으로 생기는 것이다.

공황장애의 세 번째 단계에 이르면 실제로 얼굴이 붉어지거나, 목소리가 심하게 떨리거나, 호흡이 정상적으로 안 되고, 얼굴이 굳어지며, 식은땀이 나는 등의 신체 반응이 극심하게 나타나기 때문에 남들에게 그러한 면이 노출되는 것을 극도로 꺼리게 되어 점차 폐쇄적인 생활을 하게 되는 쪽으로 바뀌게 된다. 이 단계가 되면 공황장애뿐만 아니라 우울증이 겹쳐져서 증상이 나타나는 단계가 된다.

또한 최근에는 어린이 공황장애 환자도 적지 않은데 특히 어린이는 이러한 공황장애 상황에 대해서 증상을 정확하게 묘사하지 못하기 때문에 증상의 양상과 증상이 발생하는 장소에 대해 보호자가 세심하게 살펴 판단해야 한다.

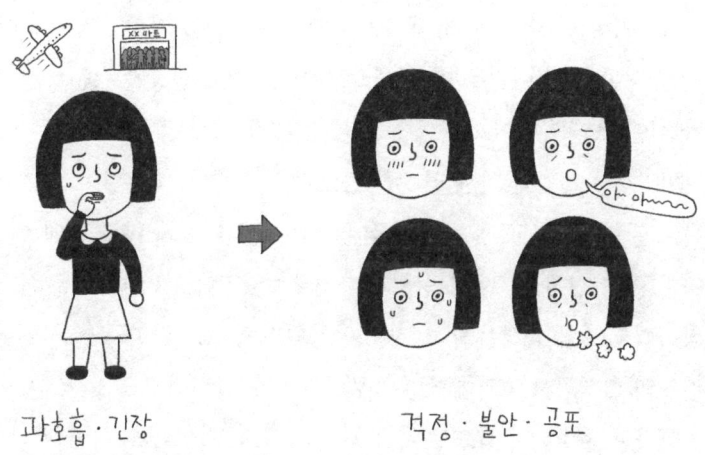

과호흡·긴장   걱정·불안·공포

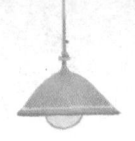

사례로 살펴본 공황장애 임상 증상

"올해 25세 사회초년생인 환자는 두 달 전 어느 날 밤 난생처음 응급실 신세를 졌다. 환자는 평소에도 스트레스를 받거나 컨디션이 좋지 않을 때는 가슴 답답함을 자주 느끼곤 했었다. 최근 두세 달 체중 감량을 위해 식사량을 많이 줄이면서 몸 상태가 썩 좋지 않았고, 오전에 업무 관련하여 상사로부터 크게 질책을 받기도 했다지만, 그날 증상은 뭔가 달랐다.

평소처럼 밤 열두 시가 다 되어가던 시각, 잠을 자려고 누웠는데 별안간 숨이 안 쉬어지는 것 같은 느낌이 들더니, 심장을 누군가 손으로 꽉 쥐는 듯한 통증이 가슴에 느껴졌다. 순간적으로, '이러다 죽는 거 아니야?'라는 생각과 함께 극심한 공포가 느껴졌다. 식은땀이 흐르고 온몸이 저릿저릿하고 뻣뻣하게 굳어져 갔지만, 다행히 바로 옆에 핸드폰이 있어 간신히 119에 도움을 요청할 수 있었다. 그런데, 응급실에 도착하기도 전에 증상은 어느 정도 안정되었고, 불안한 마음에 진행한 심전도와 혈액검사 결과에서는 아무런 이상도 발견되지 않았다.

환자는 동일한 증상으로 지난 두달 사이 두 번이나 더 응급실 신세를 져야 했고, 검사 결과는 두 번 모두 '이상 없음'이었다. 그날 이후 언제 이 증상이 나타날지 모른다는 생각에 24시간 불안 속에 지내다 불면증으로까지 이어졌다. 결국 낮에도 정상적인 업무가 어려워져 병가를 내고 병원을 찾게 되었다. 진단명은 공황장애였다."

위의 사례는 전형적인 공황장애 증상을 잘 보여준다. 공황장애는 오늘날 우울증만큼이나 널리 알려진 정신과 질환 중 하나로, 스스로 공황장애인 것 같다며 진료실을 방문하는 환자들의 수도 적지 않다. 이들 중 진짜 공황장애로 진단되는 분들도 있지만, 다른 불안장애, 신체화장애, 자율신경기능이상 등으로 진단되는 경우도 상당히 많다. 정신질환은 진단에 따라 치료 방향과 목표가 달라지므로, 혹시 공황장애가 아닐까 의심이 된다면, 이번 파트에서 소개할 공황장애의 임상 증상 양상을 확인하고 전문가를 찾아 정확한 진단을 받아보는 것이 좋겠다.

공황장애는 결국 불안장애의 일종이다. 그러므로 공황장애 증상의 핵심 또한 당연히 불안이다. 하지만, 불안장애에도 여러 가지 종류가 있어 정확한 진단이 필요하다.

그렇다면 공황장애가 다른 불안장애와 구별되는 가장 큰 임상적 특징은 무엇일까? 바로 반복되는 공황발작 그리고 예기불안 혹은 회피반응이다.

공황발작은 특별한 외부 요인 없이 예기치 못한 상황에서 갑작스럽게 발생하며, 극도의 두려움(공포), 불안감과 함께 다양한 신체적, 인지적 증상들을 동반하는 증상이다. 급박한 증상은 대부분 수 분, 내지 수십 분 이내에 안정을 찾는다. 공황발작이 일어나면 대부분 응급실이나 병원을 찾게 되는데, 빠르면 응급실로 이동 중에 증상이 가라앉거나, 검사를 기다리는 사이 진정되는 경우가 많다. 물론, 공황발작만큼은 아니지만, 급성적인 공황발작이 가라앉은 후에도 불안과 긴장, 신체 증상들이 꽤 오랫동안 지속될 수도 있다.

공황발작은 매우 강한 불안과 공포가 갑작스럽게 발생하는 것이 가장 큰 특징이며 미쳐버리거나, 죽음에 이르거나, 기절할 것 같은 극심한 고통을 겪는다. 이때 느끼는 불안은 막연한 불안, 초조 정도가 아니라 지금 당장 죽음이나 종말과 같은 파국적인 결과가 일어날 것 같은 극단적인 공포에 가깝다.

한편, 공황발작에서는, 불안과 공포 같은 정신적인 증상뿐만 아니라 다양한 신체 증상들이 극렬하게 나타나는 것이 중요한 특징인데, 이는 실제 신체질환의 증상들과 매우 유사하며, 이 중에는 치명적인 신체 질환(예를 들면, 급성 심장질환)들도 있기 때문에 환자의 불안을 가중시키는 요인이 된다.

공황발작 시 나타나는 신체 증상들은 전신적으로 광범위하게 나타나며, 심장 및 혈관계 관련 증상, 호흡기계 관련 증상, 소화기계 관련 증상, 사지 증상, 어지럼증 및 그 밖의 자율신경계 관련 증상 등이 있다. 또한 인지 관련 증상들이 동반되기도 한다.

국내 공황장애 진료 환자들을 대상으로 진행된 공황장애의 신체적 증상에 대한 연구[7]에 의하면 가장 발생 빈도가 높은 증상군은 순환 및 혈관계 관련 증상이었으며, 그다음은 호흡기계 관련 증상, 어지럼증, 기타 자율신경 관련 증상, 사지 증상, 소화기계 증상 순이었다.

가장 잦은 빈도를 보인 심장 및 혈관계 관련 증상으로는, 심장박동수가 급격히 빨라지는 빈맥, 가슴 두근거림, 가슴 통증, 답답함 등이 대표적이다. 여기서 가슴 두근거림과 빈맥은 심장이 단순히 두근거리는 정도가 아니라 심장이 터질 것처럼 격렬하게 뛰는 현상이다. 심장 박동이 온몸에 느껴지고, 누군가 심장을 쥐어짜는 듯한 느낌과 통증을 느끼기도 한다. 여기에 해당하는 증상들은 급성 심근경색 등 심장 관련 문제

---

7) 이현주, 김민숙, 김세주, 박선철, 양종철, 이경욱, 이상혁, 이승재, 임세원, 채정호, 한상우, 홍진표, 서호준. 한국인에게 나타나는 공황장애의 신체적 증상 및 유발 요인의 특징. J Korean Neuropsychiat Assoc. 2019;58(4):339-345.

를 떠올리게 해 죽음에 대한 공포를 증폭시킨다.

호흡기계 관련 증상으로는 숨이 가빠지거나 숨이 막히는 느낌이 흔한데, 심하면 질식감을 느낀다. 환자들은 숨이 충분히 쉬어지지 않는다고 호소하며, 숨을 안 쉬는 것 같이 느껴진다고도 말한다. 숨이 점점 가빠지면서 질식감이 심해지고 과호흡으로 이어지기도 한다. 심장 관련 증후와 마찬가지로 극도의 공포감을 유발한다.

어지럼증은 멍하고 띵함, 몸이 붕 떠 있고 불안정한 느낌, 비틀거리거나 휘청거리는 등의 모습으로 나타나며, 당장이라도 쓰러지고 기절할 것 같은 느낌을 받기도 한다.

기타 자율신경계 증상으로는, 식은땀, 열감 혹은 오한, 떨림 등이 대표적이다. 덥지도 않은데 땀이 비 오듯 쏟아지고, 온몸이 땀으로 흥건해진다. 갑자기 온몸이 뜨겁고 화끈거리기도 하며, 반대로 으슬으슬 한기가 느껴지거나, 손발이 차가워지는 현상이 나타난다. 몸 전체를 덜덜 떨기도 한다.

사지 관련 증상으로는, 팔, 다리에 힘이 빠지거나, 저리고, 감각이 무뎌지는 듯한 느낌, 혹은 마비감이 느껴진다.

소화기계 관련 증상으로는 속이 울렁거리고 토할 것 같은 메스꺼움, 설명하기 어려운 복부 불편감, 위장장애 등이 있다.

비현실적인 느낌이 들거나, 외부 세상과 동떨어져 있는 느낌, 자기 자신과 분리된 느낌인 이인증 등을 겪는 경우도 있다.

그 밖에도 공황발작의 주요 증상으로 분류되지는 않지만, 이명이나 두통 등을 호소하는 경우도 있다.

이러한 신체 증상들은 예상치 못한 시점에 갑작스럽게 나타나며, 심장과 뇌 등 여러 주요 장기들과 연관이 있어 보이기 때문에, 처음 공황발작 증상을 겪었을 때에는 위중한 신체질환(심장마비, 부정맥 등 심혈관계 질환, 저혈당, 뇌출혈, 뇌경색 등 신경계 질환 등)을 먼저 의심하여 한방신경정신과나 정신건강의학과가 아닌, 응급실을 포함한 병원을 먼저 방문하는 경우가 많다. 또한 신체질환이 아님이 판명 난 후에도 공황발작이 반복될 때마다, 지속적으로 신체질환 가능성을 의심하여 병원을 전전하며 검사를 반복하기도 한다.

공황발작은 〈예상치 못한 상황에서 일어나는 공황발작〉과 〈예상 가능한 상황에서 일어나는 공황발작〉으로 나눌 수 있는데, 공황장애에서 나타나는 공황발작은 예상치 못한 상황에서 일어나는 공황발작을 말한다[8]. 예상치 못한 상태에서 공황발작을 경험한 후에는, 언제 다시 공황발작이 나타날지 모른다고 생각하기 때문에 늘 걱정하고 불안해하는데, 이 증상을 '예기불안'이라고 한다. 공황발작이 일어나는 것 자체를 두려워하거나, 공황발작 때문에 발생하는 상황을 두려워하기도 한다. 예기불안의 구체적인 예시에는 다음과 같은 내용들이 있다[9].

---

8) APA. 『정신질환의 진단 및 통계 편람 제5판』, 학지사. 2015년 5월, 220-231p.
9) 야마다 가즈오. 『공황장애의 예방과 치료법』, ㈜하서출판사. 2012년 6월, 97p.

- 병에 걸리면 어쩌지?
- 죽는 것은 아닐까?
- 기절하는 것은 아닐까?
- 사고를 내면 어떻게 하지?
- 사람들 앞에서 이성을 잃은 모습을 보이면 어쩌지?
- 사람들 앞에서 쓰러지거나 토하면 어떻게 하지?
- 발작이 일어났을 때 아무도 도와주지 않으면 어쩌지?
- 발작이 일어난 장소에서 바로 피하지 못하면 어쩌지?
- 다른 사람들에게 피해를 주지는 않을까?

    보통, 공황장애라고 하면 공황발작 증상만을 떠올리기 쉬운데, 사실 공황장애 증상 중 일상 영역에 더 큰 문제를 일으키는 것은 공황발작보다는 예기불안과 회피행동 쪽이다.
    '예기불안'을 겪는 사람들은 공황발작이 일어날 것에 대해 염려하고 대비하느라 많은 시간과 에너지를 소모한다. 공황발작에 대한 불안에 압도되어 업무나 학업, 대인 관계 등 다양한 일상 영역에 문제가 발생하고 제대로 역할을 수행하기 어려워진다. 일상 기능이 지속적으로 제한되다 보면, 자연스럽게 우울감과 무기력감을 느끼기 쉬워지고, 우울장애가 동반되기도 한다.
    회피행동의 예로는, 심장박동이 느껴지고, 호흡이 가빠질 수 있는 일반적 수준의 신체적 운동을 피하거나, 공황발작이 일어났을 때를 대비해 항상 누군가를 옆에 두려고 하거나, 외출을 극도로 삼가는 등의 행동을 들

수 있다. 공황발작이 나타났던 혹은 유사한 속성을 지닌 장소나 상황 등을 회피하는 증상을 보이고, 지하철이나 버스, 비행기 등 대중교통이나 사람이 많은 곳, 폐쇄된 장소 등을 피하는 행동 변화를 보이기도 한다.

이런 모습은 불안장애의 일종인 광장공포증의 양상과도 비슷해 보이는 것인데, 현시점에서 가장 널리 사용되는 정신장애 진단체계인 DSM-V에서는 광장공포증이 공황장애와 독립적으로 진단되고 있지만, 과거에는 공황장애의 하위 유형을 광장공포증이 있는 공황장애와 광장공포증이 없는 공황장애로 분류하기도 했다. 연구에 따라 다르지만, 공황장애는 광장공포증을 함께 보이는 경우가 그렇지 않은 경우보다 2~3배 많다고 알려져 있다[10].

여러 번 공황발작을 겪고 공황장애를 진단받은 후에도 신체 어딘가에 문제가 있을 것이라는 의심을 지울 수 없어, 병원을 전전하며 검사를 반복하는 환자도 흔하다. 이런 경우, 건강염려증이 공존하는 상태를 의심해 볼 수 있다.

이처럼, 진료실에서 공황장애 환자들을 만나다 보면, 동반되는 여러 가지 정신적 문제들(우울장애, 건강염려증, 약물의존이나 남용, 성격장애, 공황장애 외의 불안장애(사회불안장애, 광장공포증) 등)로 고통 받는 경우가 흔해 안타까울 때가 많다.

---

10) 오재영, 이재헌, 한상우, 지익성, 구본훈, 우종민, 양종철, 김민숙, 이상혁, 허정윤, 유범희. 국내 대학병원 공황장애 환자들의 임상적 특징에 대한 연구 : 다기관, 후향적 연구. Anxiety and Mood. 2014;10(1):11-16.

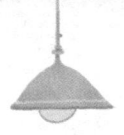

공황장애 원인은 무엇인가?

공황장애는 왜 발생하는 것일까? 경쟁이 치열한 사회를 살다 보니 현대인들은 스트레스에 지나치게 노출되어 있다. 이 때문에 많은 질환이 생기는데 그중 가장 격렬한 증상을 호소하는 것이 바로 이 공황장애다. 지속적인 스트레스에 대해 대응이 되지 않고, 뇌가 통제할 수 있는 정도를 넘는 과부하가 발생하면서 공황장애로 이어진다. 이런 이유로 스트레스를 줄이는 환경의 변화가 중요하고, 스트레스를 받더라도 제대로 이완과 휴식을 취하는 일이 무엇보다 필요하다.

공황장애의 원인은 신경생리학적인 원인과 사회심리학적인 원인으로 크게 나누어 볼 수 있다.

신경생리학적 원인은 장기간의 스트레스로 말미암아 두뇌의 밸런스가 깨어져 비정상적으로 신경전달물질들이 분비되는 경우를 말하는데, 유전적인 소인과 스트레스 그리고 뇌 구조와 기능의 이상으로 인한 신경전달물질의 오류로 다시 나누어 볼 수 있다. 노르에피네프린, 세로토닌, 가바 등 신경전달물질의 분비 이상이나 전전두엽-측두엽 같은 뇌의 불안정한 상태 등이 생물학적인 원인으로 작용한다[11].

신경전달물질 가운데서는 노르에피네프린이 가장 문제가 된다. 노르에피네프린은 두뇌와 신체의 액셀러레이터 역할을 하는, 각성 유도 신경전달물질이다. 스트레스를 심하게 받을 경우 노르에피네프린의 분비

---

11) 민성길. 최신 정신의학. 서울:일조각. 2004.

가 지나치게 많아져서 신경의 과도한 흥분이 발생하게 되고 이로 인해 통제되지 않는 자율신경이상 증상이 나타나게 된다. 이것이 공황장애 증상을 유발하는 것이다. 또한 두뇌 전두엽이나 측두엽은 두뇌에서 충동을 조절하는 브레이크 역할을 하는 중요한 중추인데, 과도한 스트레스, 카페인, 니코틴에 의해 이러한 영역이 제대로 기능을 하지 못할 경우에도 공황장애가 쉽게 발생한다.

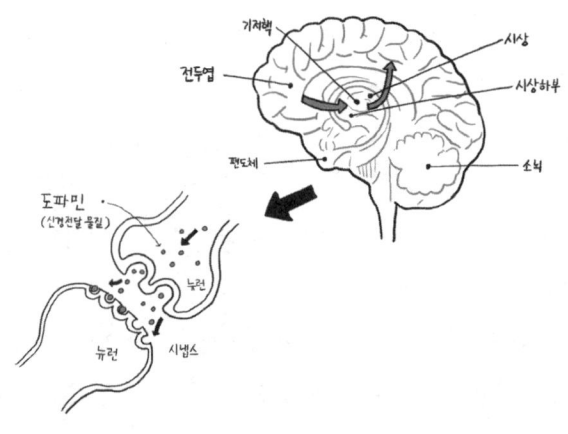

사회심리학적 원인은 스트레스 인자가 지속적인 '심리적 불안'을 야기하기 때문에 발생한다. 금전적인 문제, 건강상의 걱정, 대인 관계 문제, 미래에 대한 걱정 등이 만성적인 스트레스를 야기하고, 이것이 통제되지 않고 계속 확대 재생산되어 불안과 불면증이 나타난다. 또한 심한 공황발작이 반복적으로 나타날 경우에는 마치 '자라 보고 놀란 가슴 솥뚜껑 보고 놀라듯이' 그러한 공포감이 학습되어 비슷한 상황에 닥치기만 해도 두뇌에서 반사적으로 공포감이 유발된다.

불안감은 사실 생존을 위한 본능적이며 생리적인 반응이다. 인간의 뇌는 불안한 상황이 닥치면 본능적으로 생존에 유리한 방식으로 대응한다. 위험한 상황에 대처하기 위해 뇌는 교감신경을 통해 단기간의 에너지 대사를 높이고, 부신을 자극하여 스트레스 호르몬을 분비하여 여러 신체 활동을 지속해서 할 수 있도록 돕는다. 문제는 현대인들이 이런 스트레스 환경에 지나치게 노출이 되어 있다는 것이다. 그래서 실제로는 위험한 상황이 아님에도 불구하고 뇌는 현실을 계속 위험한 상황이라고 착각하게 된다.

따라서 스트레스 요인을 줄이고, 공황발작 트라우마를 개선해야 하며, 심리적인 상태를 조절해야 공황장애 치료가 제대로 이루어질 수 있는 것이다.

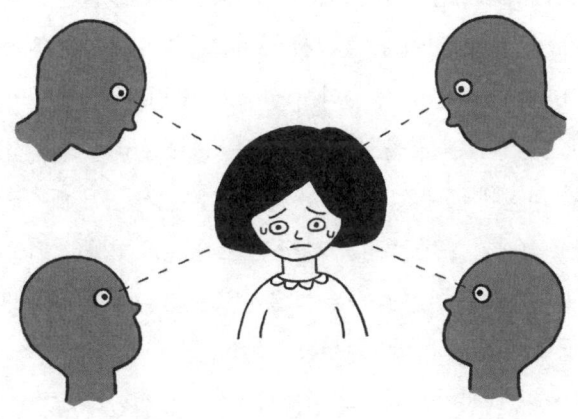

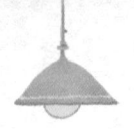

공황장애 뇌파는 어떤 점이 다른가?[12]

공황장애를 유발할 수 있는 여러 원인에 대해 심리적인 요인을 강조해 잠재되어 있는 정신적인 갈등과 스트레스 상황으로 인해 비롯된다고 설명하기도 하며, 노르에피네프린, 세로토닌, 가바 등 신경전달물질의 분비 이상이나 전전두엽-측두엽 같은 뇌의 불안정한 상태 등도 원인 중의 하나라고 주장하기도 한다.

한의학에서는 공황장애를 정신적인 스트레스, 즉 울화에 따라 신체적, 정신적 증상을 나타내는 일종의 화병으로 보기도 한다. 《동의보감》에서도 "心澹澹動(심담담동)은 痰(담)에 따른 것으로, 놀란 일도 없는데 가슴이 저절로 뛰는 것이다. 놀라서 무서워할 때도 心中澹澹(심중담담)으로 표현하는데 이는 몹시 놀라서 심장 역시 뛰는 것이다."라고 하여 전형적인 공황발작에서 볼 수 있는 증상[13]을 표현해두었을 정도로 많은 한의학 서적에서 痰飮(담음), 水氣凌心(수기능심), 心血不足(심혈부족), 肝氣鬱結(간기울결), 胃中不和(위중불화) 등의 다양한 원인에 의해 정신적, 신체적 증상이 나타나는 것을 변증으로 구분해 공황장애 증상에 대해 설명하고 있는 것을 찾아볼 수 있다.

공황장애에 대한 연구들은 꾸준히 이루어져 왔다. 공황장애 환

---

12) 박준현, 정대규, 최정곤,「공황장애 증상 환자의 뇌파비교 분석」,Comparison of Electroencephalogram in Patients with Panic Disorder, 동서의학 41권 4호 2016년 12월

13) 조홍건,『공황장애, 한방으로 고친다』. 청연. 2006.

자의 임상양상에 대한 보고[14]나 공황장애 환자의 심리적 특성에 대한 연구[15] 등이 보고 되었다. 또한, 한의학에서는 여러 연구[16]에서 MMPI(Minnesota Multiphasic Personality Inventory, 미네소타 다면적 인성검사)를 이용하여 공황장애 환자의 특성을 관찰하였고, 여러 증례 보고들이 이루어졌다.

공황장애의 원인이 아주 다양하고 복합적으로 작용한다고 여겨지는데 비해, 두뇌의 특정한 부분이 공황장애 증상에 기능적으로 관여하고 있음을 유추할 수 있는 공황장애 환자의 뇌파에 대한 연구는 미흡한 실정이다. 그래서 이러한 기능적인 관여를 뇌파 변화를 통해 파악하고, 효과적인 한의학적 공황장애 치료법을 개발, 객관화, 표준화하고자 해아림 한의원에서는 두뇌의 특정 영역이 공황장애에 어떠한 영향을 미치고 있는지 뇌파 변화를 통해 살펴보았다.

뇌파는 대뇌피질 부위의 신경 세포군에서 발생하는 전기적 활동의 총화를 측정하여 기록한 것이다. 뇌파를 측정하는 것은 대뇌에서 발생하는 전기 현상을 측정한 것으로, 두뇌의 뉴런 활동을 표현하고 있다[17]. 대뇌피질은 6개의 신경 세포층으로 되어 있는데, 신경 세포들은 복잡한 시냅스 연결로 구성되어 있다. 이들 중 시냅스 후 전위가 대뇌

---

14) Park HS, Lee CI, Kin YC, Kim JW. A survey on the cognitive characteristics of panic disorder. The Korean Journal of Clinical Psychology. 1997;16(2):1-13.

15) Won HT, Park YS, Kwon SM. Characteristics of Patients with Anxiety Disorders in Thought Contents. Psychology. 1996;5(1)1-12.

16) Kim JH, Gug YJ, Choi SY, Kim TH, Lyu YS, Kang HW. The study on characteristics of panic disorder through clinical and personality scales in MMPI of patients with panic disorder. J of Orinetal Neuropsychiatry. 2005;16(1):129-42.

17) 이태영, 이상룡. 「두침의 이론적 근거에 대한 동서의학적 고찰」, 대한침구학회지. 1999;16(4):91-108.

피질 뇌파의 본체를 이루는데, 두피에 전극을 부착하여 대뇌피질에서의 여러 영역들의 활동들, 즉 두뇌 활동, 정신 사유 활동 등을 측정할 수 있게 된다[18]. 비침습적이고 객관적인 측정법으로 비교적 간단하게 대뇌 기능을 평가할 수 있는 측정법이다[19].

뇌파는 주파수대역에서 서파(느린 뇌파)인 δ파(0.2~3.99 Hz), θ파(4~7.99 Hz), 일반파인 α파 (8~12.99 Hz), 속파(빠른 뇌파)인 β파(13~30 Hz)로 나뉘는데, δ파(0.2~3.99 Hz)는 서파로서 큰 진폭과 낮은 주파수가 특징이며 수면 시나 스트레스와 긴장으로부터 벗어나 편안한 상태로 이완될 때 전두엽이나 여러 부위에서 잘 관찰된다. θ파(4~7.99 Hz)는 서파(느린 뇌파)로서 긴장이 풀린 상태나 감정적인 동요가 없이 편안할 때 전두엽이나 측두엽에서 잘 관찰된다, α파 (8~12.99 Hz)는 일반파로서 안정파라고도 하며 각성 상태나 집중 상태에서 두정엽이나 후두엽에서 잘 관찰된다. β파(13~30 Hz)는 속파(빠른 뇌파)로서 측두엽에서 주로 관찰되며 불안하거나 긴장할 때 잘 관찰된다. 뇌파 관찰을 통해 대뇌피질의 기능을 비교적 간편하게 알아볼 수 있으며 감정 상태, 정신 사유 활동 등 구조적인 검사로 알아내기 어려운 부분들도 평가해볼 수 있다는 데 의미가 있다[20].

---

18) 이배환, 박형준, 박용구, 손진훈, 「뇌파의 전기적 모형」, 전기학회지, 1997;46(5):3-10.
19) 정사준 역, 「뇌파판독 Step by step 입문편 제 4편」, 서울: 군자출판사, 2007:2-3.
20) John N. Demos. Neurfeedback. New York: Norton. 2005:112-21.

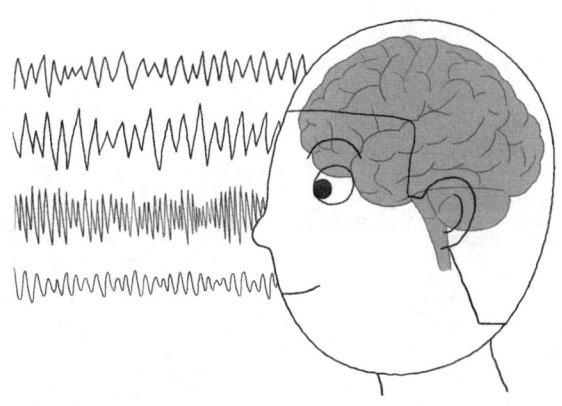

　다음은 정상인들의 뇌파와 공황장애 환자의 뇌파를 비교 분석한 내용이다.

1. α파 비교

α파는 CP3, CPZ, P4, P8, O1, OZ, O2 채널에서 공황장애 환자군에서 유의성(p〈0.05) 있게 낮은 수치로 측정되었다. (Table 1, Fig. 1)

TABLE 1. The average values of α wave in the EEG from 30 channels

Lead position	α wave	
	정상군	공황장애군
FP1	31.5613±1.3019	28.6808±1.8172
FP2	31.6495±1.3013	30.1599±1.6582
F7	31.2519±1.1180	28.1199±1.4257
F3	33.2320±0.8937	29.9640±1.4103
FZ	34.9020±0.8079	31.7624±1.8602
F4	34.4717±0.7301	31.5175±1.7455
F8	31.4429±0.9265	31.1344±2.1793
FT7	31.8067±1.0598	30.6012±2.2594
FC3	33.9900±0.9907	30.6014±1.8165
FCZ	34.9594±0.7480	31.0053±2.1155
FC4	34.3757±0.9303	32.3284±2.3279
FT8	32.4668±0.8264	32.2388±2.3744
T7	31.3587±1.0991	32.0741±1.8408

C3	34.0787±1.1676	32.3352±1.7373
CZ	34.9800±0.8523	31.4112±1.8310
C4	34.8170±0.9010	32.1442±2.2371
T8	32.6052±0.8533	31.4990±2.1839
TP7	33.0656±1.1786	31.4460±1.8393
CP3	35.0586±1.4244	29.9127±1.4884
CPZ	36.2348±1.0641	31.6181±1.8759
CP4	36.6480±1.0364	32.4521±2.0030
TP8	36.1270±1.1770	32.2591±2.2712
P7	37.7093±1.4774	33.3639±2.1112
P3	36.6775±1.3710	32.4072±1.8263
PZ	37.4458±1.1564	33.4175±1.9869
P4	38.2564±1.2764	32.7526±2.0800
P8	39.6473±1.0474	33.8597±2.2006
O1	41.7864±1.3259	35.6216±2.1306
OZ	42.1111±1.1553	35.5130±2.3126
O2	42.4060±1.4517	35.4545±2.4815

Values are expressed as Mean ± STE

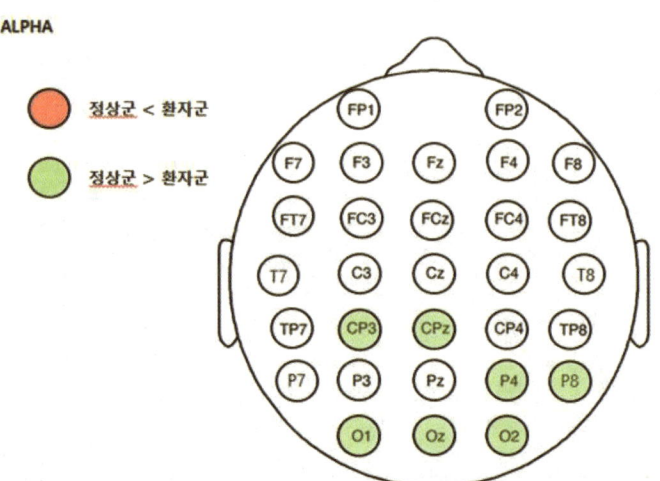

[Fig. 1 ALPHA wave in this study]

2. β파 비교

β파는 FP1 채널에서 공황장애 환자군에서 유의성($p<0.05$) 있게 높은 수치로 측정되었다. (Table 2, Fig. 2)

TABLE 2. The average values of β wave in the EEG from 30 channels

Lead position	β wave	
	정상군	공황장애군
FP1	20.0796±1.0550	26.5405±2.7669
FP2	20.5936±1.0894	23.8951±2.6491
F7	24.6655±1.5342	23.4967±2.7642
F3	22.4285±1.1349	24.5775±2.6684
FZ	21.6089±1.2581	23.7856±1.9641
F4	22.7638±1.1210	25.8191±2.5538
F8	24.0861±1.0662	23.5912±2.2207
FT7	25.9886±1.5560	23.7561±2.0853
FC3	24.2012±1.3212	25.1188±2.5314
FCZ	21.7979±1.2575	25.1910±2.3968
FC4	23.3615±1.2295	24.3437±1.9506
FT8	26.0637±1.2360	24.0646±2.0447
T7	27.6579±1.6026	27.4250±2.3269

C3	24.7814±1.2332	27.7204±2.2710
CZ	23.1721±1.3982	28.4300±2.3313
C4	23.6443±1.2310	27.0539±2.2256
T8	26.0411±1.2434	26.6338±2.1197
TP7	26.7189±1.3700	24.8557±1.9548
CP3	25.1692±1.2446	26.4022±2.4476
CPZ	23.7706±1.2193	27.9160±2.3113
CP4	24.2296±1.3011	27.9168±2.1156
TP8	25.5241±1.3608	26.8913±2.2838
P7	25.1217±1.1634	28.3828±2.0561
P3	25.2039±1.3356	27.1103±2.3800
PZ	24.3234±1.2883	27.1435±2.0000
P4	24.8714±1.2539	28.4411±2.1080
P8	23.6413±1.3253	25.5391±1.9942
O1	23.9650±0.9860	28.2641±2.5299
OZ	24.7920±1.0076	27.2968±2.2128
O2	25.0539±1.0700	27.3247±2.1572

Values are expressed as Mean ± STE

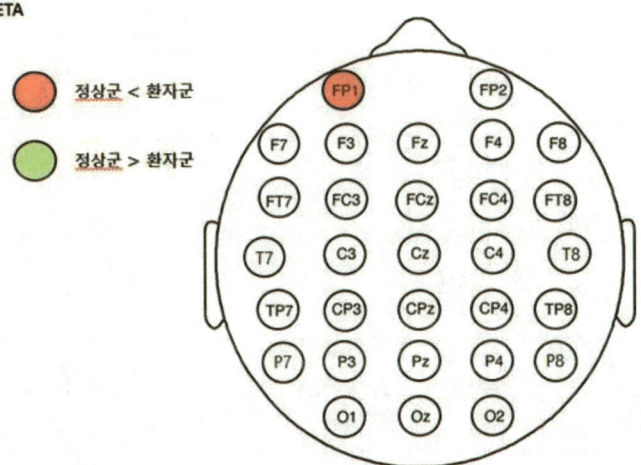

[Fig.2 BETA wave in this study]

3. θ파 비교

θ파는 전체 채널에서 공황장애 환자군과 정상군의 뇌파에 유의성 ($p<0.05$) 있는 차이가 관찰되지 않았다. (Table 3, Fig. 3)

TABLE 3. The average values of θ wave in the EEG from 30 channels

Lead position	θ wave	
	정상군	공황장애군
FP1	28.5754±0.6727	27.4491±0.9080
FP2	28.4125±0.7131	26.4212±1.0349
F7	27.0999±0.7428	27.1381±0.9579
F3	27.5042±0.7813	26.1088±0.9956
FZ	27.4383±0.7486	26.2372±1.0321
F4	26.9091±0.6426	25.8804±1.2687
F8	27.2335±0.4829	26.1113±1.0597
FT7	26.2623±0.6864	26.5491±1.1809
FC3	26.4174±0.8375	26.4247±1.2009
FCZ	27.3863±0.0469	26.2687±1.1890
FC4	26.5881±0.7478	25.8013±1.1348
FT8	26.0246±0.6062	25.6956±1.2102
T7	25.5974±0.7036	24.4793±0.9633

C3	25.8803±0.8650	24.3792±0.9920
CZ	26.7127±0.9451	24.8678±0.7984
C4	26.1820±0.7243	24.4970±1.0445
T8	25.7776±0.6546	24.9097±1.0538
TP7	25.1841±0.8424	25.2364±1.0606
CP3	24.9104±0.8378	24.7774±0.8759
CPZ	25.3689±0.8451	24.9105±1.0105
CP4	24.6796±0.7709	24.0681±1.0525
TP8	23.8915±0.5675	24.9014±1.5065
P7	23.4148±1.0637	23.3244±0.9813
P3	24.0066±0.9705	24.0049±0.9989
PZ	24.1987±0.8682	23.7451±0.9558
P4	23.3120±0.8242	23.6488±1.1290
P8	23.2082±1.2507	24.1298±1.2134
O1	21.6512±1.2748	22.3756±1.7404
OZ	21.1323±1.1008	22.5659±0.9669
O2	20.8677±1.1876	22.7168±0.9473

Values are expressed as Mean ± STE

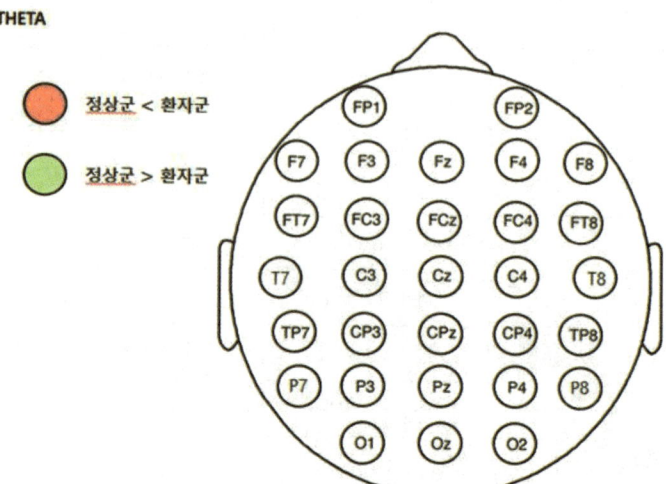

[Fig. 3 THETA wave in this study]

4. δ파 비교

δ파는 전체 채널에서 공황장애 환자군과 정상군의 뇌파에 유의성 (p<0.05) 있는 차이가 관찰되지 않았다. (Table 4, Fig. 4)

TABLE 4. The average values of δ wave in the EEG from 30 channels

Lead position	δ wave	
	정상군	공황장애군
FP1	19.7837±1.3064	18.3367±2.5407
FP2	19.3444±1.4257	19.5237±2.1918
F7	16.9827±0.9018	21.1953±2.2802
F3	16.8353±0.7622	19.3498±2.0412
FZ	16.0508±0.7724	18.2148±1.6260
F4	15.8554±0.6634	16.7830±2.0352
F8	17.2374±0.8395	19.1632±2.4404
FT7	15.9424±0.8159	19.0937±2.1001
FC3	15.3914±0.6601	17.8551±2.3603
FCZ	15.8564±0.6303	17.5350±1.9883
FC4	15.6747±0.8216	17.5265±2.1348
FT8	15.4449±0.5583	17.4610±2.1367
T7	15.3859±0.5706	16.0216±1.7093

C3	15.2596±0.5983	15.5651±1.3626
CZ	15.1352±0.5934	15.2911±1.6544
C4	15.3567±0.5609	16.3049±1.9521
T8	15.5761±0.6409	16.9575±2.0675
TP7	15.0314±0.5282	18.4619±1.8484
CP3	14.8618±0.6219	18.9077±2.0799
CPZ	14.6258±0.4517	15.5555±1.8691
CP4	14.4429±0.5167	15.5631±1.8716
TP8	14.4574±0.4084	16.6517±2.8522
P7	13.7542±0.6573	14.9289±1.4211
P3	14.1120±0.5724	16.4776±1.6631
PZ	14.0370±0.4940	15.6939±1.6813
P4	13.5602±0.3902	15.1575±1.8534
P8	13.5032±0.4977	16.4713±1.8278
O1	12.5975±0.7673	13.7386±1.3939
OZ	11.9646±0.5471	14.6243±1.4533
O2	11.6724±0.5807	14.5040±1.4829

Values are expressed as Mean ± STE

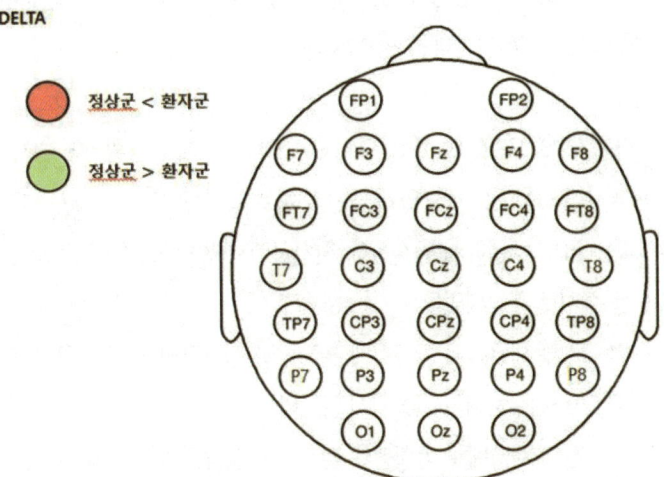

[Fig. 4 DELTA wave in this study]

뇌파 검사를 통해 공황장애 환자군과 정상군, 각각의 채널에서 비교 분석하여 다음과 같은 결과를 얻었다.

1) α파는 CP3, CPZ, P4, P8, O1, OZ, O2 채널에서 공황장애 환자군에서 유의성(p<0.05) 있게 낮은 수치로 측정되었다.
2) β파는 FP1 채널에서 공황장애 환자군에서 유의성(p<0.05) 있게 높은 수치로 측정되었다.
3) θ파는 전체 채널에서 공황장애 환자군과 정상군의 뇌파에 유의성 (p<0.05) 있는 차이가 관찰되지 않았다.
4) δ파는 전체 채널에서 공황장애 환자군과 정상군의 뇌파에 유의성 (p<0.05) 있는 차이가 관찰되지 않았다.

즉, 뇌파검사 파워스펙트럼 분석에서 α파와 β파의 경우 상당히 유의성(p<0.05) 있게 특정 채널에서 차이가 나타났는데, 각성 상태에서 나타나는 α파는 후두엽에서 낮게 측정되었으며, 불안 시나 긴장 시에 잘 나타나는 β파는 전두엽에서 높게 항진되어 있음이 관찰되었다.

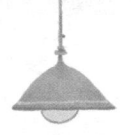

공황장애와 함께 나타나기 쉬운 증상들

1. 자율신경실조증

 자율신경계는 교감신경과 부교감신경으로 구성되어 있는데 신체의 장기나 기관을 무의식중에 스스로 조절하고 인체의 균형 상태를 유지할 수 있도록 한다. 대부분 스트레스 상황에서 교감신경은 항진되고 부교감신경은 저하되어 증상이 발생한다.

 공황장애는 불안장애의 일종으로 변연계 특히, 편도체의 과활성화로 발생하게 되는데, 편도체는 감정, 공포, 불안을 담당하여 입력되는 정보가 안전한 상황인지 위험한 상황인지, 아니면 나를 위협하는 무서운 상황인지 등을 평가하여 편도체-시상하부-자율신경계로 이어지는 신경 흐름을 통해 인체 각 부분에 그 영향을 미치게 된다. 즉, 편도체는 입력된 객관적 사실에 무의식적인 주관적 감정의 색을 입혀서 인체의 각 기관으로 전달하는 역할을 하게 되는 것이다.

 따라서 불안 상황이 지속되면 공황장애에서 나타나는 여러 가지 심리적, 신체적인 증상 이외에도, 평상시에 심장박동의 항진, 메스껍거나 복부의 팽만감 및 불편함, 어지럽거나 쓰러질 것 같은 느낌, 상열감과 땀의 배출 증가, 입마름 등의 자율신경실조증의 증상이 동반되어 나타나는 경우가 많다.

2. 강박증

강박증은 불안장애의 한 종류로, 본인의 의지와는 상관없이 어떠한 생각이나 행동이 반복되어 이어지고, 그것을 하고 싶지 않아도 참지 못하여 계속하는 증상을 말한다. 강박증 증상은 강박사고와 강박행동으로 나누어지는데, 특정 생각이 끊임없이 나타나 괴롭힐 때 강박행동을 하게 되면 그 불안감이 일시적으로 감소하는 경향이 있다. 강박행동을 하지 않으면 불안감이 다시 올라오게 되는데, 강박행동이 큰 의미가 없다는 것을 알고 있지만 막상 불안감이 나타나면 강박행동을 참기가 어려운 상황이 지속된다.

신경해부학적으로는 전두엽, 기저핵, 대상회의 과활성화가 보이며 특히, 선조체에 과도한 정보 전달과 이어지는 전대상피질의 과부하로 인해서 강박증이 발생하게 된다. 즉, 너무나도 많은 정보가 들어오는 바람에 정보를 제대로 거르지 못하게 되고, 적절한 선택을 하지 못하는 상황에 맞닥뜨린다. 이로 인해 강박적 생각이 폭발적으로 일어나고, 불안감을 해소하기 위해 강박행동이 증가하는 양태를 보이게 된다.

강박증의 종류에는 오염 강박, 정돈 강박, 신체적 강박, 양심적 강박, 공격적 강박, 성적 강박 등이 있는데, 강박증은 단순히 꼼꼼하고 철저한 성향의 성격이 아니라 강박사고 및 강박행동으로 인해 많은 시간과 에너지를 소모함으로써 고통이 심하지만 스스로 조절하지 못하는 질환을 말한다.

3. 불안장애

불안장애는 공황장애만큼 유병률이 높은 질환이지만 미디어에 많이 노출된 공황장애에 비해 대중들에게는 덜 알려져 있는 질환이다.

원래 불안이라는 것은 정상적인 정서적 반응이지만, 그 불안이 심해져서 일상생활의 사소한 것에도 불안감을 심하게 느끼며 걱정을 하는 것을 불안장애라 한다. 예를 들어 가족의 귀가가 평소보다 조금이라도 늦으면 좋지 않은 일이 일어난 것은 아닐까 걱정을 한다든지, 공사장을 지나는 중 갑자기 건물이 무너지는 것이 아닐까 심한 불안감을 느끼는 것들이 불안장애의 증상에 해당된다.

불안장애는 과도한 불안감 및 걱정 이외에도 공황장애와 같이 신체 증상을 동반하기도 한다. 몸이 떨리거나, 배가 아프거나, 설사를 하거나, 두통이 동반되기도 한다. 또한 항상 불안과 긴장 상태에 놓여 있으므로 쉽게 피로해질 수 있으며, 불안으로 집중하기 힘들고, 예민하며, 불면이 나타나기도 한다. 위와 같은 증상이 6개월 이상 동반된다면 불안장애를 의심해볼 수 있다. 그런데 공황장애는 공황발작이라는 명확한 사건이 있으므로 대부분 환자들이 언제부터 발병했는지 기억을 하지만, 불안장애 환자들은 언제부터 발병됐는지 기억을 잘 못 하는 경우가 많다.

공황장애도 불안장애의 한 가지 종류이며, 불안장애의 종류는 공황장애 외에도 다음과 같이 나누어 볼 수 있다.

광장공포증 - 대중교통, 개방된 공간, 닫힌 공간, 줄을 서거나 군중 속에 있을 때, 외출 시 혼자 있을 때 나타나게 되는데 마트, 영화관, 버스나 지하철, 비행기, 엘리베이터, 터널, 좁고 협소한 공간들에서 잘 발생한다. 공황장애에서 높은 빈도로 동반되지만, 공황장애와 별개로 나타나기도 한다.

특정 공포증 - 특정 대상이나 상황에서는 거의 바로 불안 증상이 나타나는 질환으로 사회적 맥락에서는 실제로 크게 위험할 상황은 아닌데도 공포감을 느끼는 것으로 6개월 이상 지속되어야 한다.

사회불안장애 - 사회공포증이라고도 하며 이후에 자세히 기술한다.

범불안장애 - 위에서 기술한 증상 이외에 일상 속에서 광범위한 불안이 나타나는 것으로 매사에 불안해하고 걱정이 많다. 쉽게 피곤해지고, 짜증이 잘 나며, 안절부절 못하고, 긴장을 잘 한다. 또 집중력이 떨어지고, 근육이 자주 긴장되며, 수면문제가 동반되는 경우가 많다. 이러한 증상이 6개월 이상 지속될 때 범불안장애로 진단된다.

4. 우울증

우울증은 기분장애의 일종으로, 감정 변화와 신체 증상이 함께 나타난다. 공황장애 환자들은 증상이 만성화되거나 쉽게 호전되지 않으면 우울증도 동반하게 되어 삶의 활력이 떨어지는 경우가 많다.

감정 변화에는 지속되는 우울감, 슬픔, 공허함 등과, 평소와는 다른 흥미나 관심의 소실, 의욕 저하가 있으며, 생각과 감정 및 행동에 있어 쉽게 흥분하거나 혹은 쉽게 둔해지는 양상을 보인다. 또한 자신이 쓸모가 없는 존재라고 생각하거나 근거 없는 죄책감에 휩싸이기도 한다.

이런 상태가 지속되면, 집중력이 약해지거나 판단력이 흐려지게 되며, 부정적인 생각과 죽음에 대한 생각이 지속적으로 들게 된다.

우울증의 신체 증상으로는 체중이 줄어들거나 반대로 늘기도 하며, 식욕이나 성욕이 감소되거나 오히려 증가하기도 하며, 잠이 안 오는 상태가 지속되거나 너무 많은 잠을 자기도 한다. 또한 일반적으로 피로를 호소하거나 기운이 없는 상태로 지내게 되는 경우가 많다.

5. 사회공포증

사회공포증은 '사회불안장애'라고도 불리며, 사회적 상황 즉, 다른 사람들 앞에서 당황하거나 수치스러워 보일 것 같은 일을 겪고 난 후, 그러한 사회적 상황을 반복적으로 회피하게 되고, 불안감을 일으키는 상황을 피하고자 평소에도 지속적인 시도와 노력을 하게 되는 증상을 말한다. 공황장애 환자는 여러 사람이 있는 곳에서 발작을 일으키게 되면, 그 상황이 너무나 수치스러워 혹시라도 사람들 앞에서 발작이 나타날까 봐 불안해하며 피하게 되는 경우가 많다.

사회공포증의 종류에는 다른 사람들 앞에서 말하거나 발표하기를 두려워하는 대화공포, 발표공포가 있으며, 다른 사람 앞에서 쉽게 얼굴이 붉어지거나 상열감이 생기는 적면공포가 있다. 또한 다른 사람의 시선을 마주 보게 되는 것이 두려운 시선공포와 다른 사람들 앞에서 또는 사람이 많은 식당에서 식사하기를 두려워하는 식사공포가 있다. 드물지만 다른 사람 앞에서 글쓰기를 하게 되면 그 상황이 두렵고 매우 의식되어 불안해지는 서필공포가 나타나기도 한다.

사회공포증의 신체 증상으로는 얼굴이 붉게 상기되거나 심장이 두근거리고, 몸과 목소리가 과도하게 떨리며, 열이 나거나 한기를 느끼고 식은땀이 많이 나며, 입안이 마르고 몸과 얼굴이 경직되는 등의 증상이 있다.

6. 불면증

불면증은 입면장애(잠자리에 누워도 잠들기가 어려워 잠이 들기까지 최소 30분 이상의 시간이 걸리는 경우를 말함), 수면유지장애(잠드는 것은 비교적 수월하나, 자다가 밤에 자주 깨는 증상을 보이며, 잠을 깨는 횟수가 5번 이상이거나, 중간에 깨어있게 되는 총 시간이 30분 이상인 경우를 말함), 조기각성장애(전체 수면시간이 6시간 이하로, 한 번 잠을 깨면 다시 잠들기 어려운 상태를 말함)로 나누어진다.

또한, 이런 분류 이외에 아침에 일어나기 힘들고, 잠을 자도 개운하지 않으며 여전히 피로감을 호소하고, 수면시간이 비교적 충분했음에도 불구하고 충분히 잔 것 같지 않으며, 낮에 계속 졸리고, 잠을 청하기 위해 습관적으로 술을 자주 마시거나, 잠들기 전에 잘 잘 수 있을지 불안해하며, 걱정을 많이 하면 임상적으로 불면증을 의심해 볼 수 있다.

이외에 잠잘 때 속이 불편하고 미열이 느껴지며, 건망증으로 깜빡깜빡하거나 집중력이 저하되는 경우, 기운이 없고 모든 일이 귀찮고 우울해지는 증상도 충분한 수면을 취하지 못할 때 자주 나타나는 증상이다.

불면증 이외에 야경증, 수면보행장애(몽유병), 악몽장애, 렘수면 행동장애, 하지불안증후군 등이 나타나기도 한다.

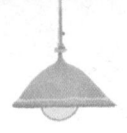

청소년에게도 공황장애가 생기는가?

　공황장애라는 병명이 매스컴에서 자주 언급되면서 많은 사람들에게 익숙해졌다. 연예인들이 본인들의 공황장애 증상을 얘기하면서 상당히 친숙한 병명이 된 듯하다.

　연예인들의 생활처럼 스트레스를 많이 받는 삶은 앞서 설명한 대로 공황장애를 유발하는 주요 요인으로 작용한다. 현대 사회는 스트레스 사회라고 부를 만큼 많은 스트레스 요인이 존재하는데, 비단 성인들뿐만 아니라 학생들, 청소년들도 스트레스에 많이 노출되고 있다.

　이 때문에 임상에서 진료를 하다 보면 성인들 못지않게 청소년들도 공황장애 증상을 많이 가지고 있음을 자주 접하게 된다.

　공황장애의 원인으로 작용하는 여러 스트레스 요인들 중에서 청소년의 공황장애는 학업으로 인한 스트레스와 가족, 친구들과의 관계로 인한 교우 스트레스 등이 주원인으로 작용한다.

　자사고에 진학한 고1 학생이 진료를 받으러 왔었다. 중학교 때 성적이 우수한 학생으로 자사고로 진학을 했는데, 같은 반 학생들도 대부분 비슷한 과정을 밟아온 성적이 우수한 학생들이었다. 그 속에서 경쟁은 치열해지고 그로 인해 성적에 대한 압박감은 커져 가고 학습량도 늘어나게 되었다. 여기에 수면시간이 부족해지는 등 여러 가지 요인들이 겹치면서 점차 가슴 답답함, 호흡 곤란, 심장 두근거림, 두통 등의 증상이 생겼다. 그러다 첫 시험 기간에 공황발작이 발생하더니 그 후로는 조금만 신경을 써도 공황이 나타나는 등 점차 공황발작이 잦아지게 되었다고 한다.

이 학생의 경우 스트레스가 쌓이면서 뇌와 교감신경에 자극을 주고 있는 것을 해소시켜주는 한약 치료를 하면서 학업에 대한 부담감과 스트레스를 줄일 수 있게 마인드컨트롤과 상담을 겸했다. 또 공부하는 중간에 틈틈이 휴식을 취하게 하고 잠자는 시간을 늘려주는 등 생활습관을 바꾸고 관리하여 공황장애 증상이 많이 호전되었다.

또, 교우 관계로 인한 스트레스로 공황장애가 오는 경우도 드물지 않다. 그중에서도 일명 왕따로 불리는 따돌림의 경우, 공황이 치료되더라도 당하는 사람에게는 큰 상처를 남기게 된다.

중학생 때부터 지속된 왕따로 인해 고등학생이 되어서도 공황장애, 우울증, 대인기피증 등을 앓고 있는 학생이 진료를 받으러 온 적이 있었다. 이 학생은 대학 진학은 사실상 포기하고 무사히 고등학교만이라도 졸업하기를 바라는 상태였다.

인간관계에 의한 스트레스는 마음속 깊은 상처와 더불어 그로 인해 유발된 여러 증상들까지 함께 치료해야 하기에 상당히 오랜 시간이 필요하다. 이 학생의 경우도 그러했다.

스트레스로 인한 이런 청소년기의 공황장애 증상은 방치되면 그 당시에도 일상생활에 문제를 야기하면서, 발달과정과 학업에도 좋지 않은 영향을 끼치지만, 성인이 되어서도 정상적인 사회생활을 하는 데 어려움을 겪게 만들 수 있기에, 조기에 발견하고 가능한 빠르게 치료를 시작하는 것이 중요하다.

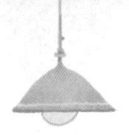

공황장애 진단

대부분의 정신장애가 그러하듯, 공황장애를 진단해내는 특정한 검사는 없다. 공황장애는 전문가 그룹의 합의에 따른 기준을 바탕으로 직접 환자를 진료한 의료인의 판단에 의해 진단된다. 의료인은 환자로부터 증상과 병력을 자세히 청취하고, 다른 질환이나 정신장애와의 감별을 위해 필요한 신체 검진과 검사, 심리검사 등을 실시하고 결과를 참고하여 최종 판단한다.

정신장애의 진단에 있어서 세계적으로 가장 널리 사용되는 기준은, 미국정신의학회(APA, American Psychiatric Association)에서 출간한 『정신질환의 진단 및 통계 편람 제5판(The Diagnostic and Statistical Manual of Mental Disorder 5, 이하 DSM-V)』이다. DSM-V에 수록된 공황장애의 진단기준을 바탕으로 소개한다.

DSM-V 공황장애 진단기준[21]

A. 반복적으로 예상치 못한 공황발작이 발생한다. 공황발작은 갑작스럽게 발생하며 극심한 공포와 정신적 신체적 고통이 수 분 이내에 최고조에 이른다. 공황발작으로 진단하려면, 다음 13가

---

21) APA. 『정신질환의 진단 및 통계 편람 제5판』, 학지사. 2015년 5월, 220-231p.

지 증상 중 4개 이상이 나타나야 한다.

1. 심장 박동수의 증가 및 심한 두근거림
2. 식은땀
3. 몸이 떨리거나 흔들림
4. 호흡이 가빠지고 답답한 느낌
5. 숨이 막힐 것만 같은 질식감
6. 가슴의 통증 혹은 불편감
7. 메스꺼움, 울렁거림 혹은 복부 불쾌감
8. 어지럼증, 흔들리거나 불안정한 느낌. 띵함과 멍한 느낌, 쓰러질 것 같은 느낌.
9. 춥거나 화끈거리는 느낌
10. 감각이상(저릿하거나 마비되는 듯한 느낌, 따끔거림 등)
11. 비현실감(현실이 아닌 듯하게 느껴짐) 혹은 이인증(스스로에게서 분리된 느낌)
12. 통제력을 상실하거나 미칠 것 같은 두려움
13. 죽음에 대한 공포

B. 적어도 1회 이상의 공황발작 후 다음 2가지 중 1가지 이상의 증상이 1개월 이상 지속된다.

- 추가적인 공황발작이나 공황발작의 결과로 예상하는 것(예, 통제

력 상실, 심장발작, 미쳐버리는 것 등)에 대한 지속적인 걱정
- 공황발작과 관련한 부정적인 행동 변화(예, 공황발작을 회피하기 위해 운동 혹은 익숙하지 않은 환경을 피하는 행동 등)

C. 장애가 물질(약물 남용, 다른 치료약물 등) 혹은 다른 신체질환이나 상태(갑상선기능항진증, 심장과 폐 관련 질환 등)로 인한 것이 아니다.

D. 장애가 다른 정신과 질환으로 더 잘 설명되지 않는다(예, 사회불안장애, 특정 공포증, 외상후 스트레스장애, 강박장애, 분리불안장애 등).

 공황장애는 불안장애의 일종으로 크게 2가지의 증상적 특징을 보이는데, 첫 번째는 '공황발작'이고, 두 번째는, '예기불안' 혹은 '회피행동'이다. 공황발작을 반복적으로 경험하며, 공황발작을 겪은 후 예기불안과 회피행동 중 하나 또는 둘 모두가 1개월 이상 지속적으로 나타나야 한다.
 사실 공황발작과 유사한 발작적인 불안 증상은 다른 불안장애에서도 나타날 수 있는 현상이다. 광장공포증이나, 사회불안장애(사회공포증), 특정 공포증 등에서도 불안이 심해지면 공황발작과 유사한 증상이 나타날 수 있다.

그렇다면 공황장애와 다른 불안장애에서 나타나는 불안발작의 차이는 무엇일까? 바로 예상이 불가능하다는 점이다. 다른 불안장애의 경우 환자가 두려워하고, 불안을 느낄 것으로 예상되는 특정한 환경이나 상황에서만 발작이 일어날 수 있다. 이를테면, 광장공포증의 경우, 불안발작이 일어났을 때 도움을 받기 어렵거나 탈출하기 어려운 상황에서, 사회불안장애의 경우 사회적 상황(타인으로부터 평가받거나 관찰되는 상황)에서, 특정 공포증의 경우 두려움을 유발하는 특정 대상과 마주하거나 마주칠 가능성이 높은 상황에서만 불안발작이 일어난다. 그러나 공황장애에서의 공황발작은 특정 상황뿐 아니라 별다른 이유 없이 예상치 못한 상황에서 갑자기 발생하는 특징이 있다.

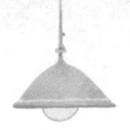

왜 공황장애를 치료해야 하는가?

현대 사회의 과도한 경쟁은 평소 극심한 스트레스를 유발한다. 이러한 스트레스가 제때 처리되지 않기 때문에 긴장 상황이 지속적으로 나타나고, 이로 인해 자율신경계의 이상이 증폭되어, 공황장애 증상이 발생한다.

공황장애는 갑자기 닥치거나 변한 상황에, 놀라고 두려워서 어찌할 바를 모르는 상태를 말한다.

어떠한 원인에 의해 자신이 조절할 수 없는 정도의 혼란에 빠지게 되고 이로 인해 일상생활을 정상적으로 영위하는 데 어려움을 겪는다. 예기치 못한 공황발작이 반복적으로 일어나, 발작이 없는 중간 시기에는 그런 일이 또 생기지 않을까 하는 예기불안이 있게 되어, 계속적인 걱정과 더불어 상황에 부적응적인 행동을 보이게 된다.

불안증상이 있더라도 일상생활을 하는 데 별다른 문제가 없을 정도로 증상이 심하지 않은 경우도 있지만, 그렇다고 치료 없이 방치된다면, 이상 증상들이 계속하여 발생하면서, 만성으로 진행되는 과정을 밟을 가능성이 커지게 된다.

또한, 공황장애는 단독으로 오는 경우도 있지만 범불안장애나 우울증 혹은 여러 다른 내과적 질환들을 동반하여 증상이 발생하는 경우가 많다. 그래서 나타나는 증세에 맞춰 그때그때 대처하려고 하다 보면 약물 복용 개수가 늘어나고 의존도 심해져 약물 남용으로 이어지기도 한다.

따라서, 여타 질환도 마찬가지지만, 조기 발견과 조기 치료로 만성화되어 생길 수 있는 보다 큰 문제를 미연에 방지해야 한다.

최근에는 성인뿐만 아니라 10대들, 나아가 소아나 어린이에게까지 공황장애 증상이 나타나는 등, 전 연령으로 보편화되는 추세를 보이고 있다.

앞서 언급했듯이, 학업이나 교우 관계에서의 부담과 긴장이 높아지면서 어린이들에게도 공황장애 증상을 보이는 경우가 많아진 것이다. 심한 과호흡이 있다거나 아이 스스로가 부모에게 불편감을 호소할 경우 일찍 발견할 수 있겠지만, 약한 공황 증상이 반복될 경우에는 아이 스스로도 자신의 증상이 왜 그런지 모른 채 불안해하며 참고 지내는 경우가 많다. 아이가 내성적이고 소극적이며 겁이 많아서, 또는 너무 예민해서 그렇다고 생각하여, 참고 지내게 하면서 불안한 경험을 반복하도록 만들다 보면 자칫 심한 예기불안으로 이어져 치료가 점점 어려워질 수도 있다. 치료 시기를 놓치게 되면 학교를 거부하거나 대인기피증, 우울증으로 진행될 수 있기 때문에 보호자의 세심한 주의가 필요하다. 학교 가기를 겁내거나 특정 상황에서 지나치게 긴장하고 과호흡이나 식은땀을 흘리고 불안해한다면 공황장애 초기 증상은 아닌지 점검해보아야 한다.

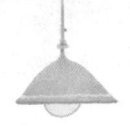

공황장애 치료 어떻게 하나?

공황장애 치료 목표

 공황장애의 치료 목표는 크게 둘로 나누어 볼 수 있다. 첫 번째 목표는 공황발작의 발생과 예기불안을 억제하는 힘을 키우는 것이고, 두 번째 목표는 몸과 마음에 대한 통제감을 회복함으로써 예기불안과 회피 행동을 방지하는 것이다. 한의학적 치료는 단순히 증상만을 제거하는 것이 아니라 불안과 공포 반응을 조절하는 두뇌와 신경계의 자기조절 능력, 인체의 평형 상태를 복원하는 데 초점을 맞추어 병을 스스로 이겨내고 재발하지 않도록 몸과 마음의 균형을 맞추는 것을 목표로 한다.

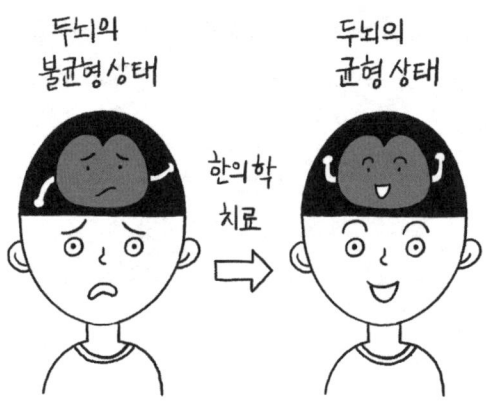

 공황장애는 연구에 따라 다소 차이는 있지만, 전체 환자 중 약

30~40% 정도가 회복되며, 50% 정도는 가벼운 증상이 남고, 10~20% 의 적지 않은 환자들이 재발과 만성화되는 경과를 보인다고 한다[22]. 환자들은 공황발작을 다시는 겪고 싶어 하지 않기 때문에, 공황발작과 불안한 마음을 즉각적으로 억제하는 치료를 더 원하기 마련이다. 하지만 재발과 만성화를 막기 위해서는 몸과 마음에 대한 통제감을 회복하는 것이 궁극적인 목표가 되어야 한다.

공황장애에 활용할 수 있는 치료 방법에는 다음과 같은 것들이 있다.

1. 한약 요법

한약 치료의 목표는 공황장애라는 정신장애의 '증상을 억제'하는 것이 아니라, 공황장애를 앓고 있는 사람의 '자기조절력 회복'을 꾀하는 것이다. 한의학에서 병은 다양한 원인에 의해 인체 내부의 정상적인 평형 상태가 깨지고, 그 결과 인체의 자기조절 능력이 약화된 결과라고 본다. 즉, 증상들이 아무리 복잡하고 다양하더라도 한의학적 원인을 파악하여 흐트러진 인체 내부 평형 상태를 복원하면 인체의 자기 조절 기능이 다시금 작동되면서, 증상이 자연스럽게 회복된다는 것이다. 그래서 각각의 증상 뒤에 숨은 한의학적 원인을 정확히 짚어내는 것이 중요하다. 공황장애와 같은 정신장애도 마찬가지이다.

한편, 병의 원인은 각 개인의 상태나 환경, 타고난 기질적 요인 등에 따라 다양하기에, 환자마다 치료 방법이 다를 수 있는데, 이는 한약뿐만 아니

---

22) 민성길 외. 『최신정신의학 제6판』, ㈜일조각. 2015년 9월, 350p.

라 침과 뜸, 약침, 추나요법 등 다른 한의학적 치료에서도 마찬가지이다.

오랜 세월 동안 한약 치료가 많은 공황장애 환자의 치료에 사용되어 왔고, 뛰어난 성과를 거두고 있음에도 불구하고, 공황장애에 대한 한약의 약리학적 치료 기전을 서양의학으로 설명하기엔 아직 많은 부분이 베일에 가려져 있다. 이 부분은 현재 세계적으로 활발히 연구가 진행되고 있어 점차 많은 것들이 밝혀질 것으로 기대된다.

한약 치료의 장점은 뛰어난 효과뿐 아니라, 약물에 대한 의존성과 내성 등의 문제로부터 자유로우며 개인별 맞춤 처방이기에 부작용 역시 적다는 점, 그리고 안전성이 우수하다는 점이다. 또한, 증상이 다양하고, 경과가 변화무쌍한 공황장애의 특성과 관련하여 볼 때, 각 개인의 상태와 증상 경과에 따라 약재 구성에 변화를 주어 적극적으로 대처할 수 있다는 부분도 큰 장점이라 할 수 있다.

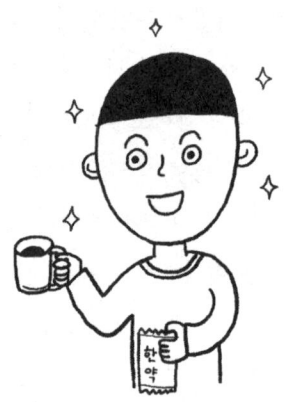

2. 침/약침/뜸 치료

환자의 상태와 원인에 맞춰, 공황발작에서 나타나는 여러 신체 증상들과 불안을 가라앉히는 효과가 있는 혈자리(경혈, 經穴)를 침이나 약침, 뜸 등을 사용해 자극하는 치료법이다.

침, 약침, 뜸 등의 치료법은 오랜 세월에 걸쳐 누적된 치료 경험과 데이터, 그리고 한의학의 경락(經絡) 이론에 뿌리를 두고 있다. 한의학 문헌에 기록된 각 경혈점에 대한 치료 데이터는 현대의 과학화된 연구 방법에 의해 검증되었거나, 활발히 검증되고 있다. 현대 한의학에서는, 이 연구 결과들을 기반으로, 치료목표로 하는 증상에 대해 효과가 검증된 혈자리가 선택된다.

경락 이론에서는, 인체 내에 혈관계나 신경계, 림프계처럼 기(氣)와 혈(血)이 흐르는 통로인 경락이 있고, 인체는 이를 이용해 여러 가지 몸의 기능을 조절하는데, 경락 내의 기혈 흐름이 정체되어 경락의 기능에 문제가 생기면 질병이 발생한다고 본다. 이때 침, 약침, 뜸으로 경락 위의 치료점인 경혈(經穴)을 다양한 방법으로 자극함으로써 질병을 유발한 기혈의 정체된 흐름을 원활히 하도록 도와 치료를 하게 된다.

3. 한의 정신 심리 요법[23][24]

독자들에게는 다소 생소할 수도 있으나, 한의학에서도 정신 치료를

---

23) 정선영, 김재영, 조명의, 고영탁. 한방정신요법의 의안 분석. J of Oriental Neuropsychiatry. 2016;27(2):43-55.

24) 이상원, 이유진, 유성운, 이루다, 박세진. 공황장애 환자에게 EFT요법과 한방치료를 병행하여 치료한 치험 3례. J of Oriental Neuropsychiatry. 2014;25(1):13-28.

위해 다양한 심리치료 기법들을 사용하고 있다. 현대의 심리 치료기법과 유사한 부분도 찾아볼 수 있으며, 옛 한의학 이론을 접목시킨 독특한 치료 방법도 있다. 공황장애 치료에 사용될 수 있는 몇 가지 한의 정신 심리 요법에 대해 간단히 소개한다.

1) 이정변기요법(移情變氣療法)

부정적 정동(불안, 우울, 분노 등)을 유발하는 부정적인 생각, 대상으로부터 주의를 환기(ventilation), 즉 다른 대상으로 전환시켜 부정적 정동을 완화시키고, 긍정적인 느낌을 받게끔 돕는 심리 치료 방법이다. 기공, 음악이나 미술, 체육 활동 등을 활용하기도 하며, 대화로써 이끌어내기도 한다.

2) 지언고론요법(至言高論療法)

대화를 통한 현대의 인지치료와 유사하며, 환자에게 관심과 따뜻한 시선을 가지고 대화를 통해 환자를 안심시키고 정서적 안정감을 느끼게 하는 심리치료 방법이다. 공황장애 증상에 대한 정확한 정보와 심리적 지지를 제공함으로써, 불필요한 걱정과 두려움을 불식시키고, 스스로 병을 이겨낼 수 있도록 돕는다.

3) 경자평지요법(驚者平之療法)

불안이나 증상을 일으키는 원인이 되는 자극을 약한 수준에서부터 점점 강한 수준으로 높여가면서 이들 자극에 익숙하게 만들어 증상을 해소시키는 심리치료 방법이다. 체계적 탈감작요법, 현대의 행동치료 기법 중 노출-반응방지 기법 등과 유사하다. 특히, 공황장애에서 예기불안과 회피 행동을 교정하는 데 사용할 수 있다.

4) 오지상승요법(五志相勝療法)

인체는 외부 환경 자극, 정서적 자극을 과하게 받으면, 간심비폐신 오장(五臟)에 해당하는 각각의 기(氣)의 흐름이 흐트러지고 불안, 우울 등이 병적으로 심해지는 증상이 생기게 된다. 이 상태를 바로잡기 위해 오행(五行)의 상생상극(相生相克) 이론을 활용해 목표로 하는 증상을 완화할 수 있는, 특정 정서를 의도적으로 유발함으로써 정서적 안정을 회복하는 심리치료 방법이다.

5) 감정자유기법(EFT, Emotional Freedom Technique)

현대에 새롭게 고안된 한의 심리치료 기법으로써, 경혈 두드리기와 확언 등을 활용하여 육체적 통증과 부정적 감정을 해소시키는 치료법이다. 방법이 간단하고, 짧은 시간 안에 증상 개선을 기대할 수 있다. 불안이라는 부정적 정동과 다양한 신체 증상이 활발하게 나타나는 공황장애의 치료에 활용할 수 있다.

4. 추나 및 두개 천골 요법(Craniosacral therapy, CST)

추나 요법은 근육과 근막을 이완시키고 상부 경추부를 비롯한 척추의 정렬을 바르게 함으로써, 공황장애로 발생하는 신체 긴장을 완화하고 예방하는 데 도움이 된다.

두개 천골 요법은 추나 요법의 일종으로 두개골 및 두개골 봉합, 척추, 천골 등에서 나타나는 인체의 고유 리듬을 확인하고, 비정상적인 리듬이 촉지될 경우, 부드러운 수기요법을 통해, 정상적인 리듬으로 교정함으로써, 뇌척수액의 순환을 정상적으로 조정해주는 수기법이다. CST는 뇌척수액의 흐름을 원활하게 함으로써 공황장애를 유발한 두뇌 및 신경계의 기능 이상을 회복하는 데 도움을 준다[25].

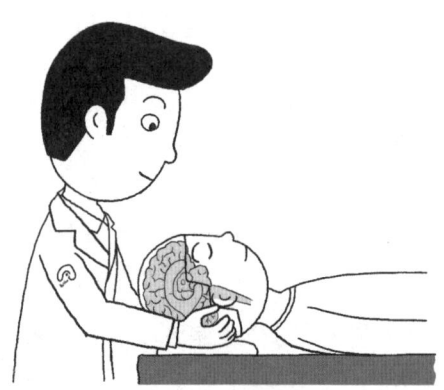

5. 정신과 양약[26]

공황발작과 불안 증상을 억제하기 위해 사용한다. 주로 SSRI나 SNRI, TCA, MAOI 계열의 항우울제와 BZD(벤조디아제핀) 계열 항불안제를 사용한다. 벤조디아제핀계 항불안제는 신경학적 흐름에 영향을 주거나 차단해 빠르게 증상을 눌러놓을 수 있다는 점이 장점으로, 주로 급성 공

---

25) 곽민제, 한윤희, 금지혜, 박신혁, 우현준, 하원배, 이정한. 두개천골요법의 국내외 임상 연구 동향: 스코핑 리뷰. J Korean Med Rehabil. 2022;32(3):13-27.

26) 김민경, 이재헌, 김민숙, 김원, 문은수, 서호준, 구본훈, 양종철, 이강수, 이상혁, 김찬형, 유범희, 서석. 2018 한국형 공황장애 치료지침서: 초기 및 유지 약물치료 전략. Anxiety and Mood. 2018;14(2):53-62.

황발작과 치료 초기에 사용하지만, 약물 남용 및 의존성이 생길 가능성이 높으며, 약물 복용 중단 시에 증상이 오히려 더 악화되는 등의 단점이 있다. 항우울제는 공황장애 증상 전반에 사용되며, 졸림, 인지 기능장애, 항콜린 효과, 기립성 저혈압, 심혈관계 부작용 등의 우려가 큰 TCA보다는 부작용이 상대적으로 적은 세로토닌계 항우울제를 사용한다.

6. 인지 행동 치료(Cognitive-Behavioral Therapies, CBT)[27)28)]

공황장애에 적용할 수 있는 정신 치료 방법은 분석적 혹은 지지적 치료, 가족 치료 등 여러 가지가 있지만, 인지 행동 치료가 가장 효과적이라고 알려져 있다.

인지 행동 치료는 인지치료와 행동치료를 합친 개념이다. 인지치료는 환자가 가지고 있는 불안이 계속 일어나게 만드는 사고 내용을 찾아내어 왜곡된 인식을 수정하는 것을 목표로 한다. 예를 들어, 공황장애에서는 실제로는 위험하지 않은 신체 증상이나 생각을 지나치게 재앙적으로 바라보는 해석을 교정하는 것이 주요 목표이다. 행동 치료적 접근에서는 노출 기법이 대표적인데, 환자가 덜 두려워하는 자극부터 시작해 점차 강도를 높여가며 노출시켜 두려움을 유발하는 자극에 적응하도록 하는 것이 목표이다.

최근에는 인지행동치료에 명상과 동양철학을 접목시킨 마음 챙김 기

---

27) 민성길 외. 『최신정신의학 제6판』, ㈜일조각. 2015년 9월, 351p.
28) 서호준, 이강수, 이상혁, 서석석. 공황장애 인지행동치료의 최신지견. Anxiety and Mood. 2016;12(1):47-55.

반 인지치료(mindfulness-based cognitive therapy, MBCT), 수용전념 치료(acceptance and commitment therapy, ACT), 스키마 치료(schema therapy) 등이 각광받고 있다.

7. 다양한 이완 요법(호흡법, 자율훈련법, 점진적 근육 이완법 등)

긴장 완화(이완)를 위한 다양한 기법들은, 자율신경계를 안정시킴으로써 공황발작을 예방하고, 일상 속의 스트레스로 쌓인 신체의 긴장감을 완화하는 데 도움이 된다. 행동치료 중 노출 기법을 시행할 때도 함께 사용할 수 있다.

몸과 마음에 대한 통제감을 스스로 회복하는 데 기여하며, 이 중에서도 잘 훈련된 복식호흡은 공황발작이 발생했을 때 시간과 장소의 제약 없이 즉각적으로 시행할 수 있으므로, 증상을 효과적으로 가라앉혀 통제감을 회복하는 데 중요한 역할을 할 수 있다.

8. 생기능 자기 조절 훈련[29)]

보통 바이오피드백이라고 부른다. 시각적, 청각적 보상을 통해, 잘못된 뇌 사용 방법을 자각시키고, 두뇌의 기능을 강화시켜 건강한 뇌의

---

29) 강승완, 이경미, 박형배, 김세현, 윤대현, 김문종, 이영진. 뉴로피드백을 이용한 공황장애 치료-인지행동치료 및 약물치료에 실패한 공황장애 환자를 대상으로-. 가정의학회지. 2006;27(7):713-722.

기능을 만들도록 유도하는 시스템이다. 호흡이나 근전도, 체온, 피부 전기 등 다양한 생리적 지표를 사용할 수 있으며, 그중에서도 가장 대표적인 방식은 뇌파를 사용한 뉴로피드백이다. 뉴로피드백은 뇌의 특정 부위의 뇌파를 선택하여 바이오피드백을 시행함으로써 목표로 한 이완 상태를 유도하는 방법이다.

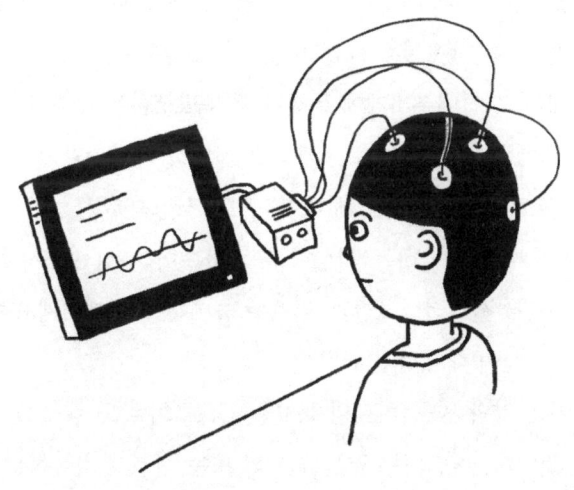

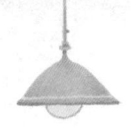

공황장애 치료 - 양방 정신과[30][31]

공황장애의 양방 약물 치료는 공황장애의 신경생물학적 설명 모델을 근거로 한다.

신경생물학적 모델에서는, 공황장애를 '공포 회로(fear network)', 즉, 두뇌와 중추신경계에서 불안과 공포를 조절하는 신경회로 및 신경전달물질체계, 신경내분비계에 문제가 생겨 발생하는 것으로 본다.

이 시스템에는 외부 자극을 평가하고 처리하여 불안과 공포의 감정을 인식하는 전전두엽과 변연계(해마, 편도, 시상하부 등), 실제 불안과 공포 반응을 나타나게 하는 시상하부-뇌하수체-부신 축, 자율신경계 등이 포함된다. 신경전달물질과 호르몬 중에는 노르에피네프린, 세로토닌, 코티솔 등이 대표적이다[32][33].

공황장애의 양방 약물 치료의 목표는 '공포 회로'의 흥분을 막고 억제시키는 것이며, 처방되는 약물들은 뇌 또는 신경에 직접적으로 작용하여 증상을 억제한다. 현재 공황장애 치료에 사용되고 있는 약물들은 항우울제 및 항불안제로 분류되며, 대부분 노르에피네프린과 세로토닌 체계에 작용하는 기전을 가지고 있다. 이 약물들은 '공포 회로'의 활성

---

30) 우원섭, 박원명. 정신과적 질환에 대한 새로운 약물요법. J Korean Med Assoc 2011;54(10):1061-1069

31) 야마다 가즈오. 『공황장애의 예방과 치료법』. ㈜하서출판사. 2012년 6월, 136-153p.

32) 강은호, 유범희. 공황장애의 신경생물학. J Korean Neuropsychiatr Assoc. 2009;48:207-212.

33) 김민재, 노양호, 김채리, 박진완, 이연정, 황재욱, 우성일, 한상우. 신경생물학 및 고전적 조건화 이론을 이용한 공황장애의 정신분석적 접근. Psychoanalysis. 2015;26(3):82-87.

화를 막아 공황발작과 불안을 억제한다. 급성 발작과 치료 초기에는 대개 항우울제와 항불안제를 함께 사용하지만, 점차 항불안제는 줄여가고, 항우울제를 주치료제로 사용한다.[34]

1. SSRI

SSRI는 선택적 세로토닌 재흡수 억제제(Selective Serotonin Reuptake Inhibitors)의 약자이다. 이름처럼 세로토닌계에 작용하는 약물이다. 항우울제로 분류되지만, 공황장애에도 많이 사용한다. 공황발작을 억제하고, 예기불안과 우울 증상을 누르기 위해 처방한다. 삼환계(TCA) 항우울제와 달리 아세틸콜린에 영향을 주지 않기 때문에 항콜린 작용(anticholinergic effect)에 의한 부작용이 상대적으로 적다. 효과가 나타나기까지 적어도 2~4주 이상 비교적 시간이 걸린다. 부작용으로는 구역감 같은 위장관계 증상, 졸음, 불면, 불안, 흥분, 성기능 장애, 체중 증가 등이 나타날 수 있다. 플루복사민, 파록세틴, 설트랄린, 시탈로프람, 에스시탈로프람 등이 대표적이다.

2. SNRI

SNRI는 세로토닌-노르에피네프린 재흡수 억제제(Serotonin-

---

34) 김민경, 이재헌, 김민숙, 김원, 문은수, 서호준, 구본훈, 양종철, 이강수, 이상혁, 김찬형, 유범희, 서호석. 2018 한국형 공황장애 치료지침서 : 초기 및 유지 약물치료 전략. Anxiety and Mood. 2018;14(2):53-62.

Norepinephrine Reuptake Inhibitors)의 약자이다. 세로토닌계에 주로 작용하는 SSRI와 달리 세로토닌과 노르에피네프린계 모두에 작용하는 약물이다. SSRI와 대체로 비슷한 효과와 부작용을 갖는다. 벤라팍신, 둘록세틴이 대표적이며, 벤라팍신은 부작용으로 고혈압이 나타나기도 한다.

3. TCA

TCA는 삼환계 항우울제(Tricyclic antidepressant)의 약자로 3개의 고리를 갖는 화학적 구조가 이름에 반영되었다. SSRI 개발 이전에 가장 많이 사용되던 항우울제로, SSRI와 마찬가지로 공황발작과 예기불안을 억제하고 항우울 효과도 있지만, 항콜린효과로 인한 부작용이 크다는 단점이 있다. 과다복용 시 심장에 영향을 줄 수 있어 심장질환이 있는 사람은 주의가 필요하다. 그 밖에도 입 마름, 변비, 수면장애나 졸음, 두근거림, 배뇨장애, 성기능장애, 기립성 저혈압 등의 부작용이 나타날 수 있다. 이미프라민(imipramine)이 대표적이다.

4. MAOI

MAOI는 단가아민산화효소억제제(Monoamine Oxidase Inhibitor)의 약자로 세로토닌, 노르에피네프린, 도파민 등의 신경전달물질체계에 작용하여 항우울효과를 보인다. 공황장애에도 억제 효과가 있어 사용된다. 부작용으로는 기립성 저혈압, 불면, 성기능장애, 체중 증가, 부종 등이 있다. 모클로베미드가 대표적이다.

5. 벤조디아제핀계 항불안제

 벤조디아제핀계 항불안제는 GABA(gamma-aminobutyric acid)라는 신경전달물질 체계에 작용하여 불안과 공포를 눌러놓는다. 효과가 빠르게 나타나고 강한 항불안효과를 갖기 때문에, 공황장애에서는 주로 급성기에 불안이 심할 때나 공황발작을 억제하는 데 사용된다. 그러나 약물에 대한 의존이 생기기 쉽고 효과를 내기 위해 점차 더 많은 용량이 필요한 내성 문제가 쉽게 발생한다는 단점이 있다. 따라서 단기간 제한적으로 사용하는 것이 적합하며, 갑자기 복용을 중단할 경우 증상이 오히려 더 심해질 수 있으므로 주의가 필요하다. 부작용으로는 권태감, 졸음, 어지럼증, 기억력 및 주의력 저하 등이 있다. 종류에는 알프라졸람, 로라제팜, 클로나제팜, 디아제팜 등이 있다.

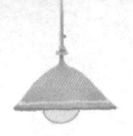

공황장애 치료 - 한의학

공황장애는 과도한 두뇌의 흥분과 자율신경의 이상에 의해서 증상이 발생한다. 따라서 기본적인 치료의 방향은 두뇌의 흥분을 진정시키고, 자율신경을 정상화하는 것이 목표가 된다.

한의학에서는 이러한 공황장애를 현훈(眩暈), 흉민(胸悶), 번조(煩燥), 경계(驚悸), 정충(怔忡), 심담담대동(心澹澹大動)이라고 표현을 해왔다. 어지럽고, 가슴이 답답하고, 어쩔 줄을 몰라 하며, 심장이 두근거리고, 심장이 덜컹 내려앉는 것 같은 느낌이 든다는 뜻의 단어들이다.

공황장애에서 나타나는 주요 증상에 맞춰 크게 3가지로 나눠 담음(痰飮)형, 폐열(肺熱)형, 심허(心虛)형으로 접근을 한다.

1. 담음형 공황장애 - 어지럼증형 공황장애

담음(痰飮)은 한의학 특유의 병리적 표현인데, 부적절한 노폐물 특히 〈수분〉이 인체에 고여서 증상을 유발하는 것을 말한다. 노폐물이 정상적인 기능을 방해하여 두뇌와 신경의 이상이 생긴다는 것이다. 일반적으로 알려진 수액 대사 문제에 해당하는 표현이다.

이러한 환자들에게 공황장애 증상이 발생했을 때 가장 대표적으로 나타나는 증상이 〈어지럼증〉이다. 공황발작이 심해진 시기에 갑자기 극심하게 어지러워서 〈미쳐버리는 것 아닐까〉 〈정신이 나가서 의식을 잃는 게 아닐까〉 이런 느낌이 든다고 이야기하는 경우들이 많다.

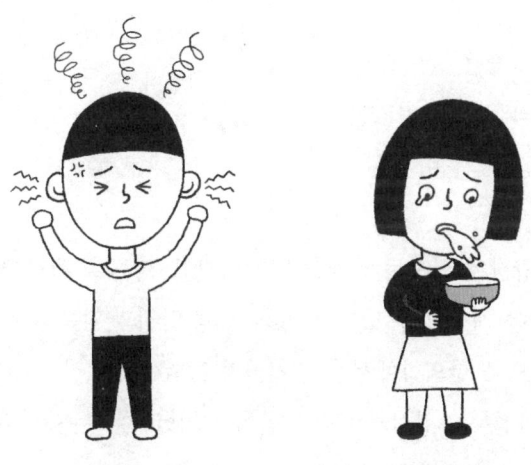

[대표적 증상]

- 어지러움
- 머리가 아픔
- 멀미가 심함
- 이명(귀울림)이 있음
- 이롱(귀먹먹함)이 자주 있음

- 소화가 안 됨
- 신물이 자주 올라옴
- 구토를 쉽게 함
- 울렁거림, 메슥거림이 잦음

- 몸이 쉽게 부음
- 여성의 경우 냉대하가 잦음
- 남성의 경우 낭습이 있음

담음형 공황장애 환자는 신경을 안정시키고, 담음을 제거하는 치료를 통해 증상을 개선할 수 있다. 이렇게 신경 안정과 담음 제거를 하는 것을 전통적으로 한의학에서는 행기거담(行氣祛痰)이라고 표현했다. 말 그대로 〈신경을 안정시켜주고, 담음을 제거한다〉라는 뜻이다.

현대적인 연구에 따르면 '행기거담'하는 약재들은 대부분 말초의 자율신경을 조절하고, 조직의 만성적인 염증을 제거하며, 수액 대사를 개선하여 말초의 부종을 개선하는 효과들이 있다. 이러한 효과를 통해 두뇌와 신경의 만성 흥분 상태를 개선하고, 면역학적인 효과로 부종을 개선하는 역할을 하게 되는 것이다. 대표적인 약재로는 창출, 복령, 택사, 반하, 진피, 남성, 죽력, 생강, 패모, 과루인, 현삼, 석창포, 원지 등이 있다.

이러한 담음형 공황장애 증상을 치료하는 처방에는 어떤 것들이 있을까?

1) 택사탕(澤瀉湯)

체력이 비교적 강한 환자의 극심한 어지럼증과 울렁거림 및 부종에 초점을 맞추어 치료하는 처방이다. 몸의 수액 대사가 정상적이지 않아서 림프액이 저류되어 공황장애 증상이 지속될 때 효과적이다.

2) 영계출감탕(苓桂朮甘湯)

체력이 약한 환자에게 수독(水毒)이 저류된 상태를 개선할 때 쓰이는 처방이다. 식욕이 떨어지고, 소화가 잘 되지 않으며, 기력이 부족하고, 예민하고 쉽게 긴장을 하는 경우에 활용된다.

3) 가미온담탕(加味溫膽湯)

심(心)과 담(膽)이 약하여, 작은 일에도 쉽게 놀라며 겁이 많아서 항상 불안해하는 경향을 보이는 경향의 환자가 수액 대사가 정상적이지 않아 울렁거림과 어지럼증을 심하게 호소할 때 쓰이는 처방이다.

2. 폐열형 공황장애 - 호흡곤란형 공황장애

폐열(肺熱)은 〈폐에 열이 가득 찼다〉라는 뜻의 표현인데, 〈숨쉬기가 힘들고, 가슴이 답답함〉을 나타내는 용어다. 이러한 폐의 열은 일반적으로 간울(肝鬱)과 심열(心熱)로부터 비롯된다. 앞서 불안장애에서 간울과 심열이 스트레스를 받아 두뇌와 자율신경이 흥분된 양상이라고 했다. 이러한 양상이 지속되면 간과 심의 이상으로 폐에도 열이 전이되어 호흡과 관련된 이상이 뚜렷하게 발생한다.

보통 이러한 폐열형 공황장애 환자들이 가장 뚜렷하게 호소하는 증상은 〈호흡곤란〉이다. 숨 쉬기가 힘들고, 가슴이 답답하고, 호흡이 신경 쓰여서 정상적으로 잘 안 되는 양상을 보인다. 이런 증상이 극심하게 나타나는 경우의 대표가 〈폐소공포증〉〈광장공포증〉이다. 즉 막힌 공간이나, 어두운 공간, 사람이나 물건이 많아서 정신이 산만한 공간 등에서 갑자기 호흡이 잘 되지 않아 공황발작이 일어나는 경우를 말한다. 이러한 공황발작이 일어나면 대부분의 환자들이 〈숨이 안 쉬어져서 죽으면 어떻게 하지?〉라는 이런 공포감 때문에 예기불안이 발생하게 된다.

이와 같은 호흡곤란형 공황장애 환자들은 대부분 평소의 호흡 리듬에도 문제가 있는 경우들이 많다. 때문에 안정적으로 호흡을 유도하는 심호흡이나 이완 훈련 등을 병행해야 하는 경우들이 많은 것이다. 대개는 횡격막 주변부의 조직이 부어있어서 정상적으로 호흡을 하지 못하는 경우들이며, 특히 병원의 신경정신과 약물에는 반응을 잘 하지 않는다. 그래서 만성적인 공황장애 환자의 다수가 이러한 폐열형 공황장애에 해당된다.

그리고 이러한 환자들은 산소-이산화탄소의 정상적인 환기가 제대로 일어나지 못하는 경우가 많아서, 집중력이 떨어지고 기억력이 저하되며 산만해진 느낌을 크게 받게 된다. 요즘 유행하는 〈브레인포그〉 증상의 기저에도 이러한 호흡곤란이 있는 경우들이 많다.

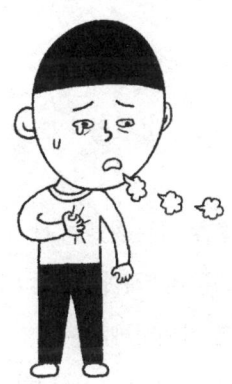

[대표적 증상]

- 숨 쉬기가 힘듦
- 숨이 얕게 쉬어짐
- 가슴이 답답함
- 가슴 쪽이 꽉 막히고 조이는 것 같음

- 가래가 많이 나옴
- 심장에서 열이 남
- 옆구리가 결리고 부어 있는 듯함

- 소화가 안 됨
- 설사나 변비가 잦음

- 예민하고 짜증이 나는 경우들이 많음

- 일에 집중이 안 됨
- 기억력이 떨어져서 판단력이 흐려짐

폐열형 공황장애는 호흡 기능을 회복해서 호흡을 안정화하고, 노폐물을 제거하는 치료를 위주로 하게 된다. 이렇게 호흡 기능을 회복시키는 치법을 전통적으로 한의학에서는 '청폐화담(淸肺化痰)'이라고 표현했다. 즉 〈폐를 맑게 하고, 노폐물을 삭혀서 호흡 기능을 회복시키는 치료〉라는 뜻이다.

현대적인 연구에 따르면 이러한 '청폐화담'하는 대부분의 한약재들이 자율신경을 안정화시키고, 기관지를 확장하고, 조직의 부종을 개선하는 약리적인 효과를 가지고 있다. 대표적인 약재로는 석고, 황금, 행인, 상백피, 과루실, 지각, 지실, 사간, 어성초, 석위, 동과자 등이 있다.

이러한 폐열형 공황장애 증상을 치료하는 처방에는 어떤 것들이 있을까?

1) 소함흉탕(小陷胸湯)
체력이 중등도 이상인 환자에게 주로 활용되며 숨쉬기가 힘들고, 가슴이 꽉 막히고 조여 답답한 증상과 더 나아가 흉통이 동반되는 환자에게 주로 사용되는 처방이다.

2) 반하후박탕(半夏厚朴湯)

체력이 약한 환자에게 주로 활용되며, 소화기가 약하고 예민하며, 목에 꼭 무엇이 걸려있는 듯한 느낌(이를 한의학에서 '매핵기'라고 한다)이 있는 환자에게 활용된다. 신경이 과민하여 신체 감각에 이상이 발생해서 호흡이 불편한 환자들에게 효과적인 경우가 많다.

3) 형방도적산(荊防導赤散)

비염으로 인한 코막힘이 있고, 인후두와 기관지가 쉽게 붓고, 가래가 잦으며 직접적으로 호흡기가 좋지 않은 경향의 환자에게 활용된다. 급만성의 염증을 제거하고 기관지를 열어주어 호흡이 편하게 만들어서 공황장애를 치료하는 처방이다.

3. 심허형 공황장애 - 두근거림형 공황장애

심허(心虛)형 공황장애는 말 그대로 심장이 허약해져서 정상적인 조절 기능이 이루어지지 않는 경우를 말한다. 이러한 양상의 공황장애 환자들은 대부분 심장이 비정상적으로 두근거리는 경향을 보인다. 공황발작이 심하게 일어나는 경우 〈이러다가 심장이 멎어서 죽는 게 아닐까?〉라는 이런 공포감이 유발되어 예기불안이 일어나게 되는 경우다.

앞서 불안장애에서도 설명했지만, 공황장애도 대체로 증상은 비슷하다. 다만 공황장애는 증상들 가운데 심장의 두근거림이 특별히 더 심하게 나타나면서 공황발작이 자주 일어나는 것이 위주가 된다. 불안장애가 근심 걱정이 위주가 되어 만리장성을 쌓듯이 걱정을 쌓아 올리는 게 특징이라면, 공황장애는 갑작스럽게 발생한 심장 두근거림이 극심해져서 죽을 것 같은 양상을 보인다는 것이 차이점이라고 할 수 있다.

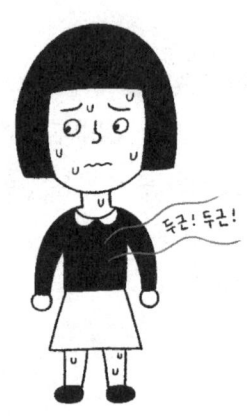

[대표적 증상]

- 심장 두근거림이 특히 심하게 나타남
- 가슴이 철렁 내려앉는 경우가 많음
- 머리나 손에 떨림이 쉽게 발생함
- 땀이 전신에 쉽게 흐르는 경향이 있음

- 하나의 생각이 연쇄적으로 불안한 생각을 발생시킴
- 사소한 일들도 크게 부풀려서 불안해하는 경향을 보임

- 불안한 생각을 떨치기 위해 반복적으로 인터넷 검색을 해서 확인하려 함
- 한 번 받은 상처를 잘 잊지 못하고 담아둠
- 사소한 일에도 쉽게 깜짝깜짝 놀람

- 현기증이 자주 발생함
- 자주 머리가 멍하고, 알고 있는 생각이 잘 떠오르지 않는 증상이 나타남
- 집중력이 떨어지고, 건망증 양상이 심해짐

- 잠을 쉽게 들지 못함
- 생생한 꿈을 많이 꿈
- 자주 깨고, 특히 소변이 마려워서 깨게 됨

- 식욕이 없음
- 소화가 잘 안 됨
- 복통과 설사가 잦음
- 부종이 쉽게 발생함

- 소변 횟수가 잦은 경우가 많음
- 여성의 경우 냉이 쉽게 생김

심허(心虛)에 의한 공황장애는 두뇌와 심장의 기능을 강화하는 방법으로 치료를 하게 된다. 불안장애를 치료하는 방법과 같다. 이렇게 두

뇌와 심장의 기능을 강화하고 회복시키는 효능을 전통적으로 한의학에서는 '보심안신(補心安神)'이라는 표현을 했다. 즉 〈심장을 도와주고, 두뇌를 건강하게 하여 정신을 안정시켜준다〉는 뜻이다.

현대적인 연구에 따르면 이러한 '보심안신'하는 약재들은 대부분 직간접적으로 두뇌의 여러 신경전달물질 수용체에 작용을 한다. 그러한 수용체에 대한 작용을 통해 GABA, 세로토닌, 도파민, 노르에피네프린, 아세틸콜린, 히스타민 등 신경전달물질의 생성 및 조절을 도와주고, 직접적으로 두뇌 기능을 회복시키도록 해서 치료가 되도록 하는 것이다. 대표적인 약재로는 산조인, 백자인, 야교등, 합환피, 원지, 석창포, 오미자, 사향, 녹용 등이 있다.

이러한 심허형 공황장애 증상을 치료하는 처방에는 어떤 것들이 있을까?

1) 청심연자탕(淸心蓮子湯)
심장이 두근거리고, 불안해하는 경향이 위주가 되고, 집중력이 떨어지고 산만해지는 경향을 보이는 환자에게 효과적이다. 이제마 선생의 『동의수세보원』에 실린 처방으로 태음인에게 효과적인 처방이다.

2) 산조인탕(酸棗仁湯)
두근거림과 떨림 등의 증상과 더불어 심한 불면증을 호소하는 환자에게 주로 활용된다. 보통 야간에 누웠을 때 심장 소리가 귀에서 들리는 증상이나, 일상 생활할 때 몸에서 미세하게 떨리는 느낌이 반복되는 신체화 장애 경향의 환자에게 효과적이다.

3) 인숙산(仁熟散)

작은 이야기에도 쉽게 놀라고, 사소한 일에도 충격을 크게 받는 공포감을 치료할 때 주로 활용되는 처방이다. 겁이 많고, 예민하며, 상처받은 일이 쉽게 진정이 되지 않는 환자에게 효과적이다. 담(膽), 심(心), 신(腎)의 정상적인 기능을 도움으로써 공포감을 줄여주어 심허형 공황장애 증상을 개선한다.

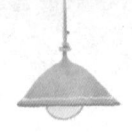

공황장애, 일상에서는
어떻게 관리해야 하는가?

공황장애의 치료를 위해서는 생활 관리가 필수적이다.

1. 피해야 할 것들

먼저, 공황장애를 악화시키는 요인들을 피해야 한다. 대부분의 악화 인자들은 두뇌와 자율신경의 흥분을 유발하는 것들이다. 공황장애에 피해야 하는 요인들을 일반적으로 CATS 라고 한다. 고양이들을 피해라!

1) C는 카페인(caffeine)

커피에는 카페인이 있어서 섭취하면 잠이 깨고 피로가 가신 것처럼 느낀다. 그러나 카페인은 중추신경을 흥분시켜 일시적으로 각성상태를 만드는 것이지, 실제로 피로를 회복시킨 것이 아니다.

카페인은 섭취 시 4~6시간 정도 몸에서 작용을 하게 되는데, 이때 두뇌와 자율신경을 자극하여 교감신경을 흥분 상태로 만들고 혈관을 수축시키고 혈압이 상승되게 한다. 이 과정에서 당질 코르티코이드와 아드레날린 같은 스트레스 호르몬이 분비되어 신체에 무리를 주게 된다. 그래서 공황장애를 가장 직접적으로 유발하는 요인으로 작용한다. 환자들 중에는 오랫동안 믹스커피를 매일 여러 잔 마시는 분들이 많다. 시간이 지나면서 이러한 환자들 가운데 다수에게서 공황장애가 발현되었으며, 공황장애를 앓고 있는 환자들에게는 카페인이 직접적인 악화

인자로 작용함을 알 수 있었다. 카페인이 많이 들어가 있는 음료로는 커피, 녹차, 홍차, 탄산음료(콜라, 사이다 등), 초콜릿 등이 있다. 당연히 박카스나 기타 에너지 드링크처럼 직접적으로 카페인을 활용한 음료들에는 더 많이 함유되어 있다.

카페인을 전혀 섭취하지 않는 게 기호상 힘든 환자들도 제법 있다. 그런 경우 적어도 치료를 하는 중에는 디카페인 커피를 마시는 것이 치료적으로는 훨씬 좋다. 하지만, 극소량의 카페인에도 반응하는 경우들도 많기 때문에 사실상 디카페인이라 하더라도 끊는 것이 더 낫다.

2) A는 알코올(alcohol)

알코올은 화학적으로 에탄올이다. 에탄올은 초반에는 진정제처럼 작용을 한다. 그래서 스트레스를 받을 때 술을 마시면 기분이 좋아지고 나른해지는 효과가 생기는 것이다. 그렇지만 섭취와 동시에 1-2일에 걸쳐 알코올은 간에서 아세트알데히드라는 물질로 분해가 된다. 이 아세트알데히드는 독성 물질로, 우리 몸에서 흥분을 유발해서 짧게는 숙취를 일으키고 길게는 신경을 흥분시켜 공황장애를 유발하게 된다. 때문에, 단기간에 나타나는 알코올에 의한 공황장애 악화는 보통 술을 마신 다음 날 아세트알데히드 농도가 가장 높은 시간에 일어난다.

술은 아세트알데히드로 분해가 되었다가, 섭취 후 2~3일 정도가 되면 아세트산과 물로 분해되어 소변이나 땀 등으로 자연 배출이 된다. 이렇게 완전히 분해되기까지는 2~3일이 걸리기 때문에 피치 못해 술을 마시게 되더라도 간격이 최소 2~3일은 되어야 한다.

여기서 또 문제가 되는 것이, 아세트알데히드를 분해하고 있는 시간에 다시 알코올이 들어오게 되면 간은 아세트알데히드의 분해를 잠시 멈추고 새롭게 들어온 알코올을 아세트알데히드로 분해하는 일을 먼저 진행하게 된다. 그래서 연속적으로 술을 마시게 되면 아세트알데히드가 분해가 되지 않고 누적이 되어 버린다. 이 누적된 아세트알데히드가 직접적으로 공황장애의 큰 요인이 된다. 또한 지속적인 알코올 섭취는 마약성 진통제처럼 의존성을 갖게 만드는데, 이는 알코올이 뇌의 정상적인 도파민 생성 기능을 저하시키기 때문이다.

결론적으로, 술을 마시지 않는 것이 공황장애 관리의 원칙이지만, 부득이하게 술을 마셔야 한다면 적어도 3일의 간격은 두고 소량만 마시는 것이 좋다.

3) T는 담배(tobacco)

담배는 공인된 발암물질이다. 일단 공황장애를 떠나서도 건강에 좋을 리가 없다.

담배의 니코틴은 직접 중추와 자율신경계에 작용하여 흥분 작용을 일으킨다. 우리가 담배를 쉽게 끊지 못하는 이유는 니코틴이 두뇌의 도파민계를 활성화시키기 때문이다. 도파민은 두뇌를 흥분시키고 자율신경을 흥분하게 만드는 주요 인자다. 니코틴을 흡입하면 스트레스 호르몬인 코티솔과 아드레날린이 과다 분비되고 교감신경을 흥분시켜 각성 효과가 일어난다. 그리고 중추신경을 자극해 도파민 분비를 촉진시켜 행복감을 느끼게 만든다. 이는 알코올과 마찬가지로 일시적인 현상일 뿐 이후 심한 공황과 우울을 경험하게 할 수 있고 점차 중독에서 헤어나올 수 없게 만들 수 있다.

뇌 기능이 정상적으로 작동하기 위해서는 안정적인 산소와 포도당의 공급이 무엇보다 중요하다. 흡연할 때 산소를 연소키면서 발생되는 일산화탄소는 산소보다 헤모글로빈과의 결합력이 훨씬 더 강하다. 따라서, 흡연을 하면 혈액의 헤모글로빈이 산소 대신 일산화탄소와 결합을 하여 뇌로 충분한 산소 공급을 할 수 없게 된다. 이때 우리 몸은 안정적인 산소 공급을 유지하기 위해 교감신경이 흥분되고 호흡수를 늘리고, 심박수를 증가시키는데, 이 과정에서 공황장애 증상을 악화시킨다.

담배를 끊는 것이 무엇보다 좋겠지만 중독 때문에 담배를 직접적으로 끊기가 힘들다면 적어도 야간에는 담배를 피우지 않으려고 노력하는 것이 좋다. 담배를 자기 전 1~2시간 이내에 피우면 수면 효율에 큰 영향을 준다. 그 때문에 잠이 들기가 어렵게 되거나 깊이 자는 일이 힘들어지게 되는데, 이로 인해 숙면을 취하지 못하게 되면 공황장애를 악화시키는 요인으로 작용하게 된다. 그리고 가급적이면 담배를 피우는 개수를 절반 이하로 줄이려고 노력을 하는 것이 좋다. 전자담배는 타르 등 발암물질이 연초에 비해 상대적으로 적지만 대신 니코틴 흡수율은 훨씬 높다. 따라서, 공황장애에는 전자담배도 마찬가지로 좋지 않다.

4) S는 설탕(sugar)

설탕을 지속적으로 많이 섭취하면 인체의 인슐린에 영향을 주면서 당뇨 등 대사증후군에 악화 인자로 작용하게 된다. 대사증후군은 공황장애의 큰 유발원이 된다. 아울러 설탕은 인슐린 유사 성장인자(IGF-1)에도 자극을 주는데, 이 IGF-1은 만성 염증의 중요한 트리거가 된다. 그래서 인체 전체에 만성적인 염증을 유발하게 되고, 이러한 만성 염증이 누적되면서 신경이 불안정해져 공황장애가 쉽게 낫지 않게 된다.

　많은 연구들에 따르면, 설탕을 배제하거나 나아가 탄수화물을 배제한 식단이 공황장애 등 신경정신과적 문제에 상당히 유리한 치료적 식단임이 밝혀졌다. 탄수화물을 완전히 배제한 식단이 힘들다면 적어도 설탕이 많이 들어간 음식을 끊거나 최소한의 섭취만 하는 것이 공황장애 관리에는 훨씬 더 유리하다.

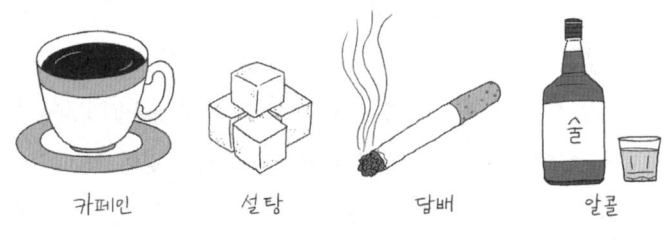

공황 장애에서 멀리 해야 하는 음식

　이러한 CATS와 더불어서 들쑥날쑥한 생활패턴과 과도한 스트레스 환경도 피하는 것이 좋다. 임상적으로 관찰을 하면 공황장애 환자들은 생활 리듬이 불규칙한 경우가 많다. 자는 시간이 들쑥날쑥하고, 식사를 하는 시간도 들쑥날쑥하다는 것이다. 게다가 스스로 인식하지 못하는 경우도 있지만 과도하게 스트레스를 받는 환경에 노출된 경우도 적지 않다. 때문에 환경적으로 스트레스를 주는 것들은 최대한 피하려고 노력하는 자세가 필요하다.

2. 호흡법과 이완요법

1) 호흡법

공황장애 환자에게 생활상 가장 도움이 되는 것 중 하나는 '호흡법'이다. 공황장애 환자들은 대부분 호흡이 불안정해져 있다. 호흡의 기전에 대해서 간략하게 이야기를 하겠다.

호흡은 들숨을 통해 산소를 들여오고, 날숨을 통해 이산화탄소를 내보내는 과정이다. 그런데 이때 공기 중의 산소만 폐 안으로 들어오는 것이 아니다. 숨을 들이마실 때 폐로 들어오는 공기는 78%가 질소이고, 산소의 양은 20~21% 정도밖에 되지 않는다. 폐포 안으로 들어온 질소는 교환만 일어나고 그대로 폐 안에 있게 된다. 이를 내쉬어서 밖으로 내보내야 다시 신선한 공기가 들어오는데, 그 과정에서 산소가 혈중으로 들어오게 되는 것이다.

그리고 호흡은 자율신경의 지배를 받아서 자연스럽게 일어나는 과정이지만, 의식적으로도 조절을 할 수 있다. 두 가지 신경의 지배를 동시에 받는 것이다. 숨을 들이마실 때는 교감신경의 흥분으로 몸이 긴장을 하게 된다. 반대로 숨을 내쉴 때는 부교감신경의 흥분으로 몸에 이완 반응이 일어난다. 정상적인 건강 상태일 때 호흡에서 들숨:날숨의 비는 1:2 정도 된다. 그러나 스트레스를 받을 때는 들숨이 과도하게 길어져서 들숨:날숨의 비가 2:1로 역전이 되거나, 심할 경우 10:1까지도 벌어지게 된다. 날숨의 비중이 줄면서 날숨을 쉬지 않고서 끝까지 참았을 때의 대응 반응이 일어나는데, 바로 '한숨'이다. 한숨을 자주 쉰다는 뜻은 스트레스를 과도하게 받아서 날숨을 안 내쉬고 끝까지 참고 있다는 뜻이다.

이처럼 스트레스를 과도하게 받아서 공황장애가 발생할 때 대부분의 사람들은 숨을 크게 들이마시고 반대로 숨을 내쉬는 빈도가 현저하게 줄어들게 된다. 그래서 두 가지 문제가 발생한다. 폐 안의 공기가 밖으로 환기가 되지 않는 것과 과도한 들숨으로 교감신경이 흥분하여 긴장이 계속 유지되는 것이다. 이로 인해 폐 안에 공기가 가득 차 있는 상황이 발생하여 숨을 들이마시는 일이 힘들어지고, 숨이 제대로 안 쉬어지는 느낌이 들고, 가슴이 계속 답답한 양상이 발생한다. 이 때문에 숨을 쉬어야 하는 갑작스러운 긴장 상황이 발생할 때, 호흡이 감당이 안 되어서 갑갑한 공간에서 뛰쳐나가고 싶은 마음이 들게 되거나, 갑자기 내쉬는 호흡 패턴이 발생하여 부적절한 과호흡 증상이 발생하게 되는 것이다.

때문에 평소에 숨을 최대한 내쉬면서 이완을 유도하는 것이 호흡 관리의 중요한 방법이 된다. 아래는 공황장애 치료에 도움이 되는 호흡법이다.

① 자기 전, 침대에 누워서 최대한 몸을 이완시킨다.
② 숨을 3초 간 들이쉬고, 6초 간 내쉬면서 긴장을 느슨하게 만들려고 노력한다.
③ 공황장애 환자들의 경우 호흡이 짧을 때 이렇게 하면 어지럼증을 느끼는 경우들이 많다. 어지럼증이 발생하면 거기까지만 연습을 하고 멈춘다. 매일 연습을 하면 점차 내쉬는 시간이 길어져도 어지럼증이 발생하지 않게 된다. 보통 어지럼증은 최대 7일 정도만 발생한다.
④ 위와 같이 들이쉬고 내쉬는 연습을 반복하면 임상적으로 매일

3~10분 정도, 2~4주 연습을 하면 일상생활에서 호흡에 대한 부담이 현저히 줄어들게 된다.

⑤ 이후 공황발작이 올 것 같은 상황이 되었을 때도 호흡만으로 증상이 조절 가능한 상태가 된다.

2) 이완요법

공황장애에 도움이 되는 이완요법에는 점진적 근육이완법, 자율훈련법, 해파리 수면법 등이 있다.

2-1) 점진적 근육이완법

점진적 근육이완법은 1920년대에 에드먼드 제이콥슨이라는 학자에 의해서 개발된 방법이다. 근육이 최대 수축이 일어날 때 반사에 의해 최대 이완이 일어나는 원리를 이용한 방법이다. 몸에 최대한 긴장을 줘서 이완 반사를 유도하는 것이다. 그 방법은 아래와 같다.

① 침대에 편안하게 눕는다.
② 다리에 힘을 빼고 발과 발가락에 힘을 5초 정도 줬다가 10초간 힘을 빼며 이완한다.
③ 무릎을 편 상태에서 허벅지에 힘을 5초 정도 줬다가 10초간 힘을 빼며 이완한다.
④ 두 무릎을 모아서 다리에 전체적으로 힘을 5초 정도 줬다가 10초간 힘을 빼며 이완한다.
⑤ 골반에 있는 엉덩이 근육에 전체적으로 힘을 5초 정도 줬다가 10초간 힘을 빼며 이완한다.

⑥ 복부의 근육에 전체적으로 힘을 5초 정도 줬다가 10초간 힘을 빼며 이완한다.

⑦ 등의 근육에 의식적으로 힘을 5초 정도 줬다가 10초간 힘을 빼며 이완한다.

⑧ 가슴의 근육에 전체적으로 힘을 5초 정도 줬다가 10초간 힘을 빼며 이완한다.

⑨ 어깨를 으쓱하며 힘을 5초 정도 줬다가 10초간 힘을 빼며 이완한다.

⑩ 손과 팔에 힘을 의식적으로 전체적으로 5초 정도 줬다가 10초간 힘을 빼며 이완한다.

⑪ 목을 양쪽 측면으로 돌리면서 힘을 5초 정도 줬다가 10초간 힘을 빼며 이완한다.

⑫ 인상을 찡그리며 얼굴에 전체적으로 힘을 5초 정도 줬다가 10초간 힘을 빼며 이완한다.

⑬ 몸 전체적으로 힘을 한꺼번에 줬다가 힘을 빼며 이완한다.

점진적 근육이완법을 실행할 때 부위는 자유롭게 선택해도 된다. 특히 긴장이 심한 부위에 조금 더 에너지를 쏟는 것이 좋다. 여기서 중요한 포인트는 이완될 때 이완하는 느낌에 의식적으로 집중을 하는 것이다. 그렇게 하면 두뇌에서 이완과 관련된 반응이 최대한 일어나게 되어 지속적인 이완 상태가 유지될 수 있다.

2-2) 자율훈련법

자율훈련법은 1930년대 독일의 슐츠 박사에 의해 개발된 이완법으로, 자기 암시를 이용한 이완법이다. 우리 몸이 최대한 이완이 되었을 때의 상태를 의식적으로 유도하여 치료에 활용하는 것이다. 우리 몸이 이완될 때, 머리는 시원해지고 배는 따뜻해지며, 몸은 무거워지고 팔다리가 따뜻해진다. 이를 반복적인 암시를 통해 그러한 상태로 유도를 하는 방법이다.

1. 편안하게 힘을 빼고 눕는다.

2. 무거운 느낌 암시
    ① 오른팔이 점점 무거워진다.
    ② 왼팔이 점점 무거워진다.
    ③ 오른발이 점점 무거워진다.
    ④ 왼발이 점점 무거워진다.

3. 따뜻한 느낌 암시
    ① 오른팔이 점점 따뜻해진다.
    ② 왼팔이 점점 따뜻해진다.
    ③ 오른발이 점점 따뜻해진다.
    ④ 왼발이 점점 따뜻해진다.

4. 심장이 천천히 규칙적으로 뛴다.
5. 배가 따뜻하다.
6. 이마가 시원해진다.

2-3) 해파리 수면법

해파리 수면법은 버드 윈터라는 운동심리학자가 2차 세계대전 중 극심한 스트레스를 받는 미 해군들의 수면 질을 개선하기 위해 축 늘어진 해파리를 모방하여 개발한 이완법이다. 말 그대로 온몸이 해파리처럼 축 늘어진다는 상상 암시를 통해 그러한 상태를 유도하여 이완하는 방식이다.

1. 누워서 눈을 감는다.
2. 얼굴 근육의 힘을 이마-눈-혀-턱-뺨의 순으로 빼준다.
3. 어깨에 최대한 힘을 빼서 늘어뜨린다.
4. 어깨에서 팔뚝, 손목, 손가락까지 그리고 허벅지에서 종아리, 발목, 발가락까지 하나씩 축 늘어지는 상상을 하며 이완한다.
5. 천천히 심호흡을 3번 한다.

더불어서 이미지 트레이닝을 하는 것도 도움이 된다.

1. 따뜻한 봄날에 조용한 호수에 떠있는 배 위에 누워서 푸른 하늘을 올려다보고 있는 상상
2. 어둠 속에서 거대한 벨벳 해먹에 누워서 밤하늘의 별을 쳐다보고 있는 상상
3. '생각하지 말자'라고 생각을 멈추려고 노력하기

3. 생활 속에서 가져야 할 태도

1) 현 상태를 정확하게 파악하기

 공황장애 증상이 별다른 치료나 처치 없이 사라진다고 해서 계속 방치하면 상태를 더욱 악화시키게 된다. 공황발작을 지속해서 경험하게 되면 발작이 언제 또 일어날까 불안해하는 예기불안으로 인해 일상생활에 문제가 발생하고, 이런 불안감이 지속되면서 심리적으로 위축되고 자존감이 떨어져 일상생활이 더 힘들어진다. 불안이 지속되거나, 발작 등의 증상이 발생하면 공황장애 자가진단을 통해 본인에게 나타나는 현 상황이 어떤 상황인지 정확하게 인지하는 것이 우선적으로 필요하다. 그리고 스스로 판단하여 잘못 관리되지 않게, 의료기관에서 의료진의 도움을 받도록 하자.

2) '공황발작으로 결코 죽지 않는다'는 확신 가지기

 공황발작이 일어나면 죽을 것만 같은 공포를 경험한다. 공포심에 압도되어 심장이 터지도록 빨리 뛰거나 땀이 나고 숨이 차는 등의 신체 증상이 동반되며, 죽음에 이를 것 같은 불안감을 겪기도 한다. 그러나 이러한 증상들로 결코 죽을 수 없다는 사실을 알아야 한다. 심장이 빠르게 뛰다가 심장 마비가 오는 것이 아닐까 하는 두려움을 경험하는데, 실제로는 공황으로 심장에 이상이 생기면서 심장마비를 발생하게 되지는 않는다. 공황발작의 상황에서 심장이 빠르게 뛰거나 호흡이 가빠지는 이유는 공황장애 환자의 뇌가 외부의 상황을 증폭해서 받아들이고 뇌신경계를 흥분시키고, 교감신경을 항진시키기 때문이다. 우리 몸은 여러 가지 다양한 외부 상황에 적절한 대처를 하기 위해 교감신경과 부교감신경이라는 자율신경계를 가지고 있다. 위험한 상황, 예를 들어 강도를 만나 도망가야 하는 상황에 처하면 교감신경이 작동하여 심장을 빨리 뛰게 만들어 혈액 순환을 촉진하고 호흡이 가빠지게 만들어 산소 공급을 증가시킨다. 그러나 공황발작은 실제로 위험한 상황이 아닌데도 위험 상황인 것처럼 인지하여 교감신경을 흥분시켜 다양한 신체 증상들을 경험하도록 만드는 것일 뿐이다. 공황장애와 맞서기 위해서는 먼저 심장, 호흡기, 소화기 등 공황발작 시 이상이 느껴지는 신체기관에 실제로는 이상이 없다는 것을 인지하고 있어야 한다. 공황발작으로 인해 자신이 죽지는 않을 것이란 사실을 인지하는 것이 공황을 극복하는 첫걸음이다.

3) 상태를 기록하기

자신을 관리하기 위한 시작은 기록이다. 사람의 기억은 부정확하다. 사건을 미화해서 좋은 것만 기억하거나, 반대로 나쁜 것을 실제보다 더 충격적으로 기억한다. 따라서 어떤 상황에서 0~100점 중 몇 점 정도의 불안을 예상하고 실제로 겪었는지 기록하는 것이 필요하다. 그리고 이러한 불안이 올라오기 전 겪었던 상황이나 자신이 했던 행동도 기록해야 한다. 분명히 증상을 유발한 원인을 발견할 수 있을 것이다. 시간이 지나면 기억은 희미해지고 느낌만 남는다. 반드시 기록하자. 그리고 자신의 느낌보다는 기록을 믿도록 하자.

4) 순간순간의 솔직한 감정을 표출하기

공황, 불안, 강박 등의 질환을 앓고 있는 사람들은 공통적으로 순간적인 자신의 감정을 표현하는 데 서툰 경우가 많다. 자신이 느끼는 바를 그 자리에서 솔직하게 내보이지 못하고 억누르면 감정의 잔상을 씻어버리지 못하고 마음속에 쌓게 된다. 너무 참아서 점점 마음의 병을 키우고 있는 것이다. 물이 꽉 찬 컵의 물을 버리지 않고 새 물을 부으면 넘쳐흐르듯이, 이전의 감정을 처리하지 않고 쌓아 둔다면 작은 자극에도 예민하게 느끼고 반응하게 될 수 있다. 그리고 이것이 반복되면 비난의 화살을 본인에게 돌려 스스로를 자책하게 되므로 자존감이 낮아지고 불안감이 심해지는 것이다. 순간순간의 솔직한 감정을 작게나마 밖으로 표출하는 연습을 하도록 하자. 그리 대단하지 않은 표현이어도 좋다. 아주 작은 말이나 행동이어도 좋으니 물컵 속의 물이 넘칠 때까지 기다리지 말고 바로바로 비워버리도록 하자.

5) 생각은 짧게, 행동은 느리게 하기

생각은 짧을수록 좋다. 짧은 시간 내에 정확히 생각하고, 다른 길이나 방도가 안 보인다면 일단은 그 생각을 멈추어야 한다. 오랫동안 하나의 생각에 매달리다 보면, 그 생각으로 인해 오히려 불안을 조장할 수도 있기 때문이다. 판단의 원칙을 미리 정해놓고 그것에 따라 결정하되, 지금 당장 불가능하다면 과감하게 생각을 그만두도록 하자. 이때 자신만의 판단 원칙이 정해져 있으면 생각하는 시간을 단축시킬 수 있다.

치료는 단거리 달리기가 아니라 장거리 달리기이다. 조급한 마음은 오히려 치료에 방해가 된다. 이는 특히 행동에서 드러난다. 불안이 심하고 예민한 사람은 급하게 움직이고 정신적, 육체적 에너지를 빨리 소모한다. 행동이 느려야 지치지 않고 몸과 마음에 무리가 가지 않게 하면서 치료라는 장기전에 여유로운 자세로 임할 수 있게 된다.

6) 증상을 악화시키는 원인 제거하기

치료의 1순위는 좋은 약을 먹는 것이 아니라 나쁜 요인을 제거하는 것이다. 불난 집에 물을 아무리 뿌려봤자 옆에서 기름을 끼얹고 있으면 불길을 잡을 수 없다. 증상을 악화시킬 수 있는 다양한 원인들부터 해결해야 한다.

6-1) 외부자극원 스트레스, 긴장을 유발시키는 환경

우리는 자신도 모르게 일상의 수많은 자극으로부터 영향을 받는데, 공황장애 환자의 경우 뇌기능에 문제가 생기면서 본인의 의지와 상관없이 자극에 대한 조절이 이루어지지 않는다. 때문에 외부 자극을 몇 배 이상으로 증폭해서 받아들이고 몸과 마음의 긴장을 스스로 유발시키게 된다. 뿐만 아니라 자극이 사라지면 다시 평정심을 되찾을 수 있는 회복 탄력성도 현저하게 떨어져 있기 때문에, 주어진 긴장과 불안이라는 자극이 오랫동안 유지되는 것이다. 따라서 일상생활 속에서 긴장과 스트레스가 누적되게 만드는 요인들을 찾아 하나씩 정리해주는 것이 필요하다.

6-2) 의지가 약해서라는 생각

공황을 단순히 의지가 약해서, 또는 정신이 나약해서 극복하지 못한다고 생각하는 잘못된 인식에서 비롯된 주변의 반응은 공황이라는 상처를 더욱 덧나게 만드는 요인으로 작용한다. 공황은 스스로 조절할 수 있는데 하지 않아서 생기는 것이 아니라, 여러 원인들이 복합적으로 작용해 장기간에 걸쳐 나타난 뇌신경계의 과한 흥분 반응을 증상으로 하는 질환이다. 즉 조절을 '안 하는 것'이 아니라 '못 하는 것'이라는 말이다.

그렇기에 뇌신경계가 쉽게 흥분되고 예민도가 높아져 외부 자극을 크게 받아들이는 상황인데, 잘못된 주변의 반응은 상황을 더 악화시키기 때문에 피해야 한다.

또한, 의지와 노력의 문제로 생각해 '의지가 약해서'라든지 '마음을 굳게 먹고 어떻게 해봐', '노력을 좀 더 해봐'라는 식의 강요를 받게 된다면, 공황은 의지나 노력의 문제가 아니라 치료를 해야 하는 질환임을 적극적으로 알리는 것이 필요하다.

6-3) 카페인, 알코올, 담배

앞서 피해야 할 것으로 카페인, 알코올, 담배에 대해 설명했지만 다시 한번 강조하고자 한다.

카페인은 담배의 니코틴과 마찬가지로 중추신경을 자극하고 교감신경을 흥분시켜 혈관을 수축시키고 혈압이 상승하게 만든다. 이 과정에서 당질 코르티코이드와 아드레날린 같은 스트레스 호르몬이 분비되어 신체에 무리를 주기 때문에 삼가야 한다.

술에 들어있는 알코올은 뇌에서 도파민이라는 신경전달물질의 분비를 일시적으로 증가시켜 기분을 좋게 만들지만, 이것은 일시적인 현상일 뿐이다. 일시적으로 늘어난 도파민이 사라지고 나면 공황, 우울 등의 증상을 더 심해지게 만들고, 알코올의 지속적인 섭취는 뇌의 정상적인 도파민 생성 기능을 저하시켜 마약성 진통제처럼 의존성을 갖게 만들기 때문에 피해야 한다.

담배의 니코틴 성분은 커피의 카페인과 마찬가지로 각성 효과가 있는데, 니코틴이 중추신경을 강력하게 흥분시키기 때문이다. 니코틴을 흡입하면 스트레스 호르몬인 코티솔과 아드레날린이 과다 분비되고 교감신경을 흥분시켜 각성 효과가 일어난다. 그리고 중추신경을 자극해서 도파민 분비를 촉진하여 행복감을 느끼게 만든다. 이는 알코올과 마찬가지로 일시적인 현상일 뿐, 이후 심한 공황과 우울을 경험하게 하고 점차 중독에서 헤어나올 수 없게 만든다.

7) 무리하지 않는 선에서 신체 활동을 하자

　공황장애 환자들은 공황발작이 없을 때에도 끊임없는 불안과 걱정에 시달린다. 온갖 잡념들이 꼬리에 꼬리를 물고 떠올라 우울감에 시달리거나 업무나 학업에 좀처럼 집중을 할 수 없는 경우가 많다. 이때 육체적 활동에 몰입하는 것은 잡념을 제거하고 기분을 전환하는 데 도움이 된다. 적당한 강도의 유산소 운동이나 가벼운 노동과 같은 신체 활동은 '행복 호르몬'인 세로토닌의 대사를 활성화시키면서, 우울과 불안을 줄이고 행복감을 높이는 작용을 한다.

　신체활동을 통해 얻을 수 있는 또 하나의 이점은 칼로리를 소모해 비만 예방에 도움이 된다는 것이다. 키에 비해 과도한 체중은 당뇨, 고혈압 등 각종 성인병의 원인이 될 뿐만 아니라 신경정신과 질환을 악화시키는 요인이 될 수 있다. 체중이 늘면서 증가한 조직에 영양을 공급하기 위해 전신으로 혈액을 순환시키는 심장의 부하가 증가한다. 이 과정에서 교감신경이 더욱 흥분되면서 외부자극에 예민하게 반응하도록 만드는 요소로 작용할 수 있기 때문이다.

8) 숙면을 취하기 위해 노력하기

　대다수의 공황장애 환자들은 이미 공황발작이 나타나기 전부터 수면의 질이 떨어지거나 수면장애를 겪는 경우가 많다. 수면장애는 잠드는 시간이 30분 이상 걸리는 입면장애, 하루 밤 사이 5회 이상 깨는 수면유지장애, 총 수면시간이 5~6시간 이하로 자다 깨서는 다시 잠들지 못하는 조기각성장애 등이 있다. 이러한 증상이 없더라도 깊은 잠을 자지 못하거나, 꿈을 많이 꾸거나, 자고 일어나도 개운하지 않은 등 수면의 질이 떨어지는 경우가 많은데, 공황장애를 극복하기 위해서는 양질의 수면도 상당히 중요하다. 우리는 수면을 통해 신체 활동을 멈춤으로써 지속적인 신체 활동으로 인해 그동안 쌓인 피로를 풀게 되는데 특히 인체에서 많은 에너지를 소비하는 기관인 뇌를 쉴 수 있는 시간을 가질 수 있게 한다. 예를 들어 손가락을 다치면 통증 기전이 작동하여 강제로라도 다친 부위를 신경 쓰게 하고 조심히 사용하게 하여 안정을 취하게 함으로써 자연 치유를 돕듯이, 마찬가지로 피로가 쌓이면 수면을 통해 신체와 뇌의 기능을 회복하라는 신호를 보내오는 것이다.

수면 중 뇌 기능의 회복에 대한 흥미로운 연구가 있는데, 과학 저널 '사이언스'에서 2013년 10대 연구 성과 중 하나로 선정된 연구가 바로 그것이다. 이에 따르면 수면 상태의 쥐의 뇌를 연구한 결과, 잠을 자는 동안 뇌세포 사이의 공간이 넓어지며 뇌세포 속에 쌓인 노폐물들이 제거된다. 수면 중 뇌에 쌓여 있는 아데노신을 비롯한 여러 노폐물들을 뇌척수액이 씻어내서 간으로 보낸다. 그 후 노폐물들은 간의 해독작용을 거쳐 몸 밖으로 배출되는 것이다. 또한 2019년 인간을 대상으로 시행한 연구에서도 비렘수면 중에 뇌척수액이 뇌세포 내의 베타아밀로이드 등의 많은 노폐물들을 청소하는 현상이 발견되었다. 수면 중에 이러한 현상이 일어나는 이유는 잠을 잘 때 뇌의 뉴런들의 활동이 순차적으로 정지하고 일시적으로 혈액 공급이 차단되는데, 혈액이 빠져나간 자리에 뇌척수액이 들어가 노폐물을 청소하기 때문이다.

이렇듯 뇌기능의 회복을 위해 수면은 아주 중요하다. 숙면을 위해 커피, 홍차 등 카페인이 들어간 음료는 최대한 피하고, 신체의 일주기 리듬을 맞추는 데 도움이 되는 하루 30분~1시간 이상의 일광욕을 하는 것이 필요하다. 또 잠자리에 들기 1시간 전에 따뜻한 물로 반신욕이나 샤워를 하는 것도 근육 긴장을 풀면서 수면을 유도하는 멜라토닌 호르몬 합성을 도와 숙면에 도움을 준다. 잠자리에 누워서 텔레비전이나 스마트폰을 보는 행동은 시청각 자극에 의해 두뇌를 흥분시켜 숙면을 방해하기에 피해야 한다. 늦은 시간 먹는 야식도 숙면을 취하는 데 좋지 않은 영향을 끼치기 때문에 삼가는 것이 좋겠다.

공황장애에 도움이 되는 음식[35)36)]

공황장애가 식이요법만으로 치료되는 것은 아니다. 하지만, 평소 무심코 먹는 식품들이 불안을 유발하거나 악화시키는 경우가 있기 때문에 치료나 예방을 위해서 알아둘 필요가 있다. 특정 음식이 좋다고 그것 위주로 섭취하기보다 큰 틀에서 원칙을 지키는 것이 필요하다.

몸에 좋은 음식을 먹지 않아서 건강을 해친다기보다 나쁜 음식을 습관적으로 먹어서 문제가 생기는 경우가 대부분이므로, 식습관의 제1원칙은 나쁜 음식을 먹지 않는 것이다.

1. 절대 피해야 할 음식들

1) 술

술을 마시면 알코올로 인해 긴장이 풀리는 느낌을 받는다. 공황장애 환자들 중 일상생활에서의 긴장감을 한두 잔의 술로 푸는 분들이 종종 있다. 특히 불면증이 동반되는 경우 술을 마시면 잠들기 수월하다는 이유로 습관적으로 음주를 하기도 한다. 하지만, 이는 일시적인 효과일 뿐 과음 후 탈수증상이나 숙취로 인해 오히려 불안감이 높아지는 것을 경험하게 만든다. 또, 음주로 인해 잠이 수월하게 들었더라도 자주 깨

---

35) https://www.health.harvard.edu/blog/nutritional-strategies-to-ease-anxiety-201604139441

36) https://www.health.harvard.edu/blog/eating-well-to-help-manage-anxiety-your-questions-answered-2018031413460

게 되고, 수면의 질이 떨어진다. 습관적으로 마시다가 알코올 의존과 같은 문제가 발생할 수 있기 때문에 반드시 피해야 한다. 특히, 정신과 약을 복용 중인 경우라면 약물과 알코올의 상호작용으로 인해 심각한 문제가 발생할 수 있으니 주의가 필요하다.

2) 커피를 비롯한 카페인 함유 음료(녹차, 에너지드링크 등)
 카페인에 민감한 사람은 한 모금의 커피에도 가슴 두근거림이 유발되면서 공황발작으로 이어질 수도 있다. 카페인은 교감신경을 항진시켜 스트레스에 민감하게 만든다. 또, 수면에 지장을 주기 때문에 마시지 않는 것이 좋다.

3) 설탕이 많이 함유된 음식
 높은 당도를 가진 식품은 롤러코스터처럼 혈당을 급격히 올린 다음 혈당이 급격히 떨어지게 한다. 이는 불안감을 악화시킬 수 있다. 디저트로 많이 즐기는 케이크나 쿠키, 마카롱 등을 비롯하여 사탕, 설탕이 든 음료(과일주스를 포함한 대부분의 시판 음료들은 설탕 덩어리다)가 이에 해당한다. 단맛이 나지 않아도 샐러드 드레싱이나 토마토소스, 케찹 등에도 숨겨진 설탕이 많이 들어 있으니 주의하도록 한다.

4) 가공식품
 정제된 탄수화물(흰 밀가루, 흰쌀밥 등)과 지방이 많이 함유된 가공식품은 몸 전체의 염증 수치를 높여 불안감을 유발한다. 가공식품들은 섬유질이 거의 들어있지 않아 장내 미생물 생태계에도 좋지 않은 영향을 준다.

이러한 좋지 않은 음식은 피하면서 식품을 선택할 때 불안을 완화시키는 데 도움이 되는 것들을 적극적으로 활용하면 금상첨화일 것이다.

2. 불안을 완화시키는 식습관

1) 규칙적인 식사로 저혈당 상태를 예방하는 것이 중요하다.

불규칙적인 식사로 인해 공복시간이 길어질 경우 저혈당 상태가 되면서 쉽게 불안을 느끼게 되므로, 가급적 규칙적인 식사로 심한 배고픔을 느끼지 않도록 해야 한다.

2) 충분한 수분 섭취가 필요하다.

물이 좋다고 습관적으로 물을 마시는 사람도 많지만, 의외로 커피 등 탈수 작용이 있는 음료를 많이 마시면서 정작 물을 마시지 않아 만성 탈수 상태인 사람도 적지 않다. 만성 탈수로 어지러움이나 피로, 변비, 소화장애 등의 증상이 나타날 수 있는데, 공황장애 환자의 경우 신체 불편감에 대한 민감도가 증가하기 때문에 이러한 요소를 해결하는 것도 중요하다. 소변 양이 적거나 노란 빛을 띠고, 입이 자주 마르고, 피부가 푸석푸석하다면 수분이 부족하다는 증거이므로, 수분 섭취량을 늘릴 필요가 있다.

3) 인스턴트 식품이 아닌 자연식품 위주로 다양하게 먹고, 불안을 완화시키는 데 도움이 되는 음식을 섭취한다.

3-1) 항산화 물질 함량이 높은 식품:
콩, 과일, 베리류, 견과류, 야채류(아티초크, 케일, 시금치, 비트, 브로콜리 등)와 강황, 생강
  불안은 총 항산화상태가 낮아지는 것과 상관관계가 있어 항산화 물질 함량이 높은 식품은 불안을 낮추는 데 효과적이라고 할 수 있다.

3-2) 프로바이오틱스가 풍부한 식품:
요구르트, 청국장, 낫또, 김치 등 발효 식품
  장내 세균이 미주 신경을 통해 뇌에 신호를 보내며, '장-뇌 축'을 건강하게 한다. 장내 유익균의 번식을 도와 장내 환경을 건강하게 만들어준다.

3-3) 마그네슘 함량이 높은 식품:
시금치, 근대와 같은 잎채소, 콩과 식물, 견과류, 씨앗류, 통곡물 등
  마그네슘이 부족할 경우 불안, 우울, 불면, 근육 경련, 피로 등이 나타날 수 있으니 음식을 통해 부족하지 않도록 섭취한다.

3-4) 아연이 풍부한 식품:
통곡물, 굴, 케일, 브로콜리, 콩과 식물, 견과류, 간, 쇠고기, 달걀 노른자 등
  아연은 항산화효과와 GABA 및 글루타메이트 조절에 관여함으로써 불안, 우울 완화에 도움이 된다.

3-5) 오메가3 지방산이 풍부한 식품:
고등어, 정어리, 멸치, 연어, 청어, 아몬드, 호두, 캐슈넛, 들기름, 해바라기씨, 햄프씨 등

오메가 3 지방산 섭취가 증가하면 염증 수치가 감소하는데, 이는 결과적으로 불안 증상을 감소시킨다.

3-6) 비타민 B가 풍부한 식품:
아보카도, 아몬드, 아스파라거스, 잎채소, 고기, 토마토, 바나나 등
 비타민 B는 신경 흥분을 감소시켜 불안을 완화하는 효과가 있다.

3-7) 트립토판이 많이 함유된 식품:
육류, 달걀, 우유, 치즈, 녹색채소, 바나나, 견과류, 다크 초콜릿 등
 인체에서 만들어지는 세로토닌이라는 행복 호르몬은 긴장을 풀어주고, 행복감을 높여준다. 이 세로토닌을 만들기 위한 필수아미노산이 바로 트립토판이다.

 식재료를 고르거나 음식을 선택할 때 매번 영양소, 성분을 따져 보기는 힘들다. 이상의 내용을 참고로 하여 다음과 같은 식품을 다양하게 골고루 섭취하는 것으로 충분하다.
 통곡물, 육류(쇠고기, 돼지고기, 닭고기 등), 등푸른 생선(고등어, 청어, 멸치, 연어 등), 녹색 채소, 달걀, 우유, 치즈, 콩, 베리류, 바나나, 토마토, 아스파라거스, 견과류(아몬드, 호두, 캐슈넛 등), 발효식품(김치, 요구르트, 낫토 등) 등으로 조미료나 당분이 첨가되지 않은 자연식품 위주로 규칙적인 식사를 하는 것이 필요하다.

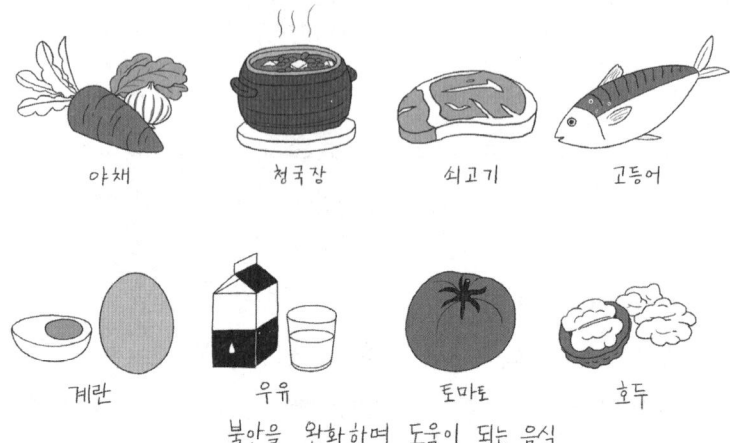

불안을 완화하며 도움이 되는 음식

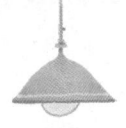

공황장애 치료 사례

[치료 사례 1]
직장 내 괴롭힘 이후 공황장애가 발생한 28세 여성

환자는 직장 내 집단 따돌림의 피해자였다. 따돌림은 6개월 전 인사이동으로 새로운 팀에 발령이 나면서부터 시작되었다. 인턴으로 대기업에 입사해 계약직에서 정규직으로 전환이 되었던 케이스였는데, 새로 발령된 팀에서는 그녀를 제외하고는 모두 정직원으로 입사한 직원들이었다고 한다. 팀 내에서 집단 괴롭힘은 교묘한 방법으로 이루어졌고, 은근한 무시와 따돌림이 시작됐다. 평소 가깝게 지냈던 다른 동료들과 지인들은 인사팀에 신고를 하자고 했다. 하지만 어렵게 정규직 전환에 성공했는데 문제를 만들어 부정적인 인상을 주면 좋지 않다는 생각에 가족들에게조차 이 사실을 숨긴 채 수개월 간 속앓이를 했고 지옥 같은 직장생활을 묵묵히 견뎌냈다. 그러던 그녀가 생각을 바꾸어 인사팀에 신고하기로 결심한 계기는 공황발작 때문이었다.

공황발작이 처음 발생한 곳은 사무실 안이었다. 평소와 다름없이 회사에 가기 싫은 마음을 억지로 달래고 출근한 어느 날 아침이었다. 별안간 심장을 누군가 쥐어짜는 듯한 가슴의 통증을 느꼈고, 동시에 눈앞이 하얘지고 어지러워지면서 숨이 턱 막혀오는 것 같았다. 구토를 할 것 같은 느낌이 들어 급히 화장실로 뛰어갔지만, 화장실에 가서도 증상은 쉽게 가라앉지 않았고 눈물이 주체할 수 없이 흘렀다. 이러다 죽겠구나 싶은, 생전 처음 겪어보는 공포감이 느껴졌다. 결국 119에 신고해 응급실을 찾았고, 여러 가지 검사에서 이상은 발견되지 않았다. 이후로도 몇 차례 비슷한 공황발작으로 응급실 신세를 져야 했고, 결국 공황장애로 진단을 받았다.

이 일을 겪은 후, 가족과 상의 끝에 직장 내 인사팀에 신고하기로 했다. 한의원에 처음 내원하였을 때는 다행히 직장 내 괴롭힘이 인정되어 가해자들에 대한 징계 절차가 진행되고 있는 상태였다. 이 일로 3개월간 휴직하기로 인사팀과 합의가 되었고, 이후에는 익숙하고 가까운 동료들이 있는 예전의 팀으로 복귀하기로 예정되어 있었다. 모든 문제가 잘 해결되어 가고 있는 듯 보였지만, 공황장애만은 여전히 그녀를 괴롭히고 있었다.

한의원 첫 내원 당시, 정신과에서 진료를 받은 후 약 2달째 정신과 약을 복용하고 있었다. 이전만큼은 아니었지만, 증상은 계속 나타나고 있었으며 특히 쇼핑몰, 지하철 등 사람이 많이 있는 공간에 가면 주변 사람들의 시선이 의식되면서 자주 공황발작 증상이 나타났다. 이런 상황이 불편해 점점 사람들이 밀집된 장소를 피하게 되었고, 특히 밤에 자다가 깨 공황 증상을 겪은 후로는 잠도 편히 자기 어렵고, 꿈을 많이 꾼다고 했다.

초진 시 불안과 신체 긴장도가 높아 손과 목소리 떨림이 나타나고, 긴장된 상태에서 말을 하다 보니 호흡이 자꾸 짧아지는 것이 관찰되었다. 또한, 면담 중 자주 눈물을 보이기도 했다. 공황발작이 있을 때 두려움과 함께 가장 두드러지게 나타나는 신체 증상은 호흡곤란이었으며, 흉통과 두통, 어지럼증, 두근거림 등이 동반되었다. 정신과 약은 증상 안정에 조금 도움이 되었으나, 때로는 심장이 오히려 더 빨리 뛰는 것 같기도 하고, 낮에 졸음과 멍함이 있어 불편하다고 했다. 아침과 자기 전 2번 복용하도록 되어 있었으나, 약을 먹으면 낮에 일상생활이 불편해지고 정신과 약을 먹으나, 먹지 않으나, 큰 도움이 되지는 않는다고 느껴 임의로 밤에 자기 전에만 정신과 약을 복용하고 있는 상태였다. 공황발작이 나타났을 때 복용할 수 있는 상비약도 함께 처방받았으나, 복용하지는 않았다고 한다.

당시, 약 5개월 후로 예정된 결혼식을 준비 중이었는데, 공황장애 증상 때문에 결혼식을 미룰까도 고민했었지만, 여러 여건상 연기가 어려워, 적극적으로 치료를 하기로 마음먹고 한의원을 찾았다고 했다.

초진 시 진찰 내용을 살펴보면, 평소에도 장이 약해 복통과 설사가 잦았는데 이러한 양상이 더욱 두드러져, 음식을 먹으면 바로 복통이 심해지고, 변의를 느끼면서 설사나 묽은 변을 자주 보고 있다고 했다. 스트레스 사건을 겪으면서 위장 기능과 식욕이 저하되다 보니 체중도 약 반년간 8kg이 빠져 평소 53kg이었던 몸무게가 45kg까지 감소하였다. 앞서 언급하였듯 수면 문제 또한 함께 있었는데, 자기 전 정신과 약을 복용했음에도 수면 시간이 길지 않고 이른 새벽에 저절로 눈이 떠지는데 다시 잠들기가 어렵다고 호소하였다. 몸이 차고 추위를 많이 타는 편이었는데, 사건 이후 여름이었음에도 손과 발에 냉감이 심해졌다고 했다. 땀은 비교적 적은 편이었지만, 불안감을 느끼거나 공황발작을 겪을 때는 손과 발이 차가워지면서 땀이 많이 났다. 생리 관련하여서는 주기가 약간 불규칙해지긴 했으나, 다행히 큰 문제는 없었다.

뇌기능검사, 간이정신진단검사(SCL-90-R)를 시행하고 맥진, 복진, 설진 등 다른 한의학적 관점에서의 진찰을 종합하여 한약 처방의 방향을 설정하였으며 정신적, 신체적 스트레스 반응을 완화하고 환자의 약한 장부인 비위 기능을 보강할 수 있도록 한약과 침/뜸 처방을 구성하였다. 심리적 지지를 위하여 치료 초반 주 2회 통원하여 침 치료를 받도록 하였고, 그중 1회는 심층 상담을 통해 심리치료를 병행하였다. 심리 상담과 별개로 심신에 대한 통제감 회복을 위하여 호흡법을 비롯한 다양한 이완 요법, 한의학적 정신요법인 감정자유기법(EFT) 등도 시행하였다. 일반적으로 정신과 약을 이미 복용하고 있을 경우에는, 치료 초반 한의학적 치료와 병행하면서 경과를 지켜보다가 증상이 안정되는 것을 확인해가며 서서히 감약하는 것이 보통이다. 그러나 이 환자는 양약의 부작용으로 불편함이 큰 상태였고, 의존에 대한 두려움이 있었으며, 정신과 약을 사용하지 않겠다는 본인의 치료 의지가 워낙 강해, 바로 정신과 약을 중단하고 한약 치료와 이완 요법으로 치료하기로 했다.

치료 1개월 경과

정신과 약을 중단하면서 최초 2주간은 공황발작과 불면 등을 비롯한 증상 변동이 심했다. 수면을 도울 수 있는 이완 요법인 자율훈련법에 대해 교육하고 취침 전 적극적으로 적용하도록 하였다. 또한, 자율신경계 기능을 안정시키고, 공황발작 시 대응하기 위해 복식호흡에 대해 알려주고 연습하도록 하였다. 치료 초기엔 잠이 들기까지 걸리는 시간이 평소보다 다소 지연되었으나, 다행히 잠을 아예 못 자는 날은 없었고 2주차 이후로 점차 개선되어 치료 1개월 경과 시점에는 잠이 드는 데 걸리는 시간이 아프기 이전과 비슷한 정도로 돌아왔다. 하지만, 여전히 새벽에 꿈을 자주 꾸었고, 꿈을 꾸다가 깼을 때, 호흡이 불안정하고 두근거리는 증상이 나타났으며, 다시 안정되기까지 시간이 오래 걸려 절대적인 수면의 양이 하루 4~5시간 안팎으로 줄어들었다. 수면의 질 또한 좋지 못했다.

운전면허증을 분실해서 재발급을 위해 남자친구와 함께 면허시험장에 방문하였는데, 실내에 사람들이 많은 것을 보자마자 불안감이 심해지며 공황발작이 나타나, 배운 대로 호흡법을 적용해 보았으나 쉽지 않앉다고 했다.

치료 2개월 경과

　수면시간이 다소 늘어나 하루 5시간 이상은 자는 것 같은데, 악몽이 매일 나타나고 꿈을 꾸다가 깨는 일이 잦았다. 자고 일어나면 늘 가슴 두근거림이 있어 진정되기까지 시간이 오래 걸리고, 피로감이 잘 해소되지 않았다. 위장 상태는 다소 안정되어서, 입맛은 별로 없지만 하루에 2끼 정도는 먹게 되었고, 설사 증상도 빈도가 많이 줄었다. 그 사이 공황발작은 2번 정도 있었는데, 첫 번째는, 휴직과 가해자 징계에 관련한 서류를 작성하러 회사에 잠시 들렀을 때 나타났다. 회사에 가기 전까진 괜찮았는데, 막상 실내에 들어가려고 하니 숨이 잘 안 쉬어지고 가슴이 답답해지는 것을 느껴 호흡법을 통해 진정시키려 노력했다. 포기하고 싶었지만, 같이 갔던 남자 친구가 옆에서 손을 잡고 같이 있어 주었고, 서류 작성은 간단한 내용이어서 1시간 정도 휴식하고 증상이 가라앉은 후 무사히 작성하고 나왔다. 두 번째는, 어머니와 백화점에 갔을 때 일어났는데, 이번에도 당장 밖으로 뛰쳐나가고 싶었지만, 꾹 참고 외진 엘리베이터 앞 의자에 앉아 어머니와 함께 호흡법을 시도했다. 증상은 지난번 운전면허시험장과 회사에 갔을 때보다는 좀 더 짧게 지나갔던 것 같으나, 진이 빠져서 더 이상 쇼핑은 다 하지 못하고 집에 돌아왔다. 면담 중, '여전히 힘들긴 했지만, 그래도 전보다 조금씩 나아지는 듯해 다행이라고 느껴졌다'고 표현하였다.
　완전치는 않지만, 공황발작이 나타났을 때 그동안 훈련했던 호흡법을 사용해 조금씩 몸과 마음을 통제해 가면서 자신감을 되찾아가는 모습을 확인할 수 있었다. 또한, 남자친구와 어머니 등 가까운 사람들의 일관된 심리적 지지가 공황발작 상황을 피하지 않고 맞서 넘어서는 데 큰 도움이 되고 있음도 확인되었다. EFT에 대한 교육과 실습을 실시했다.

치료 3개월 경과

가해자들에 대한 징계 절차가 마무리되었고, 복직 날짜가 정해졌다. 그 사이 공황발작이라고까지 할 만한 증상은 없었고, 증상이 나타나더라도 이전처럼 심하지는 않았으며 금방 지나갔다고 했다. 쇼핑몰도 가고, 지하철도 피하지 않고 타 보았는데, 두근거림이 여전히 느껴지고, 숨도 조금 가빠지지만, 쉬면서 호흡법과 EFT를 하면 어렵지 않게 가라앉았다. 상태가 많이 안정되긴 했지만, 막상 복귀하려고 하니 마음이 불안했다. 얼마 전까지 여전히 꿈은 꾸지만, 악몽까지는 아니었는데, 복직 날짜가 다가오면서 가끔 악몽을 꾸는 날이 생겼다. 그래도 수면 시간은 이전보다 늘어나 6시간 정도는 잘 수 있었다. 위장 상태도 많이 안정되어, 식후에 바로 복통이 나타나 화장실을 가던 일은 거의 없었고, 입맛도 많이 돌아와 식사도 하루 2끼 이상은 꾸준히 하게 되었다.

치료 4개월 경과

회사에 복직했다. 복직 당일 많이 긴장했고 들어가기 전 가슴 두근거림이 심해서 불안했지만, 이전에 했던 것처럼 호흡법과 이완 요법들을 통해 무사히 가라앉힐 수 있었고, 걱정했던 것과 달리 동료들이 많이 위로해주고 따뜻하게 환영해주어서 비교적 잘 적응하고 있는 것 같다고 했다. 공황발작은 없었으며, 꿈은 여전히 있지만, 잠은 잘 자는 편이고 자극적인 음식만 조심하면 소화도 괜찮았다.

치료 5개월 경과

결혼식은 예정대로 진행되었고 무사히 끝났다. 신혼여행 때 비행기를 타는 것도 많이 걱정되었는데, 아무 일 없이 잘 다녀와 기뻤다고 했다. 가슴 두근거림 같은 신체 증상이 약간 남아있긴 하지만, 공황발작 증상은 최근 2개월 이상 발생하지 않았고, 직장에도 걱정했던 것보다 수월하게 적응하고 있어 1개월에 1번씩 내원해서 경과를 체크하기로 하고 한약 치료는 종결하였다. 그녀는 이후로도 3개월간 1개월에 1번씩 내원하며 경과를 관찰하였는데, 공황발작은 없었고 일상생활에 큰 불편함 없이 잘 지내고 있다고 했다.

[치료 사례 2]
광장공포증이 함께 나타난 22세 남성

환자는 키 180cm, 몸무게 68kg의 호리호리한 체격으로 군 제대 후 복학을 앞둔 대학생이었다. 처음 공황발작 증상이 나타난 장소는 지하철 안이었다. 군 제대 후 카페에서 아르바이트를 하던 그는 무더운 어느 여름날, 아르바이트를 하는 카페에 가기 위해 지하철을 탔다가 공황발작을 경험했다. 그날따라 지하철에는 승객이 많았는데, 객차의 안쪽으로 밀려 들어가면서, 갑작스럽게 숨이 막히고 답답해지고 지하철에서 내리고 싶다는 생각이 들었다. 하지만 만원 승객으로 인해 바로 내릴 수가 없었고, 탈출하지 못한 채 숨이 막혀 죽을 것 같다는 공포감에 휩싸였다. 공황발작 증상은 공포, 질식감과 함께 어지럽고 손발이 저릿한 느낌, 두근거림, 식은땀 등으로 나타났다. 이후 지하철 외에도, 자동차 안,

헬스장 등 여러 곳에서 공황발작이 반복되었는데, 특히, 최초 증상이 나타났던 지하철에 대한 예기불안과 회피 반응이 심해 초진 당시 지하철을 이용하지 못하는 상태였다. 또, 대체로 더운 환경에 갔을 때 증상이 심해지는 양상을 보였다. 결국, 공황장애와 광장공포증이 함께 진단되었다. 평소 이렇다 할 스트레스 요인이 없었고, 대인관계와 가족관계 모두 원만했기에 이런 상황이 그에게도 가족들에게도 당혹스러웠다.

평소에도 좋지 않았던 위장 문제(변비-설사가 교대로 나타남, 복부 팽만감, 구역감, 식욕 저하 등)가 심해져 식사를 제대로 하기 어려운 상태였으며, 체중도 눈에 띄게 감소하였다. 평소에도 가슴 답답함을 호소했으며, 절대적인 수면 시간은 10시간 가까이 되지만, 일주기 리듬이 전반적으로 뒤로 밀려 새벽 3~4시에 잠들고 다음 날 오후 1~2시에 일어나는 패턴이 반복되고 있었다. 수면시간이 많음에도 불구하고 피로감이 심했다. 평소 몸에 열감이 잘 느껴지는데, 안면부 상열감이 자주 느껴지는 반면에, 손발은 늘 차다고 했다. 초진 내원 당시 혈압은 충분히 안정을 취하고 반복해서 측정했음에도 불구하고 145/95 전후로 다소 높은 상태였으며, 심박수도 분당 98회로 빠른 편이었다.

초진 시 병력 청취와 뇌기능검사, 간이정신진단검사(SCL-90-R), 신체 검진, 한의학적 검진(맥진, 복진, 설진) 등을 종합해 '심담허겁(心膽虛怯)'으로 변증하고, 공황발작과 불안을 억제하고 신체 기능을 회복하기 위한 한약 처방과 침, 뜸 치료를 진행하기로 하였다. 또한, 공황장애에 대한 정확한 지식을 전달하고, 주 2회 통원 치료를 유지하면서 공황발작과 불안에 스스로 대응하기 위한 호흡법과 이완 요법들, EFT 등을 훈련하였다. 특히, 자극에 대해 예민하게 반응하게 되는 뇌신경계의 민감도가 어느 정도 조절력을 되찾아갈 무렵에는, 두드러지게 나타나는

지하철에 대한 회피 반응을 해소하기 위해 행동치료 중 자극원에 대한 노출요법을 시행하기로 하였다.

치료 2주 경과

치료 초기에는 흔들린 전신 컨디션을 바로잡기 위해, 뒤로 밀린 수면 리듬을 정상화하고, 위장기능을 회복시키는 데 주력하였다. 수면 리듬은 기상 시간을 매일 조금씩 앞으로 점진적으로 당기는 방법을 통해, 오전 10시 이전에 기상하고 자정 이전에 잠드는 것을 목표로 하였다. 한편, 약해진 위장을 보호하는 한약 처방을 하였으나, 치료 초기에는 위장 장애가 빠르게 잡히지는 않았다. 특히, 배에 가스가 차고 설사 증세가 잦았다. 통원 치료를 하며 침 치료와 함께 복부에는 뜸 치료를 병행하였고, 안정적인 호흡을 되찾기 위한 훈련을 진행했다.

치료 1개월 경과

이전에는 집에서도 혼자 있을 때면 많이 불안했는데, 이제는 혼자서 집에 있으면 느껴지던 불안감은 많이 사라졌다고 했다. 다만, 두근거림은 집에서도 여전히 느껴지고 있는 상태였다. 아직 지하철은 이용할 수 없고 실외 공간에 대한 두려움도 여전했다.

노출 치료의 일환으로 매일 30분씩 외출하여 걷고 어머니와 함께 집에서 가까운 지하철 개찰구 앞까지 갔다가 집으로 돌아오도록 숙제를 내주었다. 어머니의 도움으로 행동치료는 비교적 원활하게 진행되었다. 한 번은 유독 더운 날이었는데, 땀이 평소보다 더 나니까 불안이 심하게 밀려 들어와 공황발작까지 가지는 않았으나 불안이 심해져 집으로 돌아왔고, 그날은 하루종일 힘들었다고 했다. 노출요법을 진행하는 과정에서 당연히 겪고 넘어가야 하는 과정이기에 지속적으로 용기 내어 노력하도록 당부하고, 그 상황 속에서도 공황발작까지는 가지 않고 제어되었음을 상기시키며 더 나아질 것이라 격려하였다. 외출은 1시간까지 할 수 있었다. 한편, 학교는 적극적인 치료를 위해 1학기 더 휴학하려고 한다고 했다. 3주차부터는 설사 증상이 있을 때만 죽으로 식사를 하지만, 보통은 일반식으로 식사를 할 수 있게 되었으며, 설사 빈도도 많이 줄었다고 했다. 잠은 약 2시간 정도 당겨져서, 새벽 2시쯤 잠들어 12시 전에는 일어나 활동을 시작하는 상태였다. 자기 전에 자율훈련법을 시행하도록 하였다.

치료 2개월 경과

행동치료는 지하철 개찰구를 지나 승강장에 내려갔다 오는 과제까지 진행하고 있었다. 아직 지하철을 타고 갈 엄두는 안 난다고 하며 주로 호흡법을 사용하여 나타나는 신체 증상에 대해 대처하고 있었다. 공황장애 진단 후 중단했던 운동을 조금씩 다시 시작했는데, 핑 돌면서 시야가 흐릿해지는 느낌이 들면서 무서워 중간에 중단을 했다고 한다. 추가로 EFT에 대한 교육을 진행하고, 노력을 지지해주며 지하철과 마찬가지로 용기 내 상황에 직면하도록 격려하였다. 설사 증상은 이제 거의 사라졌고, 입맛은 별로 없지만, 일반적인 식사를 하는 데는 문제가 없었다. 입면 시간은 1시간가량 더 당겨져 자정~1시 사이에 잠들고, 11시쯤 일어나고 있었다. 통원 치료 간격을 주 1회로 줄였다.

치료 3개월 경과

혼자서 승강장에 가는 데에는 무리가 없게 되었으며, 지하철에 올라

탔다가 바로 내리는 것까지 훈련이 진행되면서, 사람이 별로 없는 밤 시간대에 지하철을 타고 한 정거장 가보는 것을 시도했다. 타기 전에는 심장이 엄청 빨리 뛰어서 괜찮을까 싶었는데, 막상 타고 나니까 별일 없이 타고 갈 수 있었고, 두근거림도 점차 잦아들어 약간 자신감이 생겼다고 한다. 하지만, 여전히 낮에 덥고 사람 많은 환경에서는 시도할 자신이 없었다. 운동할 때 잔잔한 긴장감은 느껴졌지만, 증상이 심하게 나타나지는 않았으며, 위장상태는 양호했다.

치료 4개월 경과

한동안 지하철을 한 정거장씩 타 보다가 점차 늘려서 최근에는 다섯 정거장 떨어진 역까지 갔다가 걸어오는 연습을 하고 있었다. 여러 증상이 미미하게 나타나는데 귀 먹먹함, 시야가 좁아지는 느낌, 두근거림이 나타났으나, 심하지는 않아 호흡법을 통해 대처가 잘 되었다고 했다. 노출 전에 EFT를 시행하도록 권유하였다. 집에 혼자 머무는 것은 이제 크게 두렵지 않으며, 운동할 때도 큰 문제는 없었다. 외출은 하루 평균 2~3시간씩 하려고 노력한다고 했다. 주로 선선한 시간대에 하는데, 좀 더 낮에 외출해보려고 시도 중이었다. 위장 기능은 더 좋아졌으며, 피로감은 여전히 있지만 전보다는 대체로 호전된 상태로 확인되었다.

치료 5개월 경과

복학을 앞두고 정거장 수를 점차 늘려가고 있으며, 다른 노선으로 환승도 해보았다. 지하철을 최대로 타 본 시간은 환승 포함해서 50분 정도이며, 증상이 다소 심한 날도 있고, 아무렇지도 않은 날도 있는 등 증상 편차가 어느 정도 있었다. 하지만 증상이 있던 날에도 다행히 공황발작까지 진행되는 경우는 없었고, 호흡법과 EFT 등을 통해 제어될 수 있는 정도에 그쳤다. 오랫동안 실외에 있으면 빨리 지치기는 하지만, 일반적인 외출 시간은 크게 부담되지 않았으며, 위장기능 관련해서는 중간에 1~2번 설사가 좀 있었지만 금방 회복되는 경향을 보였다. 수면 상태도 양호했다.

치료 6개월 경과

지하철을 이용할 때마다 마음속에 약간의 걱정이나 불안감은 있지만, 요즘은 일상적인 거리는 어렵지 않게 타고 다닐 수 있게 되었다. 외출도 이제 큰 어려움 없이 할 수 있으며, 치료 초기와 계절이 달라 단순 비교는 힘들지만, 더운 히터 공기를 접하는 실내에 가더라도 답답함이 심하게 느껴지지는 않는다고 했다. 증상이 나아지면서 처음보다는 호흡법과 자율 훈련법, EFT 훈련을 종종 빼먹는 일이 있었지만 그래도 하루에 1번씩은 하려고 노력하고 있었다. 증상 관리와 재발 방지를 위해 습관화하도록 권유하였다. 사정이 있어 거주지를 먼 곳으로 옮기게 되었고, 복학도 하게 되면서 치료는 약 6개월 진행하고 종결하게 되었다. 꾸준한 한의학적 치료 그리고 노출요법을 비롯한 인지행동치료를 성실하게 유지하면서 일상 생활에 문제없이 증상이 관리되는 관해 상태에 이를 수 있었던 사례이다.

[치료 사례 3]
정신과 약물을 빨리 끊고 싶어 했던 50대 남성

환자는 보통 체격에, 그다지 예민해 보이지 않는 인상이었으나, 최근 반복되는 증상으로 건강에 대한 걱정이 많았다. 정신과 약을 아침, 저녁으로 복용 중인데, 약물 부작용에 대한 염려로 한약 치료를 위해 한 의원을 찾았다. 한 달 전 가족 여행을 마치고 태국에서 귀국하려고 비행기를 타러 검색대를 통과하는데 갑자기 가슴이 덜컥하는 느낌이 들었고, 잠시 후 심장이 두근거리면서 기분 나쁜 느낌이 들었다고 한다. 불안해지면서 얼굴로 열이 달아오르고 기운이 빠지면서 겁이 나기 시작했다. 당시 최고 혈압이 170을 넘었다고 했다. 현지 병원으로 이송되어, 혈액검사, 심전도, CT까지 찍었지만, 아무 이상이 없었다. 귀국해서 며칠 동안 괜찮은가 싶더니 이후로 아침에 출근하려고 하면 기운이 빠지면서 공기가 탁하게 느껴진다고 했다. 심장내과에서 정밀검사를 다시 받았는데, 이상이 없었다. 정신과에서 공황장애라고 진단받고 2주일 전부터 매일 약을 복용 중이었다.

  직업 특성상 지방으로 이동하는 일이 많아서 정신과 약을 꼭 챙겨가고, 출장 갈 때에도 혼자서는 힘들어 동료와 함께 다닌다고 했다. 기력이 떨어지는 느낌이 계속 있는데, 이럴 때 불안감이 심해진다고 했다.

  다행히 공황발작이 오기 전 수면이나 소화기 상태가 좋은 편이었으며, 개선되기 힘든 나쁜 환경적 요인이 크지 않았기 때문에, 현재 나타나는 신체적 증상(기력 저하, 두근거림, 호흡 답답 등)이 개선되면 심리적으로도 빠르게 안정될 것으로 판단되었다. 특히 주변에서 정신과 약물의 폐해를 겪는 것을 많이 보아서, 정신과 약물을 빨리 끊고 싶다는 생각과 한약 치료에 대한 긍정적인 기대가 있어 치료 과정에 순응적이었다.

  공황 증상은 위험한 신호가 아니라 나를 지키려는 과정에서 나타나는 몸의 반응이라는 것을 설명하고, 앞으로 치료 과정에서 자율신경계의 균형을 회복하는 것과 스스로 신체적 긴장을 이완하고, 불안의 속성을 이해하고, 조절하는 방법에 대해 익힐 것이라고 치료계획을 안내했다. 지방 출장이 잦은 편이라 불규칙적인 생활리듬을 가지고 있는 부분, 거의 매일 음주하는 습관, 책임감 때문에 조금 무리가 되더라도 참고 일하거나 거절하지 못하는 등의 성격은 바꾸어 보겠다고 했다.

뇌기능검사, 간이정신진단검사(SLC90), 가속도맥파검사(APG), 심박변이도검사(HRV)와 진맥 결과를 바탕으로 떨어져있는 신체 컨디션을 개선하고, 불안에 대한 조절력을 키우는 한약치료와 자율신경계를 안정시키는 데 도움이 되는 침 치료를 기본으로 하면서 이완을 돕는 자율훈련법, 마음챙김 명상, 향기요법을 병행했다.

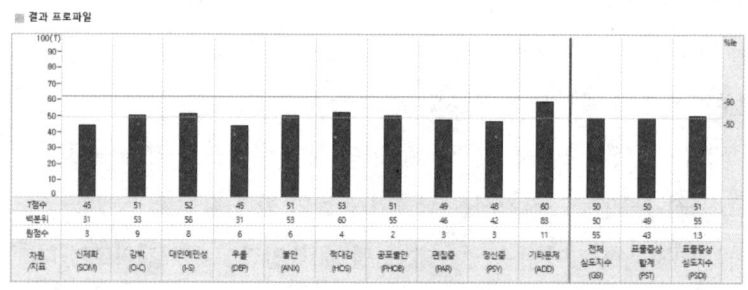

치료 2주 경과

기운 빠지는 것은 예상보다 빠르게 회복되고 있으며, 두근거림도 없었고, 식욕도 좋아지고, 소화도 잘 되는 것 같다고 했다. 얼굴로 열 오르는 것도 없어졌는데, 몸이 편안해지니 이전처럼 마음도 안정되는 것 같다고 했다. 그래서 정신과 약도 안 먹고 지냈다고 한다.

신체 증상은 상황에 따라 오르락내리락하면서 점차 안정될 것이니 다시 증상이 오더라도 두려워하지 말자고 미리 당부했다. 공황장애에 대해 이해가 부족할 경우, 자칫 증상의 여부만 보고 '치료가 잘 되고 있다', '치료가 안 되고 있다'고 섣불리 판단하기도 하며, 증상이 나타나지 않을 때는 다 나았다고 생각해 치료를 임의로 종결하려 하거나, 일시적으로 사라졌던 증상이 조금이라도 다시 나타나면 재발했다고 낙담하기도 한다. 하지만 이는 마치 파도의 물결이 출렁이듯, 치료 과정에서 일반적으로 겪게 되는 반응임을 미리 인지하고 있는 것이 필요하다. 그러한 과정을 통해 증상이 나타나더라도 안정적인 상태로 다시 회복된다는 것과 증상이 올라오더라도 심한 발작 상황이나 두려움, 불안으로 연결되지 않는다는 것을 뇌 인지과정 속에서 안착화시키고, 이를 제어하는 힘을 키우는 것이 한의학 치료의 핵심이라 할 수 있다.

치료 1개월 경과

불편한 신발을 신은 후 발바닥이 아팠다. 몸이 좋지 않으니 속도 울렁거리고 긴장되었다. 그때, 혈압을 재보니 150이 넘어가서 이전처럼 응급상황이 생길까 봐 다시 정신과 약을 복용한 적이 있었다고 했다. 처음 공황발작이 있었던 그때 기억이 나면 두려운 생각이 밀려온다고 했다. 배운 대로 열심히 알아차림 명상을 하고 있다고 했다.

치료 2개월 경과

며칠 전 명절 연휴에 증상이 올라왔다. 오랜만에 가족들이 다 모여서 늦게까지 담소를 나누다 잠을 설쳤는데, 다음 날 2시간가량 산책을 하던 도중 이상한 기분이 들면서 불안해져 정신과 약을 복용했다. 최근에는 몸의 증상보다는 알 수 없는 두려움이 간간히 올라온다고 했다.

치료 3개월 경과

이번 기간에는 정신과약을 복용하지 않았다. 얼마 전 지방 출장을 다녀왔는데, 저녁에 기운이 조금 떨어지면서 힘들었고, 몸이 확 다운되는 느낌이 있었다. 저녁 식사 후에 나른해지면서 이유 없이 기분이 좋지 않았지만 정신과 약을 먹을 정도는 아니었다고 했다.

치료 5개월 경과

지방 출장을 가는 일이 좀 더 많아졌는데, 증상이 좋아지면서 직접 운전도 하고, 기차를 타고 이동하기도 했지만, 별 다른 문제는 생기지 않았다.

그러다 며칠 전 연달아 지방 출장으로 무리를 했더니, 주말 오후에 외식을 하고 나서는 힘이 쭉 빠지면서, 기분이 안 좋아졌다. 하지만 특별히 두근거림이나 어지러움은 없었고, 조금 쉬고 나니 괜찮아지긴 했다.

치료 7개월 경과

미세하게 한두 번 불안한 느낌이 있었지만, 잠도 잘 자고 몸은 편하다고 했다. 힘이 쫙 빠질 때가 한 번씩 있었지만, 금방 괜찮아질 것이라는 것을 알기에, 이제는 걱정하지 않는다고 했다.

며칠 전, 뒷목이 뻐근해지면서 결리는 느낌이 들었는데, '혈관이 잘못된 것 아닌가? 병원에 실려 가는 것 아닌가?' 하는 생각이 들었다. 야근하다가 힘들어서 그런가 보다 하고 바로 퇴근하고, 운전해서 집으로 오는데 마음이 편하지 않았다. 혹시 집에 가다가 잘못되면 응급실을 가야 하나 하는 생각이 들었지만 이전처럼 심하지는 않았다.

치료 9개월 경과

아프기 이전 컨디션으로 완전히 돌아온 것 같다고 했다. 지방 출장도 직접 운전해서 다녀오고, 업무도 문제없이 보고 있다고 한다. 공황 때문에 큰 문제가 생기지 않을 것이라는 확신도 든다고 했다.

뉴스를 보다가 불안한 생각이 잠시 스쳐 지나갔지만, 다행히 별다른 증상은 나타나지 않았다. 이제는 몸의 반응이나 불안이 있어도 크게 개의치 않으면서 일상생활에 집중할 수 있다.

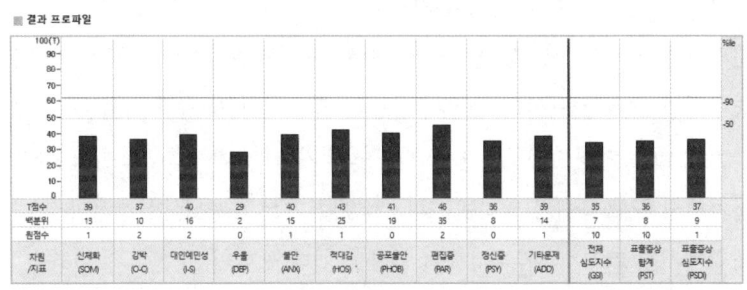

공황장애 환자들의 치료 종결 시점은 신체 증상의 유무로만 결정하지는 않는다. 자율신경계의 균형을 회복하고, 뇌기능의 조절 기능이 정상 기능을 되찾아가고 있는지를 살펴 종합적으로 치료 종결 시점을 잡아야 한다. 일상적으로 나타날 수 있는 두근거림, 숨 막힘, 가슴 답답함, 어지러움, 기운 없음, 수면과 소화 문제 등이 있다 하더라도, 지나치게 민감하게 받아들이면서 뇌 신경계가 흥분되고 이상 증상이 나타나던 것을 한의학 치료를 통해 자극에 대한 민감도를 조절하고, 스스로 제어할 수 있는 힘을 길러 대처할수 있게 된다. 이를 통해 두려움을 자연스러운 감정으로 받아들이며, 스스로를 이완하고 돌볼 수 있는 상태로 만드는 것이 치료의 핵심이다. 이러한 과정 없이 증상의 억제에만 초점을 둔다면, 별다른 자극이 없어 몸이 편할 때는 불안감을 느끼지 않다가도, 조그마한 이상 감각에도 걱정과 불안이 높아지고, 스스로 조절하지 못해 공황발작으로 이어지는 일이 반복될 수밖에 없기 때문이다.

[치료 사례 4]

고속버스, 기차, 비행기 등 창문을 열 수 없는 교통수단만 타면 공황이 나타나 해외여행은 꿈도 못 꾸던 40대 여성

첫 증상은 지인들과 여행을 가던 고속버스 안에서 일어났다고 했다. 환자는 옆자리의 친구와 담소를 나누던 중, 아무런 이유 없이 갑자기 옆구리가 결리는 느낌이 나면서 가슴도 답답해지고, 당장 죽을 것만 같은 느낌이 들었다고 한다. 거의 실신 상태가 되어서 고속버스를 급하게 정차하고 구급차에 실려 응급실을 갔으나 가는 도중 몸이 괜찮아졌고, 병원에서도 검사상 아무 이상이 없다고 했다고 했다.

그 이후로도 두세 차례 버스와 기차 안에서 응급실에 갈 정도로 비슷한 증상이 나타나 정신과에서 공황장애 진단을 받았다고 한다. 정신과 약을 처방받아 복용했으나, 좋아지는 느낌이 없어서 가족들과 같이 해외여행 가는 건 꿈도 못 꾼다고 했다. 이런 상황이 너무 괴롭고 생각하면 생각할수록 스스로가 답답하다고 했다. 복진 상 강하게 저항이 느껴지는 거안(拒按)과 흉협고만(胸脇苦滿)에 대응하기 위한 처방을 먼저 투여하기로 했다.

치료 1.5개월 경과

가슴 답답함과 옆구리 결리는 증상은 40% 수준으로 많이 줄었다. 전체적인 컨디션도 좋아지는 것 같다고 했다. 다만 여전히 창문 없는 교통수단을 이용하는 것에는 자신이 없어서 아직 시도하지 못하고 있다. 억지로 도전할 필요는 없으며, 한약 치료를 통해 서서히 자극에 대한 조절력이 생기면 자연스럽게 기회가 생길 터이니, 그때는 피할 필요는 없다고 이야기했다.

치료 3개월 경과

지하철을 탈 일이 있었는데, 지하철도 창문을 열 수 없다는 생각에 두려웠지만, 정거장마다 문이 잠깐씩 열리고 내가 답답하면 내릴 수 있다는 생각이 들자 이내 괜찮아졌다고 했다. 이전에 지하철을 탈 때는 어떠했는지 물으니, 공황장애를 겪은 이후부터는 아예 엄두조차 나질 않아서 시도하지 않아서 단순 비교는 어려울 것 같다고 했다.

치료 4개월 경과

예전에는 꼭 이런 탈것들을 타는 상황이 아니어도, 증상이 올라오거나 가슴이 이유 없이 답답해지면서 두근거리곤 했는데 최근에는 평상시에는 이런 증상이 거의 나타나질 않는다고 했다. 월말에 아들 집에 기차를 타고 갈 일이 있는데, 이번엔 한번 도전해 볼 용기가 난다고 했다. 기차를 탔을 때, 증상이 어떻게 발현되어, 어떻게 진정이 되었는지 경과 상황을 기록했다가 다음 내원 시 말해 달라고 했다.

치료 5개월 경과

며칠 전에 아들 집에 기차를 타고 갔는데, 타기 전에 살짝 두려움이 있었지만, 도착할 때까지 아무런 문제가 생기지 않았다고 했다. 고속버스나 기차 타는 것에 대해 불안감이 아예 없는 것은 아니지만, 이제는 문제가 생기지 않을 것이라는 생각이 든다고 했다. 정말 살 것 같다고 했다.

치료 종결이 가까워지고 있으니, 조만간 재검사해서 종결 시점을 잡아도 될 듯 하다고 고지했으나, 한 달 뒤 친구들과 제주도에 놀러가기로 했다며 비행기 탈 일이 있는데 일단 그때까지는 치료를 하고 싶다고 했다. 복진 상 거안(拒按)과 흉협고만(胸脇苦滿)이 많이 줄어 정상에 가까워졌지만, 심하비(心下痞)가 아직은 느껴져 이 문제를 좀 더 제대로 해결하는 것이 안정적일 것이라 판단하고 재검사 일정은 제주도에 다녀오고 나서로 미뤘다.

치료 6개월 경과

예정된 내원일에 원장실로 들어오면서 상기된 표정으로 "원장님, 저 이제 해외여행 다녀도 될 것 같아요!"라고 말했다. 스스로 컨트롤할 수 있을 것 같은 자신감이 들었고 그래서 비행기 타기 전에도, 비행기에서 내릴 때까지도 아무런 문제가 없었다고 했다.

재검사를 진행해서 모든 지표들이 안정을 찾아감을 확인한 후, 규칙적인 수면 패턴 유지, 카페인 금지, 잠자리에 들기 전 온욕 등 몇 가지 생활 관리에 대해 지도하고, 치료를 종결하였다.

[치료 사례 5]
공황장애로 회사를 그만두어야 할지 고민하던 30대 후반 워킹맘

환자는 초등학생 자녀를 키우며 직장생활을 하고 있는 워킹맘이었다. 회사에서도 중간관리직으로 처리해야 하는 업무가 늘 많은 편이라고 했다. 그러다 최근 아이가 초등학교 입학한 후, 아이에 대해서도 신경 써야 할 일이 많아지면서 육체적으로 정신적으로 많이 버겁다고 했다. 여느 날과 다름없이 바쁜 평일 아침, 아이를 등원시켜놓고 출근하려고 급하게 지하철을 탔는데 갑자기 눈앞이 새하얘지면서 속이 메스껍고 손발이 차가워지고 식은땀이 나기 시작했다. 심장이 쿵쾅거려 터질 것만 같았고 숨이 제대로 안 쉬어져서 이대로 있다가는 쓰러질 것만 같은 기분에 다음 역에서 내리게 되었다. 다행히 주변 사람의 도움을 받아 역 밖으로 겨우 나올 수 있었다. 몸에 이상이 있는 것 같아 회사에 연락해 사정을 설명하고 응급실로 향했다. 심전도 검사, 심장초음파, 폐검사, 혈액검사 등 할 수 있는 모든 검사를 해보았지만 별다른 병명은 나오지 않았다. 하지만 그 후로 또다시 그런 증상이 나타날까 지하철을 탈 생각만으로도 두렵고 불안하고, 심장이 쿵쾅거린다고 했다. 10년 이상 다닌 회사인데 그만두고 쉬어야만 할지 너무 고민스럽다고 한다. 일을 바로 그만두지는 않고, 회사에 현재 자신의 증상을 알리고 치료를 받으면서 경과에 따라 일을 쉴지 계속할지 결정하기로 하였다. 그리고 남편에게도 현재 자신의 증상과 그동안 업무와 스트레스가 심했음을 알리고 아이 양육과 집안일을 남편과 분담하기로 했다.

평소 소화가 잘되지 않고 상복부 쪽이 막힌 듯 답답함이 많아 식사량이 많이 줄어 있는 상태였다. 대변은 하루 1~2번 무르게 보지만 늘 잔변감이 느껴진다고 했다.
간이정신진단검사(SCL-90-R), 뇌기능검사, 가속도맥파검사(APG), 심박변이도검사(HRV)와 상담 후에 심비양허(心脾兩虛)로 판단하여 불안함을 줄이고 소화 기능을 원활하게 하는 한약 처방과 함께 과도하게 긴장되어 뻣뻣해진 근막을 이완시켜 순환이 잘될 수 있도록 침과 추나 치료를 병행하기로 하였다.

치료 1개월 경과

소화가 되지 않고 복부가 답답하고 속이 메스꺼운 증상이 70% 수준으로 줄어들면서, 식사량이 조금씩 회복되고 있었다. 하지만 일을 하거나 집안일을 하는 중에 순간순간 심장 두근거림이 느껴지는데, 심장 두근거림이 나타나면 불안감은 계속 올라온다고 했다.

치료 2개월 경과

대변이 형태가 잡히기 시작하면서 하루에 1회 잔변감 없이 편안하게 변을 보고 있다. 몸이 조금씩 나아지는 게 느껴지니 앞으로 내 몸을 더욱 잘 챙겨야겠다는 생각이 든다고 했다. 스트레스와 피로를 과중시키는 일은 최대한 줄이고 이틀에 한 번은 20분간 걷기 운동도 하면서 혼자만의 시간도 가지려고 노력하고 있다고 한다. 스트레스가 공황장애 증상을 악화시키는데 방아쇠처럼 영향을 줄 수 있음을 설명하고 평소에 스트레스가 누적되지 않도록 잘 관리하는 것이 중요함을 설명했다. 2주에 1회 침 치료, 추나 치료를 병행하기로 하고 내원 횟수를 줄였다.

치료 3개월 경과

아이가 아침 등교 때 늑장을 부려서 스트레스를 받았는데 갑자기 심장이 빨리 뛰는 느낌이 들면서 손발이 차가워지고, 속 메스꺼움이 다시 올라왔지만 조금 있으니 안정이 되었다. 지하철을 타려고 하면 3개월 전 처음 공황발작이 일어났던 때가 생각이 나 아직은 두려운 마음에 지하철 타는 것을 의식적으로 피하고 있었다. 버스나 승용차를 타고 출퇴근하고 있다고 했다. 치료가 진행되면서 회피하는 마음도 서서히 줄어들 것이라 설명하고, 명상과 복식호흡도 꾸준히 하라고 권유했다.

치료 4개월 경과

큰 공황발작 없이 잘 지내고 있다고 생각하고 있었는데, 최근 백화점에서 사람들이 붐비는 것을 보고 갑자기 식은땀이 나면서 어지러운 느낌이 났다. 하지만 예전처럼 강한 강도의 호흡곤란까지는 나타나지 않았고 한 5분 정도 지나자 호흡이 편안해지고 불안한 마음도 가라앉았다. 하지만 이 증상이 또다시 나타나지 않을까 두려운 마음이 든다고 했다.

치료 5개월 경과

아이가 아침 등교 때 늑장을 부려서 스트레스를 받았는데 갑자기 얼굴 위로 열감 같은 것이 올라오는 느낌이 들면서 심장이 빨리 뛰는 느낌이 들었다가 사그라졌다. 이제는 평소에도 뭔지 모르겠지만, 몸이 쎄-하게 불편한 느낌도 거의 없고 올라오더라도 금방 사라져서 불안해하지는 않는다고 전했다. 지하철을 다시 타 보는 시도를 하려고 한다고 했다. 회사를 당장 그만두지는 말고, 치료를 받으면서 추후에 결정하자고 말해줘서 고맙다고 했다.

치료 6개월 경과

두 달 동안 공황발작 증상도 계속 없었으며 지하철도 다시 잘 타고 다닌다고 했다. 이번에 한의원에 올 때도 지하철을 타고 왔으며 이제는 불안도 없고 신체적인 불편감도 거의 다 없어졌다고 하였다. 몸무게도 이전의 정상 몸무게로 돌아왔으며 예전보다 피로함도 덜하고 주위 사람들도 얼굴이 좋아졌다고 이야기한다고 했다. 재발률을 낮추기 위해 3개월 건뇌단을 처방하고, 4주에 1번 내원해서 상태를 확인하기로 했다. 이후로도 증상이 나타나지 않아 치료를 종결하였다.

[치료 사례 6]
스트레스를 받으면 가슴과 등이 아프고 불안감이 올라오는 50대 남성

환자는 첫 진료 시 자신의 증상을 자세히 기록한 종이를 가지고 왔다. 3년 동안 계속된 증상으로, 그동안 여러 병원을 다녔지만, 좋아지지 않은 상태라며, 치료를 꼭 좀 부탁한다고 종이를 내밀었다.

가장 불편한 증상은 스트레스를 받으면 가슴과 등쪽으로 통증이 생기고 운동하거나 오르막길을 걸으면 숨이 차면서 가슴 통증이 발생한다는 것이며, 신경을 쓰면 갑자기 불안감이 확 올라오면서 얼굴도 붉어진다는 것이었다. 아울러 평소에도 신경이 예민해지고 가끔 머리에 찌릿찌릿한 통증이 발생한다고 했다.

2년 전 비염 수술을 했었는데, 수술 후에 코가 막히고, 숨쉬기가 많이 불편하던 차에 가슴이 답답해지면서 발작이 나타났다고 했다. 당시 업무 스트레스도 많았는데 발작을 처음 경험한 뒤부터는 스트레스를 조금이라도 받으면 눈앞이 캄캄해지고 가슴이 두근거리면서, 숨쉬기가 힘들어져서 황급히 응급실을 간 적이 몇 번 있었다고 했다. 혈압이 지나치게 높았고 응급실에서 심전도, 심장 초음파 검사를 받았지만, 아무런 이상은 없었다고 했다. 이후 정신과에서 공황장애 진단을 받고 약을 복용 중인데, 처음에는 아침저녁으로 복용하다가 심하지 않을 때는 아침에만 복용하고 있다고 하였다. 컨디션이 좋을 때는 가슴 통증은 없는데, 지적을 받거나 업무상 신경 쓸 일이 있으면 가슴 한가운데가 뻐근해지면서 쑤시고 등까지도 아프다고 했다. 일처리가 정확하고 책임감이 큰 편인데, 하는 업무가 금전적인 득실과 관련되어 일에 부담감을 많이 느끼고 압박감도 크다고 한다.

한의학 치료에 있어서는 환자가 호소하는 증상만이 아니라, 증상을 유발하는 자극원, 증상이 발생하였을 때 어떠한 과정을 거치는지, 신체 전반의 상태와 긴장과 스트레스 정도를 함께 파악하는 것이 필요하다. 단순히 병명에 대한 처방이 아니라, 증상을 만들어내는 환자 개개인의 몸과 마음에 대한 치료로 접근해야 하기 때문이다. 그는 더위를 많이 타는 편이었고, 평소에도 얼굴 쪽으로 잘 달아오른다고 했다. 원래도 그랬지만, 공황이 생긴 후로는 더 심해졌다. 진료실에서도 얼굴이 벌겋게 상기되어 있었다. 처음에는 샤워하다가 샤워실이 수증기로 가득 차게 되면 답답해지면서 견디기 힘들었다. 최근에는 좀 덜해지긴 했지만 이런 상황 자체가 스트레스가 되고, 그러면 숨을 쉬는 것이 불편해진다. 술은 일주일에 2~3번 마시는데 술을 마시고 나면 가슴의 불편감이 덜해져서 마시게 된다고 했다. 담배는 공황발작을 경험한 이후로는 끊었다. 식욕은 좋은 편이며, 스트레스를 받으면 먹는 것으로 푸는 편이라 과식하는 경우가 자주 있다고 했다. 대변은 하루에 1~2번 시원하게 보고, 소변도 별다른 문제가 없다. 공황발작이 왔을 때도 잠에는 문제가 없었고, 잘 자는 편이라 했다. 신경과민으로 찌릿찌릿한 두통이 약하게 있었으나, 어지럼을 느끼지는 않았다고 한다. 이상의 문진 내용과 설진, 복진, 맥진, 간이정신진단검사(SCL-90-R), 뇌기능검사를 함께 고려하여 흉비(胸痞), 간기울결(肝氣鬱結)로 진단하고 처방하였다.

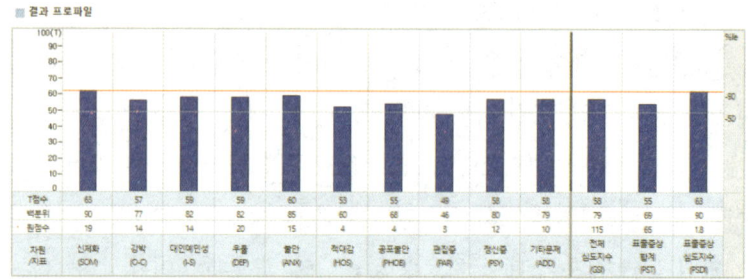

치료 1개월 경과

가슴 통증이 30% 줄었다. 강도가 약해졌고, 횟수도 약간 줄었다. 머리가 맑아졌고, 얼굴이 달아오르는 증상이 30% 정도 줄었다고 했다. 대인 관계에서 마찰이 있을 때 달아오르는 느낌이 있지만, 빨리 안정이 된다고 했다. 숨찬 것도 덜해지고 있어 빨리 걸을 때 약간 답답함이 있지만, 불안할 만큼 힘들지는 않았다. 증상이 좋아질 수 있다는 생각에 마음이 많이 편해지고 있다고 한다. 음주는 하지 않도록 안내하고, 기존 처방을 유지하되, 가슴 답답함의 정도가 상대적으로 진척도가 느린 편이라 과루실의 용량을 증량했다.

치료 2개월 경과

기분이 점점 안정이 되고 있는 것 같다면서 가슴 통증이 이전보다도 더 줄면서 뻐근한 느낌이 들었다가도 수 초 내로 없어진다고 했다. 또 빨리 걸어도 숨이 차오르는 것이 없었으며, 얼굴로 상기되는 느낌도 특별히 느껴지지 않았다고 했다.

일주일 전에 회사에서 스트레스를 많이 받았을 때는 다시 가슴이 답답해지면서, 뻐근한 가슴 통증이 약하게 나타나 3일 정도 지속되었지만 이전처럼 괴롭지는 않았다. 내원했을 때는 다시 좋아져 안정이 된 상태였으며, 움직일 때 호흡곤란이나 가슴 답답함은 없다고 했다. 조그마한 일에도 짜증이 나던 것이 덜해지면서, 마음도 한결 편해졌다. 정신과 약을 하루 한 번 복용하다가 요즘은 일주일에 1~2번 복용하고 있다. 정신과 약은 끊어도 되는 정도로 호전되었으나, 약물에 대한 심리적 의존이 있어 환자가 적응할 수 있도록 서서히 감약하기로 했다.

치료 3개월 경과

숨이 차는 것도, 호흡이 답답한 것도 없었다. 가슴 통증도 별로 신경이 쓰이지 않을 정도로 괜찮아졌다. 3년 동안 숨 막히고 가슴이 답답한 증상에 시달리며 절망적이었는데, 지금은 너무 편안해져서 감사하다고 했다. 아직은 맥상이나 뇌기능상으로 완전히 안정이 되었다고 보기는 힘들기 때문에 생활 관리 잘하고, 한약 복용도 지금처럼 잘하라고 당부했다.

치료 5개월 경과

얼마 전에 이사를 했는데, 신경을 많이 썼더니 약간 답답한 증상이 느껴졌다. 하지만, 이전처럼의 강한 가슴 답답함과 통증은 없었고, 신체의 반응에 대해 걱정이 들지도 않았다고 했다.
뇌기능검사와 간이정신진단검사(SCL-90-R)상 모든 항목에서 안정적으로 개선되었다.

공황장애 환자의 경우 증상이 좋아지더라도 일반적인 작은 반응에도 불안이 쉽게 올라오는 경향이 있다. 한약 치료를 통해 스스로 조절 가능하게 개선되고 있다는 것과 치료 과정에서 이에 대한 충분한 이해를 경험하면서 더욱 안정이 되는 모습을 보인다. 일상적인 자극 수준에서는 흔들리지 않고 안정적인 상황이 유지되지만, 지속적인 자극이나 큰 자극이 주어졌을 때, 다소 증상이 나타나더라도 불편함을 느끼지 않고 이내 회복될 수 있는 상태가 되면 치료받을 때 했던 생활 관리를 유지하도록 안내하고 치료를 종결한다. 하지만 신체의 컨디션이 아무리 좋아졌더라도 자극에 대한 불안감이 남아있는 상황이라면 이것이 불씨로 작용할 수 있기 때문에 안정적인 치료를 위해 재발 가능성을 낮추는 처방으로 2개월 더 치료를 하고 종결하였다.

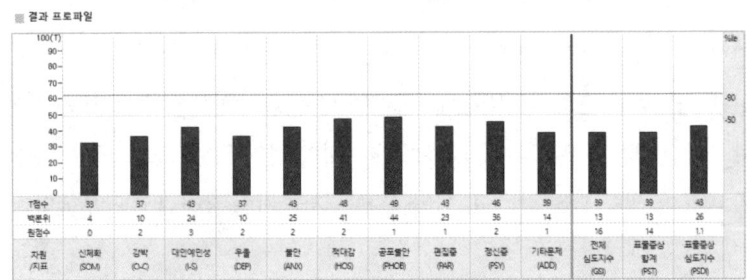

[치료 사례 7]
긴장과 스트레스로 손발 저림, 호흡 곤란, 식은땀을 동반한 36세 남성

환자는 자동차를 생산하는 공장에서 일을 하는데 여러 사람들과 일을 할 때 긴장이 많이 되고 스트레스를 받으면 점점 가슴이 답답해지고 두근거림, 손발 저림 등의 증상이 나타난다고 했다. 스트레스를 많이 받은 날에는 가슴 두근거림, 답답함, 호흡곤란, 식은땀 등이 동반되면서 어김없이 공황발작이 발생한다고 했다. 첫 발작을 경험한 후로는 일을 할 때에도 증상들이 조금씩 나타나고, 이따금씩 작은 공황발작이 나타나는데, 언제 또 발작이 나타날까 두렵다고 했다.

공황발작 증상이 발생한 것은 3~4년 전이라고 하는데 정신과에서 1년 정도 약을 복용하면서 치료를 했으나 별다른 호전이 없어서 한의원에 내원하게 되었다고 말했다.

긴장, 스트레스로 인한 공황장애 증상을 치료할 때에는 치료 과정에 있어서 가족과 지인들의 심리적인 지지가 몹시 중요하다. 그러나 이 환자의 경우, 안타깝게도 아버지가 성격이 강한 편이어서 남자가 그런 일로 긴장을 해서 되겠냐며 본인 의지로 이겨내야 한다고 하며, 회사를 쉬거나 다른 직장으로 이직하려는 것을 강하게 반대한다고 했다. 가족의 지지를 얻지 못하고 본인의 의지 탓이라고 하니 오히려 집에서도 눈치를 보고 긴장을 하게 되면서 증상이 오랫동안 지속되면서 악화되고 있었다.

간이정신진단검사(SCL-90-R), 뇌기능검사, 맥진과 설진을 바탕으로 변증하여 심리적 과긴장으로 인해 두근거림과 답답함 등의 신체 증상이 증폭되지 않도록 도와주는 처방으로 치료를 시작하였다.

치료 1개월 경과

가슴 두근거림, 식은땀 등의 증상은 호전되었으나 공황발작은 종종 나타났다고 했다. 공장에서 일을 할 때 긴장하게 되고 그로 인해 어려움이 계속되고 있어, 빠른 호전을 위해 가족들과 상의 후 직장을 잠시 휴직하기로 결정하였다.

치료 2개월 경과

휴직을 하고 긴장, 스트레스를 받을 상황이 많이 줄어들면서 호전되는 속도도 점점 빨라지고 있는 것 같다고 했다. 공황발작이 나타나는 횟수 역시 줄어들고 있지만, 아직까지는 주위에 낯선 사람들이 있으면 긴장이 되기는 한다고 했다. 평소 있었던 손발 저림, 가슴 답답함 등의 증상이 아직 남아있기는 하지만 조금씩 줄어든 것 같다고 전했다.

치료 3개월 경과

공황발작은 아주 가끔 발생했다. 아직은 낯선 사람들에 대한 긴장감이 있다고 했다. 하지만 평상시의 불편한 증상들은 많이 줄어서 생활하는 데 큰 불편함은 없다고 했다.

치료 4개월 경과

공황발작은 이번 기간 발생하지 않았다. 사람들에 대한 긴장감도 많이 줄어들었고, 평상시의 증상도 가끔씩 가슴 답답하고, 얼굴 붉어지는 것들만 남아 있고 나머지들은 느껴지지 않는다고 했다. 하지만 다음 달 휴직이 끝나서 직장에 복직해야 하는데, 괜찮을지 걱정은 된다고 했다.

치료 5개월 경과

공장에서 사람들과 일하면서 다시 긴장감이 나타났지만 치료 시작 전 만큼의 긴장은 아니었다고 했다. 긴장하게 되면 가슴 답답함, 두근거림, 손발 저림 등의 증상이 조금씩 나타나지만, 예전에는 직장을 그만두고 싶을 정도였으나 지금은 견딜 만해져서 계속 직장을 다니기로 했다.

치료 6개월 경과

아직도 일할 때 긴장은 된다고 했다. 공황발작은 한 달간 1~2번 있었으나 정도가 약했고 금방 괜찮아졌다고 했다. 본인 스스로 공황발작이 나타날 때 증상을 조절할 수 있는 것 같다고 말했다. 한약 처방을 탕약에서 환약으로 바꾸고, 평상시 나타나는 긴장에 대한 적응력 강화와 전반적인 몸 관리를 위해 가볍게 뛰는 수준의 조깅을 권유했다.

치료 7개월 경과

이제는 일할 때 긴장감은 거의 없어진 것 같다고 했다. 공황발작, 평상시 불편한 증상들도 나타나지 않았다. 일상생활할 때 스트레스를 받을 때만 가끔씩 답답함이 느껴지지만 금방 사라진다고 했다.

치료 8개월 경과

일할 때 긴장감, 공황발작, 평상시 답답함 등의 증상이 소실되어 나타나고 있지 않다고 했다. 다시 시행한 간이정신진단검사(SCL-90-R), 뇌기능검사 등의 결과로는 안정적인 상황으로 접어들었음이 확인되었으나, '다시 증상이 나타나면 어떻게 하지?'라는 불안은 조금 있다고 한다. 환약 복용을 좀 더 유지하면서 재발률을 좀 더 낮춰보기로 했다.

치료 9개월 경과

공황 및 불안과 관련한 여러 증상들이 나타나지 않는다고 했다. 이제부터는 환약 복용도 중단하고 주 1회 침 치료를 하며 경과를 관찰하기로 했다.

치료 10개월 경과

모든 증상들이 안정이 되었기에, 생활하면서 스트레스로 인한 불편감이 발생하면 내원해서 침 치료하기로 하고 치료를 종결했다.

이 환자의 경우 초반에 심리적인 안정을 위해 휴직을 하면서 빠르게 증상이 완화되었다. 그 후 다시 복직하면서 증상이 조금 악화되었지만 정상적인 일상생활을 하는 데 큰 문제가 없을 만큼 회복되었다. 본인 스스로 건강한 몸으로 회복하고 싶은 의지가 강해 치료에 협조적이었고 꾸준히 치료를 유지하면서 도움이 되는 운동도 병행하여 치료가 잘 마무리되었다.

[치료 사례 8]
딸의 죽음으로 인한 충격과 슬픔, 우울, 불면 등을 겪으며, 공황발작이 시작된 50대 여성

환자는 1년 반 전에 성인이 된 딸의 죽음으로 인해 강한 충격과 슬픔, 우울, 불면 등을 겪으면서 점차 가슴이 답답해졌다. 정상적인 삶의 패턴이 무너지고 딸의 일을 잊기 위해 술에 의존하게 되면서 가슴 답답함, 우울감이 더 심해지고 건강이 더 나빠지더니 어느 날 갑자기 공황발작이 발생했다. 그 후로 공황발작이 때때로 발생하며 평상시에도 계속 가슴 답답함, 두통 등이 나타나고 있었다.

자식을 잃은 부모의 슬픔은 이루 말할 수 없었을 것이다. 거기에 동반된 우울감, 분노 등의 심리적인 문제와 잦은 음주로 인한 육체적인 건강 악화 등이 겹치면서 공황장애가 발생하고 악화된 케이스였다.

시간이 지나면서 슬픔은 조금씩 줄어들었지만 망가진 건강을 챙기지 못하면서 공황장애 증상은 점점 심해지고 있었다.

우선 음주를 줄여나가면서 정상적인 생활 패턴을 찾아 전반적인 신체 건강을 회복시켜 나가면서, 동시에 상실에 의해 유발된 가슴 답답함을 치료하는 것부터 시작하기로 하고, 한약을 처방했다. 하지만 무엇보다 환자 본인의 건강 회복에 대한 의지와 노력이 중요한 상태였다.

치료 1개월 경과

음주량과 음주 횟수를 줄여나가고 있다. 이에 따라 수면 상태는 조금씩 회복 중이나 아직 다른 증상들은 큰 변화는 없었다.

치료 2개월 경과

음주량을 계속 줄여나가고 있다. 공황발작 횟수나 정도는 아직까진 큰 변화는 없다. 평상시 나타나던 가슴 답답함, 우울감 등은 조금씩 줄어드는 것 같다고 했다.

치료 3개월 경과

음주는 주 2회 정도로 줄였다. 수면 패턴이 많이 회복되었고, 공황발작이 나타나는 횟수가 줄어들기 시작했다고 했다. 슬픔의 감정과 가슴 답답함도 계속해서 옅어지고 있다고 전했다.

치료 4개월 경과

음주는 아직 주 2회 정도 유지 중이라고 했다. 그렇지만 전반적인 신체 건강은 많이 회복되고 있음을 스스로 느낀다고 말했다. 공황발작이 눈에 띄게 줄어들었으나 아직은 이따금 슬픈 감정, 우울감 등이 강하게 밀려들 때가 있고 그럴 때마다 가슴 답답함이 심해진다고 했다.

치료 5개월 경과

음주는 주 1~2회로 조금 더 줄였다. 정상적인 생활 패턴으로 많이 회복했고 건강도 많이 좋아지고 있음을 느낀다고 했다. 공황발작은 가끔 나타나지만, 강도도 약하고 지속 시간도 길지 않아 금방 사라진다고 했다. 평상시에는 슬픔과 우울 등의 부정적인 감정들은 없으나, 가슴 답답함은 아직은 계속 조금씩 나타나고 있다. 하지만 불편하지는 않은 정도라고 했다.

치료 6개월 경과

음주는 주 1~2회 유지 중이나 음주량을 많이 줄였고, 스스로 잘 조절하고 있다고 했다. 이번 기간 공황발작은 나타나지 않았다고 했다. 가끔 슬픈 생각이 들지만, 부정적인 감정은 떠오르지 않고 일상생활을 잘하고 있다고 했다. 가슴 답답함도 거의 사라진 것 같다고 했다.

치료 7개월 경과

슬픈 생각이 들 때가 한 번씩 있지만 잘 떨쳐내고 있다고 했다. 전반적인 신체 건강은 회복되었고, 공황발작, 평상시의 가슴 답답함이나 두통 등의 증상들도 나타나고 있지 않다고 했다. 일상생활을 하는 데 어려움이 없다고 말했다. 자식을 잃은 슬픔이 사라지지는 않겠지만 본인 스스로 잘 조절하고 있는 것으로 여겨졌다.

치료를 시작하고 나서 부정적인 감정이 조금씩 줄어들고 건강이 회복되는 것을 느끼면서, 공황장애 치료에 대한 의지를 다져나가 치료가 순조로웠다. 물론 어쩔 수 없이 한동안은 슬픔에서 벗어날 수 없겠지만 스스로 회복하려는 노력을 꾸준히 하고 있기에 가슴 답답함이 있을 때 한 번씩 침 치료하기로 하고 치료를 종료하였다.

[치료 사례 9]
대중교통을 타면 광장공포증이 발생한다는 30대 초반 남성

 환자는 영업직으로 외근이 많았는데, 2~3개월 전에 고객들과의 식사 자리에서 갑자기 어지럽고 숨이 안 쉬어지고 가슴이 답답해지면서 심장 두근거림이 발생하였다. 양해를 구하고 자리에서 벗어나 30분 정도 지나니 증상이 가라앉았다고 했다. 처음에는 심장 문제인가 해서 심장내과에서 검사를 받았으나 아무런 이상이 없다고 얘기를 들었다. 그 당시 혈압도 높아져 수축기 혈압이 160대까지 올랐다. 평소 다니던 내과에서 혈압약 처방을 받아 복용하고는 혈압이 다시 120대로 안정이 되었으나 여전히 공황발작은 지속된다고 했다.
 평소에는 하루종일 가슴이 답답한 증상을 보이며, 하루에도 몇 번씩 공황발작이 일어나는데, 30분 정도 지나면 증상은 덜해지는 상황이 반복되고 있다. 최근에는 지하철 같은 대중교통을 타면 광장공포증이 발생한다고 했다.
 다니던 내과에서 베타차단제를 처방받아 먹으며 버티다가 공황장애가 의심된다는 말을 듣고 한의원에 내원하게 되었다고 한다.
 진찰을 해보니 심번(心煩), 심계(心悸), 흉비(胸痞) 증상을 호소하였

으며, 소화기능 저하로 음식 섭취가 어려운 상태였다.

간이정신진단검사(SCL-90-R)와 뇌기능검사, 가속도맥파검사(APG), 심박변이도검사(HRV), 진맥 결과에 맞춰 변증하고 4개월 한약 치료와 침 치료를 병행하고, 2주에 1번 내원하여 상담하면서, 경과를 체크하기로 했다.

치료 2주 경과

여전히 평소 가슴 답답함은 지속되는데 하루에도 몇 번씩 일어나던 발작 증상은 하루에 1~2번 정도로 감소했고, 지속시간 역시 10여 분 정도로 줄었다고 했다.

치료 1개월 경과

평소에 나타나던 가슴 답답함은 조금 호전되어 약하게 나타나고 발작 증상은 일주일에 3번 정도로 줄었으며, 지속 시간도 몇 분 안으로 줄었다고 했다.

치료 6주 경과

평소에도 나타나던 가슴 답답함은 사라졌으나, 심호흡을 할 때 가슴 부위에 찌릿한 느낌이 있다고 했다. 1주일 전부터는 발작 증상은 거의 일어나지 않고 있다.

치료 2개월 경과

거의 모든 증상이 나타나고 있지 않으며, 대중교통 이용할 때도 별다른 문제가 없었다고 했다.

치료 3개월 경과

  호전된 상황이 안정적으로 지속되고 있다.

치료 15주 경과

  증상 발현이 없는 상태로 유지되고 있고, 간이정신진단검사(SCL-90-R), 뇌기능검사, 가속도맥파검사(APG), 심박변이도검사(HRV), 진맥상 호전된 결과를 보여 재발률을 낮추기 위해 건뇌단을 2개월 처방하고 치료를 종결했다.

[치료 사례 10]
가정사 문제로 늘 긴장과 불안감이 있었던 20대 여성

  환자는 자신의 증세가 공황장애인 것 같다며 내원하였다. 첫날 진료실에 들어오는 그녀의 표정은 겁에 질린 모습이 역력했으며, 같이 내원한 부모님의 눈치를 연신 보고 있었다.

  어릴 때부터 그녀는 늘 불안했다고 한다. 불안감을 느낄 만한 특별한 이유가 있었는지 물어보니, 한참 주저하더니 가정사 문제가 있다고 조심스레 말을 했다. 그녀의 아버지는 알코올중독이었다. 그녀가 아주 어릴 때부터 그녀의 아버지는 매일같이 술을 마시고 그녀의 어머니에게 폭력을 일삼았다. 어릴 때부터 이를 목격한 그녀는 아버지가 또 술을 마시고 폭력을 휘두르지 않을까 하는 불안감에 늘 시달려왔다. 중학생이 된 그녀는 어느 날 갑자기 숨이 막히면서 쓰러질 것 같고 가슴이 심하게 두근거리는 공황발작을 처음 겪게 되었다. 이후로 아버지가 술을 마시고 올 때마다 공황발작은 일어났고, 결국 부모님은 이혼을 하고 그녀는 어머니와 살게 되었다.

그 이후로 한동안은 별다른 증상이 없이 잘 지냈지만 고등학교 3학년이 되어 수능 준비를 하면서 다시 공황발작이 발생했다. 특히 모의고사나 중간고사, 기말고사 등의 시험을 보면 항상 발작이 찾아와서 제대로 시험을 볼 수가 없었다. 자신이 꼭 가고 싶은 대학이 있는데 도저히 시험을 치를 수가 없다고 울먹였다.

체열검사, 간이정신진단검사(SCL-90-R), 뇌기능검사, 인지기능검사, 가속도맥파검사(APG), 심박변이도검사(HRV) 등을 하였고, 검사 결과 자율신경계 이상과 스트레스로 인한 심화(心火)가 맺혀 있고 불안도가 상당히 높은 것으로 확인되었다. 이에 6개월의 치료계획을 세우고 한약, 추나, 약침, 침, 명상치료를 시작하였다.

공황장애 이외에도 불면증과 심한 위장장애를 동반하고 있었는데, 소화 문제와 수면 문제는 증상 호전을 더디게 할 수 있기 때문에, 이렇게 위장장애와 불면증이 동반되어 나타나는 경우는 치료 시 이들을 함께 고려하여 치료를 해야 한다. 체질과 검사 결과에 맞춰 변증하고 위장상태를 고려하여 한약이 처방되었으며, 약침은 위장기능을 개선시키고 심화(心火)를 내려주는 방향으로 시술하였다. 추나 요법은 경추 1, 2번을 교정하여 두뇌 신경학적 흐름을 정상화시키는 방향으로 진행했으며, 명상은 호흡명상을 바탕으로 삼단전명상과 신체감각명상을 교육하였다.

공황장애에 한의학 치료를 시작한다고 해서, 바로 발작이 없어지는 것은 아니다. 그러나 대개 1~2개월 후에 신체적 증상의 개선이 시작되는 경우가 많으며, 3개월 정도의 치료로 많이 편해지는 양상을 보인다. 환자에게 4개월 치료 후에 재검사를 하고, 남아 있는 제반 증상을 살펴

치료 계획을 다시 세우자고 하였다.

　환자는 누구보다도 열심히 치료를 받았다. 처방한 한약을 빠짐없이 먹고, 매주 빠지지 않고 내원하여 추나 약침 침 치료를 받았으며, 명상 훈련도 매일 10분 이상 빠지지 않고 하였다. 또한 카페인 등 공황장애를 악화시키는 음식은 일절 먹지 않았으며, 규칙적인 생활을 하려고 많은 노력을 기울였다.

치료 1개월 경과
　치료 시작 1개월이 지났을 뿐인데도, 소화기 상태가 많이 개선되어 식사도 하루 세끼 잘 먹을 수 있게 되었으며, 공황발작의 횟수도 70% 수준으로 감소하였다. 또한 평소 가슴이 항상 답답하던 것이 많이 줄어들었다고 했다.

치료 2개월 경과
　수면 상태가 많이 개선되었다. 치료 시작 전에는 잠들기까지 2~3시간씩 걸리던 것이 30분 정도로 줄어들었고, 자다가 깨는 횟수도 거의 없어져 잠을 푹 자게 되었다. 또한 공황발작 횟수는 50% 정도로 감소하였다.

치료 4개월 경과
　시험 칠 때마다 찾아오던 공황발작으로 이전에는 시험을 끝까지 마치고 나온 적이 없었는데, 이번엔 시험을 끝까지 마친 과목들이 여럿 있었다고 좋아했다. 이러한 특정 상황에서 공황발작이 오는 경우는 명상 기법 중 노출명상이 많은 도움이 됨을 상기시키고 계속 이어가도록 권유했다.

치료 6개월 경과

치료가 진행되면서, 점점 몸 상태가 호전되고 공황발작의 횟수와 강도가 점점 약해지던 그녀는 치료6개월 차에 수능을 치르게 되었고, 공황발작을 겪지 않고 무사히 시험을 마쳐 원하는 대학에 입학하게 되었다. 소식을 전하며 기뻐하던 환한 모습이 아직도 잊히지가 않는다.

[치료 사례 11]
예기불안이 심해, 항불안제를 3년째 복용 중이던 30대 남성

환자는 오래된 공황장애로 내원하였는데, 공황장애를 앓은 지 3년이 되었고, 정신과에서 항불안제를 처방받아 3년째 복용하고 있었다. 처음에는 정신과 약으로 관리가 되는 듯했지만, 점점 약을 먹어도 공황이 심해지는 것 같다고 했다. 공황발작이 일어나면 어지럽고, 속이 메슥거리며, 딴 세상에 온 듯한 기분이 들면서, 심장이 터질 것 같이 두근거리는 증상이 있었다. 공황발작은 1주일에 1번 정도 나타나고 있어 어느 정도 견딜 수는 있다고 하였지만, 평소에도 공황발작이 언제 또 일어날까 불안해하는 예기불안으로 많이 힘들다고 호소하였다.

간이정신진단검사(SCL-90-R), 뇌기능검사, 가속도맥파검사(APG), 심박변이도검사(HRV)와 상담을 통해 현재 상태에 대해 설명하고 한약 치료와 추나, 약침, 침 치료를 시작하였다. 그런데 그는 공황장애를 악화시키는 좋지 않은 생활 습관을 가지고 있었다. 카페인과 알코올은 공황장애를 악화시키는 대표적인 기호식품인데, 커피는 하루 5잔, 술은 주 2회 이상 마신다고 했다. 게다가 한번 술을 마시면 소주 2병씩은 마신다고 했다. 이에 카페인과 술을 최대한 멀리하라고 강하게 권고했다.

치료 1개월 경과

치료 시작 후 한 달간은 증상의 변화가 거의 없었다.

치료 3개월 경과

2개월이 넘을 때쯤부터 서서히 불안감이 개선되기 시작하였다. 심장 두근거림이 시작될 때, 절대 죽지는 않는다는 말이 떠올라 계속 되뇌었더니, 공황이 오더라도 심장이 터질 것 같은 느낌은 별로 없다고 하였으며, 이전보다 견디기가 수월하다고 하였다. 공황장애 환자는 공황발작이 오면 당장이라도 죽을 것 같은 공포감에 휩싸이는데, 이런 발작은 대개 수 분 안으로 사라지게 된다. 따라서 공황발작으로 절대 죽지는 않는다는 것을 잘 인지하도록 하는 것이 중요하다.

치료 5개월 경과

치료 도중 잦은 음주로 불안감이 심해져 몇 번의 고비가 있었지만, 다시 마음을 다잡고 카페인과 음주를 거의 끊다시피 줄이고 열심히 치료를 받은 끝에, 치료 5개월 차에는 정신과약을 복용하지 않아도 공황발작과 예기불안이 나타나지 않게 되었다. 재검사 결과 모든 지표들이 안정되고 있어, 재발률을 낮추기 위해 건뇌단을 2개월 처방하고, 치료를 종결하였다.

[치료 사례 12]
시댁 스트레스가 심했던 50대 여성

환자는 결혼 후부터 고부간의 갈등이 있었고, 시댁 어른들 앞에서 긴장을 많이 한다고 했다. 공황장애가 나타난 지는 10년 정도 되었고, 정신과 약은 증상이 보이지 않으면 끊었다가 증상이 나타나면 다시 복용하기를 반복하고 있었다. 최근 들어 신경 쓸 일이 많아지면서 공황발작이 한 번씩 오는 느낌이 든다고 했다.

자녀들이 대학생인데, 시댁에서 경제적 지원을 받고 있으며 며느리로서의 도리에 대한 심적인 부담감이 강하게 있었다. 자녀들이 커가면서 엄마와 함께하는 것들이 많이 줄어들고 있는 차에, 엄마의 인생을 살라는 자녀들의 말에 서운함이 크게 밀려왔다고 했다.

몇 달 전부터는 정신과 약을 늘려서 복용하고 있었다. 몇 달째 이유 없이 피로를 많이 느끼고 체중도 30kg이나 늘었다고 했다. 혈압이 180 이상 나올 때가 있어서 혈압약을 먹은 지도 몇 달이 되어간다고 했다. 정신과 약을 늘리고 나서부터는 아침부터 하루종일 잠이 오면서, 일상생활을 하는데 힘들 정도라고 한다. 평소에도 몸이 과긴장되면서, 남들의 시선도 많이 의식하게 되는 양상을 보인다고 했다. 그러던 어느 날, 시댁에서 오해를 살 일이 있어서 시어머니가 화를 많이 낸 적이 있었는데, 정신과 약에 취해서인지 아무런 감정도 들지 않고 대응도 못했다고 했다.

어지러움, 상열감, 뒷목 뭉치는 듯한 통증이 있으며, 막혀 있는 공간이 너무 답답하게 느껴져 뛰쳐나가고 싶은 생각이 들고, 혼자서는 어디에든 들어갈 때 힘들다고 했다. 상체와 얼굴 쪽으로 열이 오르면서 땀이 나는 경우도 잦아졌다. 정신과 약을 먹지 않으면 잠드는 데도 2시간

넘게 걸린다고 했다.

여타 정신과 질환처럼, 공황장애도 역시, 자극에 대한 수용성이 예민하게 반응하고 있는 상황이라, 조그마한 자극이라도 지속적으로 주어지면 증상은 악화될 수밖에 없다. 오랫동안 지속된 고부간의 갈등, 시댁 스트레스가 트리거로 작용하고 있는 간기울결(肝氣鬱結) 상황이었는데, 간이정신진단검사(SCL-90-R), 뇌기능검사, 맥진과 설진을 바탕으로 변증하여 심리적 과긴장이 지나치게 발현되지 않도록 도와주는 처방으로 치료를 시작하였다.

치료 1개월 경과

뒷목 통증이 없어졌다고 했다. 첫 내원보다 수면 시간은 줄었는데, 낮에는 피로도 덜하다고 말했다. 자녀들에게 서운한 마음은 있지만, '그럴 수 있지'라며 내려놓을 수 있을 것 같은 느낌이 조금씩 든다고 했다. 자녀들 말로는 엄마가 자식들에게 매달려 있다가, 조금씩 주변을 둘러볼 수 있게 되는 것 같다고 했다. 공황장애 증상은 첫 내원 대비 70% 수준으로 줄었다.

치료 2개월 경과

정신과 약을 안 먹는 날이 생겼다. 낮과 저녁에 먹는 약은 3~4일에 한 번 먹고 있고, 자기 전 먹는 약은 3일 동안 안 먹었는데도 별다른 일이 생기지 않았다. 공황장애 증상은 50%로 줄어든 것 같고, 버스를 타도 이제는 답답함이 밀려오지 않는다고 했다. 수면상황은 정신과 약을 먹지 않더라도 30분을 넘기지 않고 잠이 드는 것 같다고 한다. 환자의 의지가 강해 복용 중인 정신과 약을 절반으로 줄이기로 했다.

치료 3개월 경과

전반적으로 몸 컨디션이 좋아지고 있다. 욕실에서 머리를 감고 있을 때 불이 꺼져서 전조 증상이 온 적이 있었지만, 발작으로 이어지지는 않았다. 미용실에서 머리 감을 때 수건을 얼굴에 덮어서 답답한 기분이 든 적이 있었다. 정신과 약은 절반으로 줄여서 먹고 있는데, 크게 문제된 적이 없어 힘들 때만 일주일에 1~2번 꼴로 먹고 있다고 했다.

치료 4개월 경과

낮에 먹는 정신과 약은 완전히 끊었다. 저녁에만 가끔 먹고 있다. 일주일에 0~1번 먹는다고 했다. 공황장애 증상도 거의 못 느끼고 있다고 말했다.

치료 5개월 경과

별다른 일이 생기지 않았다. 정신과 약도 여전히 먹지 않고 있다. 약간의 전조 증상이 있을 때도 있지만 정신과 약 없이 버틸 수 있었다. 잠들기까지는 10분 정도 걸리며 중간에 깨지도 않고 푹 잔다고 했다.

치료 6개월 경과

시댁에서 일이 있어서 다툼이 있었는데, 남편이 나서서 본인을 지켜주지 못했다고 했다. 집에 돌아와서 긴장이 풀리면서 몸이 떨리는 것이 느껴지고 며칠 동안은 안절부절못하고, 초조하고 긴장하는 상태가 계속됐다. 힘들었지만 정신과 약은 먹지 않고 버티고 있다고 했다. 잠들기까지 소요되는 시간은 다시 늘어서 30분 정도 걸리는 것 같다고 전했다.

치료 7개월 경과

본인에 대한 생각을 많이 하게 된 시간이었다. 지난번 시댁과의 사건을 계기로 스스로를 챙겨야겠다는 생각이 강하게 들었다고 한다. 시댁과의 관계는 최소한의 의무만 다할 생각이라고 했다. 남편도 이에 동의했는데, 그 말이 힘이 되었다고 했다. 이후 공황장애 전조 증상이 약하게 몇 번 왔지만, 정신과 약은 먹지 않았다. 건뇌단을 처방하고 마무리 단계로 들어가기로 했다.

치료 8개월 경과

증상은 거의 없는 수준으로 유지되고 있다. 재검사 결과 지표도 안정적임이 확인되었다. 치료 시작과 비교해 심리적으로 단단해진 느낌이 든다고 했다. 앞으로 스트레스 상황이 생겨도 본인을 최우선으로 생각하며 극복할 수 있을 것 같다는 말을 들으며 치료를 마무리하였다.

[치료 사례 13]
건강염려증과 공황장애를 동반한 40대 여성

코로나 백신 맞기 전에도 건강염려증은 있었는데, 코로나 백신 접종 후 불안 증상이 생겼다. 백신을 접종하고 심장 두근거림, 실신할 것 같은 느낌이 들었다고 했다. 응급실에 갔었는데 아무런 이상이 없다는 말과 함께 정신과 약을 처방해주었다고 한다. 정신과 약 복용 후 어지럽고 심장이 두근거리는 것이 너무 심해져서, 2일 먹고 버렸다고 한다. 그래서 2차 접종은 무서워서 하지 않았다.

증상 재발에 대한 불안, 백신 부작용에 대한 불안, 심장 두근거림을 자주 느낀다고 했다. 수면의 질이 나빠져서 잠들기도 힘들고, 잠이 들어도 1시간 단위로 자주 깨는 현상이 있었다.

간이정신진단검사(SCL-90-R)에서 불안지수가 유독 높게 나타났다.

치료 1개월 경과

공황발작까지는 없었고, 전조 증상이 하루에 2번씩은 오지만, 다른 곳에 집중하면 괜찮아진다고 했다. 2~3일 전부터는 잠들기 어렵지 않으나, 자주 깨는 것은 아직 비슷하다고 했다. 예기불안과 심장 두근거림은 60% 수준으로 낮아졌다고 했다. 평소에 느껴지는 두근거림은 없었다. 어지러움과 구역감은 약간 좋아졌다고 전했다.

치료 2개월 경과

4주 동안 증상이 약하게 왔다가 사라지기를 반복하고 있었다. 그런 증상이 있어도 무시하고 넘기려고 노력 중이라고 했다. 예기불안은 40% 수준으로 낮아졌다. 수면은 입면까지 20분 내외 소요되며, 중간에 깨지 않고 잠을 잘 수 있게 되어 한약 효과가 이렇게 빠를 수 있냐며, 너무 좋다고 말했다. 그동안 너무 힘들었다 보니, 한약 복용 후 조금씩 좋아진 것을 크게 느끼게 된 것 같다고 설명하고, 절대 안심하지 말라는 말을 덧붙였다.

치료 3개월 경과

며칠 전 잠을 못 잔 적이 있었는데, 그다음 날 불안이 크게 느껴지면서, 건강염려증이 다시 생겼다고 했다. 건강검진을 받았는데 결과가 좋지 않은 항목이 있어 재검사를 하게 되었다. 그 후로는 불안이 사라지지 않는다고 했다. 밤에 자려고 해도 이런저런 생각이 뒤죽박죽 들면서 '잠을 잘 수 있을까'라는 걱정과 불안이 계속된다고 호소했다. 평상시 공황증상은 나타나지 않았지만, 예기불안과 두근거림이 지난달보다 심해진 것 같다고 했다. 처방 구성에 변화를 주고, 잠들기 전에 5분간 온욕을 다시 하라고 지시했다.

치료 4개월 경과

지난 내원 이후 매일 잠들기 전에 온욕을 하면서, 잠들기가 수월해졌다고 한다. 3시간마다 깨긴 하지만 수면에 대한 불안도는 낮아졌다. 이전보다 잠을 좀 더 잘 자게 되면서 신체 증상은 거의 못 느끼고 있다고 했다.

치료 5개월 경과

코로나에 걸려 2주간 고생했다고 한다. 명치가 그득하고 가슴 답답한 느낌과 가슴 두근거림이 있었고, 속이 쓰리고 소화가 되지 않았으며, 어디에 맞은 것처럼 온몸이 쑤시고 아팠다고 했다. 그래도 한약은 빠지지 않고 먹었는데, 지금은 소화도 잘되고 가슴 두근거림, 답답함, 속 쓰림도 없어졌다. 수면 상황이 좋지 않았는데 차츰 회복 중이라고 한다. 건강을 염려할수록 신체 증상이 더 유발되는 것 같다는 생각이 들어서, 될 대로 되라는 마음을 가지니 오히려 컨디션이 빨리 회복되는 것 같다고 말했다. 예전 같으면, 예민해져서 그런 생각조차 할 수 없었는데, 한약 덕분인 것 같다고 했다.

치료 6개월 경과

코로나 후유증은 거의 다 없어졌다. 딱딱한 음식이나 육류는 먹기 조금 불편하지만 큰 문제는 생기지 않는다. 수면 상황도 거의 회복됐다.

치료 7개월 경과

위염이나 식도염 때문에 몸 상태가 완벽한 것은 아니지만 크게 걱정되지 않는다고 했다. 그러려니 하면서 흘려보내려하니 안정 상황이 유지되고 있다. 재발률을 낮추기 위해 건뇌단 3개월분을 처방하고 치료를 마무리하였다.

[치료 사례 14]
직장 스트레스가 극심했던 40대 남성

환자는 3년째 직장 스트레스를 받고 있다고 했다. 회사 업무를 거의 혼자 책임지는 상황이라 업무 부담이 많은데, 기본적으로 완벽주의 성향을 가지고 있다고 했다. 3개월 전부터 버스 타고 갈 때, 운전할 때, 미용실에서 가운을 두를 때, 병원 치료 중, 재택근무 중 상사와 통화할 때 가슴 두근거림, 가슴 답답함, 숨이 깊게 들이마셔지지 않는 느낌, 숨 막혀서 죽을지도 모른다는 공포감이 느껴진다고 했다. 평소에도 식욕이 많이 떨어져 있어 아침과 점심은 잘 먹지 않고, 조금이라도 많이 먹은 날은 어김없이 명치 쪽에서 조이는 느낌이 나면서 가슴 답답함, 두근거림이 올라온다고 했다. 잠들기는 힘들지 않은데, 자다가 꼭 1번은 깨게 된다고 한다.

간이정신진단검사(SCL-90-R)상 적대감(분노/짜증 등)과 불안지수가 높았으며, 뇌기능검사상 감정기복과 조절의 불안정성이 특징적으로 나타났다.

치료 1개월 경과

식욕은 비슷하지만 수면은 중간에 절반은 깨고 절반은 깨지 않고 자게 된다고 했다. 버스를 탈 때의 두근거림은 빈도는 절반으로, 강도는 80% 수준으로 줄어들었다. 가슴 답답함은 버스 탈 때에만 느껴지지만 호흡곤란까지는 나타나지 않아 중간에 내리는 일은 없었다고 했다.

치료 2개월 경과

여전히 상사와 업무상 통화를 하거나 스트레스를 받을 때는 증상이 올라오지만, 조금씩 더 좋아지고 있는 것을 느낀다고 했다. 예전에는 상대를 배려하고 맞춰주면서 통화를 했는데 지금은 팩트만 얘기하다 보니, 심적 부담감이 덜하다고 했다. 바뀐 통화 태도에 상사도 당황하는 눈치라고 한다. 버스 탈 때 나타나던 신체 증상이 계속 이어지진 않고 그랬다 안 그랬다 하지만 편해지는 시간이 생겼다고 했다. 수면은 지난번과 비슷하게 절반은 자다가 깨고 절반은 깨지 않고 자고 식욕도 조금 살아났다고 한다.

치료 3개월 경과

회사에서 강한 스트레스가 있었는데, 그 이후 3일 동안 처음 힘들었을 때와 마찬가지의 강도로 답답함, 두근거림, 호흡곤란이 있었지만, 발작까지는 가지 않았고 어느 정도 제어가 가능했다고 한다. 그동안 하지 못했던 운전도 도전해 20분 정도 운전에 성공했다고 전했다.

치료 4개월 경과

회사에서 본인의 역량을 넘어서는 무리한 일을 시킬 때는 거절을 한다면서 그와 동시에 이직도 알아보고 있다고 했다. 이번 기간 동안 신체 증상은 거의 느끼지 못했는데, 간혹 느껴지더라도 제어가 가능했다고 한다.

치료 5개월 경과

스트레스 상황이 있었지만, 별다른 증상이 나타나지 않아 별 무리 없이 지내고 있다고 한다. 한약으로 공황장애가 치료된다는 사실이 너무 신기하다고 했다. 이번 공황장애 치료를 계기로 내 몸을 더 소중히 아끼겠노라 마음먹었다고 한다. 혹여 증상이 나타나 힘들 때에는 복용하라며 건뇌단을 처방하고 치료를 마무리했다.

[치료 사례 15]
음식만 보면 토할 것 같고, 불안하다는 40대 남성

외국에서 거주하다, 잠시 귀국한 사이에 공황장애를 치료받고 싶다며 한의원에 내원했다. 음식을 보면 구역감이 심하게 올라와서 밥을 먹지 못하고 있으며, 메스꺼움과 토할 것 같은 증상이 언제 또 나타날지 모른다는 불안감에 힘들다고 했다. 5년 전 주재원으로 발령이 나서 외국에서 생활하고 있다. 코로나가 한창일 때 미국으로 출장을 가게 되는 일이 자주 있었는데 비행기 안에서 공황발작을 심하게 겪은 후로부터 업무에도 지장이 생기기 시작했다. 당시 비행기를 한 달에 몇 차례 타야만 했는데 힘들어서 업무 미팅을 못 잡을 정도였다. 공황발작이 나타날 때는 두근거림이나 호흡곤란이 아니라 메스꺼워서 '욱' 하고 토할 것 같은 느낌이 가장 먼저 올라온다고 했다. 양치질을 할 때는 더 심해져서 양치질을 못 할 정도라 한다. 뭔가 몸에 문제가 생긴 줄 알고 온갖 검사를 다 받았지만, 이상이 없었다는 말만 들었다. 그러다 한동안 비행기를 탈 일이 없어서 차츰 괜찮아졌는데, 작년에 한국에 들어오는 비행기에서 다시 공황장애가 재발했다. 이후 6개월 정도 정신과 약물을 복용하다가 끊었는데, 며칠 전 귀국하면서 또 공황발작 증상이 심하게 올라와서 힘들다고 했다. 꼭 출국 전에 치료가 되었으면 한다고 부탁했다.

상담을 해보니 감정은 평소 안정적인 상태로 유지되고 있었으며, 불안감은 소화기 증상이 개선되면 잡힐 것으로 판단되었다. 같은 공황장애라고 하더라도 환자의 병력, 심리적 동요 상황, 자극원의 유무에 따라 치료 경과도 개인차가 나기 마련이다. 신체 증상 때문에 불안이 높아진 경우에는 신체 컨디션 개선으로 불안이 조절되기에, 현재 나타나는 신체 증상에 대해 면밀히 살피고 이해할 필요가 있다.

환자가 호소하는 가장 힘든 증상은 헛구역질이었다. 토하는 것까지는 아닌데, 음식을 보면 헛구역질이 나서 먹지를 못한다는 것이었다. 한국에 들어와서 어머니가 밥을 차려주시는데도 먹지를 못하고 있다. 한국에 들어올 비행기를 예약하고 나서부터 구역질이 다시 나기 시작했다. 식욕도 많이 떨어진 상태이며, 신경안정제를 복용하면 불안감이 줄어들면서 조금은 먹을 수 있게 된다고 했다. 신경안정제를 먹으면 금방 편안해지긴 하지만, 정신과 약으로 억제하는 것이 아닌 근본적인 치료를 하고 싶다는 말을 몇 번이고 했다. 구역감이 올라오는 것은 불안이 극한으로 갔을 때인데, 평상시에도 늘 불안한 마음이 조금씩은 있는 것 같다고 했다. 다른 걱정보다 구역감이 지속되지 않을까 하는 불안감, 병이 낫지 않을지도 모른다는 불안감이 급선무였다. 구역감이 올라오면 어김없이 두근거림과 여타 증상들이 심해졌다. 사람들이 많은 곳에 가면 머리가 멍해지고 어깨에 무엇인가를 올려놓은 듯 무거워진다고 한다. 증상이 심할 때는 정신이 혼미해지는 느낌이 들면서 식은땀이 나고 어깨가 뭉치는 양상을 보였다. 원래 체력은 괜찮았는데, 증상이 생기고 난 뒤로 많이 떨어진 상태였다.

평소에도 잠자리가 불편하면 잠을 설치는 편이었다. 대변은 하루에 한 번 묽게 보는 편이며, 매운 것을 먹으면 어김없이 속쓰림이 나타났다. 배에 가스가 많이 차는 편이고, 소화가 잘 안 되어 자주 더부룩한 느낌이 든다고 했다. 긴장하면 얼굴이나 가슴으로 열이 잘 달아오르며, 두통은 없는데, 공황이 올 때 어지러움이 느껴질 때가 있다고 했다. 신경안정제(알프라졸람)는 불안감이 심할 때만 먹는데, 요즘은 거의 매일 한 번은 복용하게 된다고 했다. 공황이 나타나고 나서부터는 커피와 담배는 끊었지만, 술은 일주일에 2~3번 마시는 상태였다. 한약 치료는 단순히 병명에 따른 처방이 아니라 그 병을 앓고 있는 환자의 몸 상황과 원인, 자극원을 찾아 변증하여 처방하였을 때, 신체기능이 정상화되면서 증상도 사라지고 자극이 주어졌을 때 증상에서 벗어나 회복할 수 있는 힘도 커지게 만들 수 있다. 같은 공황장애라고 하더라도 환자의 성향과 신체에서 나타나는 증상, 주요 심리 상태에 따라 개인 맞춤 처방이 필요한 이유이다.

환자는 중간 정도의 체격에 피부가 검은 편이며, 목소리가 크고, 눈빛이 기세가 있는 양인(陽人)에 해당하였다. 간이정신진단검사(SCL-90-R)상으로는 신체화, 우울, 불안, 공포불안, 수면 문제가 뚜렷하게 높게 나왔으며, 스트레스 검사상 신체 활성도가 많이 떨어져 있고, 교감신경이 항진된 상태로 판단되었다. 성향은 급한 성격에 호불호가 분명하며, 스트레스를 받을 때 짜증이 쉽게 나고 화가 나는 양적인 면을 갖고 있었다. 이러한 신체 증상과 성향, 심리상태를 함께 고려하여 변증에 맞춰 자율신경계를 회복하면서 위장기능을 같이 다스려 주는 한약 처방을 선택하였다. 공황장애 환자들은 불안도가 높기 때문에 평소 불안감을 다루는 이완훈련을 하는 것이 필요하다. 출국 전까지 최대한 자주 내원하여 이완 연습을 함께 하도록 권했다.

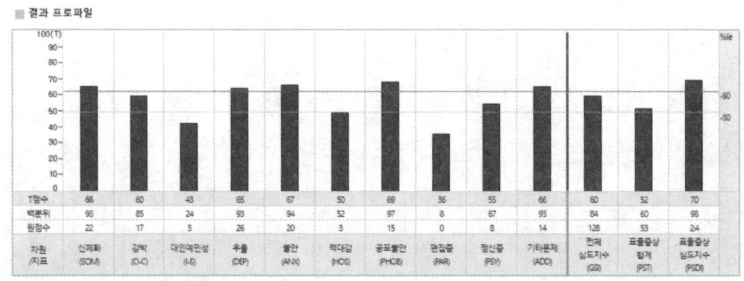

치료 2주 경과

첫 내원 시에 비해서 20%가량 구역감이 줄어든 것 같다고 한다. 점심, 저녁에는 구역감이 많이 줄어들어서 밥을 조금씩 먹고 있다고 했다. 하지만 아직 아침에는 구역감이 많이 올라와서 먹지를 못한다며 힘들어했다. 수면 상태는 좀 더 눈에 띄게 개선되었는데, 11시에 잠들어서 아침 6시까지 푹 자는 느낌이 든다고 했다. 한약 복용 후로는 지금까지 정신과 약을 먹을 정도로 불편한 상황은 생기지 않았다고 한다.

치료 1개월 경과

아침에 심하던 구역감이 많이 줄어서 절반 정도 남은 것 같다고 했다. 이제는 신경안정제를 안 먹어도 될 정도라고 했다. 대변이 설사는 아닌데 풀어지는 양상에 잔변감도 있고, 한 번에 시원하게 보지는 못한다고 했다. 어제는 건강검진을 받으러 갔는데 긴장해서 그런지 혈압이 160 이상으로 올라갔었다고 한다. 소화가 편해져서 점심, 저녁은 잘 먹는다고 했다. 요즘 걱정거리가 없어서 마음이 편하지만, 한 달 뒤에 집으로 돌아가는데, 비행기 탈 때 괜찮을지 걱정이 된다고 했다.

치료 2개월 경과

이제는 아침 식사도 너무 잘하고 있다고 했다. 약간의 불안한 느낌이 있긴 한데, 무시할 수 있을 정도라고 했다. 밥을 잘 먹어서 살이 찌고 있다며 소화도 불편한 것이 없고, 컨디션이 너무 좋다고 전했다. 간이 정신진단검사(SCL-90-R) 재검사 결과가 완전히 정상화된 것은 아니지만, 첫 내원 시에 비해 거의 모든 지표들이 현저히 안정 상태로 들어오고 있음을 확인할 수 있었다. 3일 뒤 출국한다고 하여, 출국 시에 한약을 가지고 가서 2개월 동안 복용하면서 관리하기로 하고 영문 처방전도 함께 발행하였다.

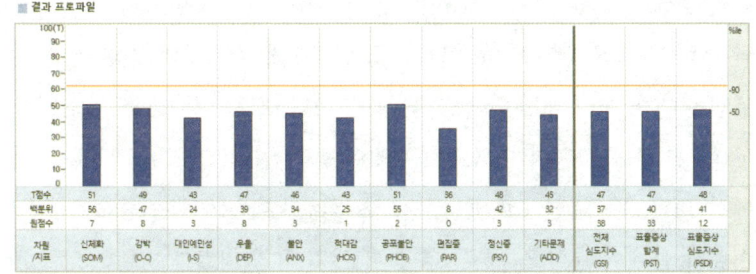

[치료 사례 16]
영화 관람 중 공황발작이 나타난 40대 여성

환자는 영화 보는 것을 좋아하여 자주 극장에 간다고 했다. 어느 날 평소처럼 극장에 영화를 보러 갔는데 영화를 보는 도중 갑자기 심장이 두근거리며 숨이 제대로 쉬어지지 않으면서 호흡하기가 힘들어졌다. 얼굴 쪽으로 열이 오르고, 팔다리 감각이 이상하게 느껴져 제대로 움직이기가 힘들었다. 겨우 빠져나와 구급차를 타고 응급실로 갔는데, 응급실에 도착했을 때는 조금 안정이 되었고 심전도, 심장초음파, 폐검사 등을 했지만 별다른 이상은 없었다. 하지만 이 일 이후로부터 수시로 올라오는 불안에 정신을 잃어버릴 것만 같고, 불현듯 무섭다는 생각이 수시로 든다고 했다. 또 그런 일이 생기지는 않을까 하는 불안, 걱정과 함께 몸이 뭔가 이상하다는 것에 대한 공포감이 특히 심하다고 호소했다. 날이 어두워지면 몸의 이상감각이 더 예민하게 느껴져서 밤에 잠들기도 힘들다고 했다.

간이정신진단검사(SCL-90-R), 뇌기능검사, 가속도맥파검사(APG),

심박변이도검사(HRV) 후에 문진을 시작했다. 목 뒤에서 어깨 쪽으로 담 결린 듯 경직되어 있고, 복직근도 단단하게 긴장되어 있었다. 식후 트림을 많이 하고 대변을 봐도 늘 아랫배에 가스가 그득히 찬 느낌이라고 했다. 몸에 열감이 수시로 느껴지며 눈과 입이 건조하고 때로는 입에서 쓴맛도 느껴진다고 했다. 담화요심(痰火搖心)으로 변증하여 한약 치료와 함께 주 1회 침 치료, 추나 치료 및 약침 치료를 병행하기로 했다. 불안과 공포를 심하게 느끼고 있기에 사건사고 등은 접하지 않도록 뉴스나 신문을 멀리하게 하고, 빵이나 과자 같은 간식 위주로 식사를 대신해 제대로 된 끼니를 챙겨먹지 않고 있어 밀가루 음식이나 가공식품의 섭취는 가급적 피하는 식단으로 일정량을 규칙적인 시간에 섭취할 수 있도록 식습관도 지도했다.

치료 1개월 경과

튀긴 음식과 밀가루는 피하면서 담백하고 자극적이지 않은 음식으로 먹으려고 노력하고 있다. 주변에서 안색이 좋아졌다고 이야기한다고 했다. 치료 전에는 잠드는 데 2시간 이상 걸렸는데 이제는 30분 이내로 많이 짧아졌다. 하지만 중간에 깨면 순간 불안한 생각이 들면서 자다깨다를 반복하게 된다고 했다. 깨는 시간대를 확인해보니 거의 해가 뜨면서 밝아오는 시간이라 암막 커튼을 사용할 수 있도록 권유했다. 다음 한약 처방은 불안감이 증폭되지 않도록 도와주는 약재들의 용량을 증량하여 처방하였다.

치료 2개월 경과

가족들과 함께 있을 때는 불안함이 치료 전에 비해 60% 수준으로 줄었으나 혼자 있을 때는 80%까지 올라온다고 했다. 불안감이 올라가면 가슴 답답함과 함께 온몸에 땀이 흐른다고 한다. 불안감이 심할 때는 건뇌단을 함께 복용하도록 티칭하고 처방하였다.

치료 3개월 경과

혼자 있을 때 나타나는 불안감이 50% 수준으로 많이 줄어들었다. 불안감이 올라올 때 알려준 대로 복식호흡을 해보니 불안이 어느정도 줄어들어서 이전처럼 무섭지는 않았다고 한다. 불안할 때 팔다리로 느껴지던 이상감각도 20% 수준으로 많이 줄어들었다. 예전에는 조금만 움직여도 쉽게 피곤해졌는데 요즘에는 비슷하게 활동해도 피곤함이 30% 정도 줄어서 등산도 시작할 수 있었다. 피로가 너무 쌓이지는 않도록 신체 컨디션에 맞춰서 운동을 하도록 설명하고 추가 처방을 하였다.

치료 4개월 경과

감정 대립으로 스트레스를 받는 일이 몇 번 있었는데, 그럴 때마다 가슴에서부터 얼굴로 열감이 올라오고 팔다리로 이상감각이 느껴졌다. 사람들이 많은 곳에 가면 피곤함이 극도로 몰려오는 느낌이 들었지만 이전만큼 심하지는 않았다고 한다. 가슴이 답답해지거나 몸이 피곤해질 때는 억지로 버티려고 하지 말고 그 장소에서 벗어나 복식호흡을 하라고 권했다.

치료 5개월 경과

가슴 답답함이나 위장 더부룩함은 거의 없었다. 최근 피곤함도 20% 수준으로 더 줄었고 체력도 좋아져서 운동 강도를 높이려고 한다고 했다. 좋아지고 있는 것이 느껴져 사람들도 만나고 동호회 활동도 시작했다. 관심사가 비슷한 사람들과 이야기하고 소통하니, 사람들과 함께 있어도 피곤하다고 느껴지는 것이 40% 정도로 덜하다고 한다.

치료 6개월 경과

별다른 신체적인 증상이나 불안감이 거의 나타나지 않았다. 잠도 중간에 깨는 것 없이 아침까지 이어서 푹 자고 있다. 최근에 남편과 영화를 보러 갔었는데 처음에는 다시 증상이 올라올까 봐 긴장되었지만 별다른 문제없이 영화를 끝까지 모두 보고 나올 수 있었다. 증상이 안정적으로 유지되는지 살펴보기 위해 재검사를 하고 모든 검사 결과 지표가 안정적임을 확인한 후, 마지막 처방을 하고 치료를 종결하였다.

1년 후에 면역력 강화와 체력 보강을 위한 보약 처방을 받으러 내원했는데, 그동안 자극이 있을 땐 한 번씩 불안감이 올라왔지만, 이내 가라앉았고 조절이 되었다고 했다. 공황증상도 한 번도 나타나지 않았다면서, 원장님이 사람 한 명 살렸다며 인사하던 모습이 생각난다.

[치료 사례 17]
어지러움으로 불안해지고, 가슴 두근거림이 심해지는 40대 여성

환자는 2년 전 정신과에서 공황장애 진단을 받았다. 어지러움이 가장 힘든데, 어지러우면 불안해지고, 가슴이 두근거리는 증상이 최근 들어 점점 더 심해지고 있다고 했다. 정신과 약을 복용하면 속이 울렁거리고 머리가 멍해져서 잠깐 먹다가 중단했었는데 최근에 증상이 심해지면서 신경안정제를 밤에 반 알씩 복용하고 있다고 했다.

근무할 때 몸이 힘들어지면 어지러움이 나타난다고 했다. 스트레스를 받으면 이명이 나타나고, 그리고 며칠 후에 어지러움이 시작된다는 것이었다. 어지러움이 시작되면 건강에 대한 걱정, 별별 잡다한 생각이 들면서 점점 더 어지러워지고, 잠도 못 자게 된다고 했다. 그 정도가 심할 때는 심장이 쿵 내려앉는 느낌이 들기도 했다. 그런데 병원에서 검사를 해봐도, 귀에도 심장에도 머리에도 아무 이상이 없다고 했다. 몇 달 전에는 안과 시술을 받았는데, 그 후에 몸이 더 힘들고, 불안한 생각이 많이 든다고 했다. 4~5년 전에 커피를 많이 마시고 새벽 운전을 하다가 갑자기 싸늘한 느낌이 들면서 도로에서 멈춘 적이 있었다. 그 이후로 시내 운전은 하는데, 고속도로 운전은 못 하고 있었다. 최근에 몇 차례 수술을 한 후 건강에 대한 걱정이 많아졌다. 죽음, 질병 이런 주제를 들으면 몸이 힘들어져서 뉴스도 못 본다고 했다. 책임감이 강해서, 다른 사람 일도 제대로 되지 않는 것 같으면 자신이 떠맡아 해결하려고 하다 보니 평소에도 업무 스트레스가 많다고 했다. 겁이 많은 편이고, 어릴 때부터 부모님의 병이나 주변 상황에서 불안감을 느끼게 되는 경험을 많이 했으며, 개인적으로도 건강문제로 늘 마음 졸이며 살고 있다고 했다. 공황발작을 경험한 후로는 이러한 걱정과 불안이 더 심해지면서 신체 증상도 점점 더 심해지는 악순환을 밟고 있었다.

얼굴이 희고, 추위를 많이 타는 아담한 소음인에 해당하는 체형으로, 평소 걱정과 불안이 많은 편이고 커피나 카페인에 민감하게 반응하며 자율신경계의 균형이 쉽게 깨어질 수 있는 체질이었다. 커피를 마시면 가슴이 두근거리고, 손이 떨리며, 잠을 못 잔다고 했다. 소화는 평소에는 괜찮은데, 스트레스를 받으면 쉽게 체하고, 가슴 답답함을 자주 느낀다고 했다. 잠자리가 바뀌거나 스트레스가 있으면 쉽게 잠을 이루지 못하고 자주 깬다고 한다. 평소에도 이런저런 생각이 많고 불안도가 높지만, 눈빛은 불안정하지 않았다.

뇌기능검사와 간이정신진단검사(SCL-90-R), 환자의 체질과 불안에 대한 신체화 증상을 고려하여 한약을 처방하였고, 자주 내원하기 힘든 상황이어서 가정에서 활용할 수 있는 이완법을 익히고 훈련하도록 했다. 내원 시마다 자율신경계를 안정시키는 침 치료, 향기 치료와 인지행동치료를 병행하였다.

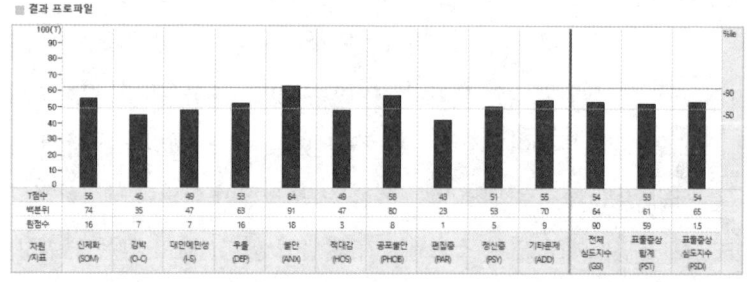

치료 2주 경과

회사에서 모범사원이라고 해마다 상을 받는데, 오히려 그런 상황이 부담스럽기도 하다고 털어놓았다. 내가 돌봐주어야 하는 사람들이 많아서 이제는 지친다고 말한다. 어지러움이 심할 때는 2~3일 정도 계속되었고, 머리도 아팠다. 마음의 방 그리기 작업을 통해 자신의 생각과 감정을 관조적으로 바라보는 시간을 가졌다.

치료 1개월 경과

　어지러움이 40~50% 정도로 줄었다. 저녁에 퇴근하면 집안일도 조금씩 할 수 있게 되었다고 한다. 이전에 해왔던 같은 일을 하더라도 심적으로 부담이 덜 되는 것 같다고 했다. 이 정도 컨디션만 되어도 좋겠는데, 또 심해지지 않을까 걱정이 앞선다고 한다. 마음의 방 그리기를 통해 나를 지지하는 요소들이 무엇인지 살펴보았다. 불현듯 나타나는 생각이 아닌, 현재의 상황에 초점을 맞추고 집중하는 연습을 꾸준히 하도록 했다.

치료 2개월 경과

　친구를 만나는 자리에서 갑자기 어지러움이 느껴져서 자리를 피하고 싶었다. 증상이 또 나타나니 우울해진다고 했다. 하지만 치료 시작 전과 비교해 어지러움이 오래 가지는 않았으며, 그날 하루 빼고는 컨디션이 안정적이었다. 많이 좋아지고 있다는 것을 알고 있는데도 '또 증상이 올라오면 어떻게 하지?'라며 걱정되고 불안해질 때가 있다고 했다. 주말마다 교회에 가는데 예배드리는 동안 증상이 나타나지 않을까 하는 불안한 마음이 있었다. 그동안 몸이 조금씩 편해지다 보니 가르쳐준 명상을 게을리했던 것 같다고 말한다.

치료 3개월 경과

　어지러움이 많이 줄어들면서 일상에서의 불편감이 70% 정도 좋아졌다. 직장에서도 편안하게 업무를 본다고 한다. 그동안 너무 앞서서 미리 걱정하고 애를 썼다는 것을 어느 순간 알게 되었다고 했다.
　잠도 잘 잤으며, 일할 때도 스트레스를 덜 받는다고 했다. 코로나에 걸려서 한약을 먹지 못했는데, 다시 불안해지지 않을까 걱정이 들었지만, 그렇다고 두근거림이나 어지러움이 나타나지는 않았다고 한다. 운전 중에 공황이 또 올까 봐, 좋아지고 있는데 다시 공황발작을 겪으면 증상이 악화될까 봐, 시내를 벗어나서 운전하는 것은 주저된다고 하였다. 코로나 후유증으로 남은 잔기침 증상의 마무리를 위해 경옥고를 추가로 처방했다.

치료 4개월 경과

직장에 새로 온 신입사원 때문에 스트레스를 자주 받는다고 했다. 그래서 집에 오면 회사 일은 생각하지 않으려고 노력하고 있다. 요즘은 스트레스를 받더라도 어지럽거나 두근거리는 경우는 거의 없다고 했다.

치료 6개월 경과

잠도 잘 자고, 식욕, 소화 상태 모두 좋았다. 며칠 전에 파스 냄새를 맡고 잠시 핑 하는 어지러움을 느꼈지만, 불안하지는 않았다. 일상생활에서 늘 걱정하던 습관이 개선되었고, 스스로 자신의 긴장과 불안을 이완할 수 있다는 자신감을 얻었다고 했다. 재검사 결과가 호전된 증상에 비해선 다소 미흡했지만 전반적으로 안정적이라, 탕제 대신 건뇌단을 2개월 복용하면서 마무리하는 것으로 했다. 2개월 후 모든 증상이 안정적으로 잘 유지되는 것을 확인하고, 치료를 종결하였다.

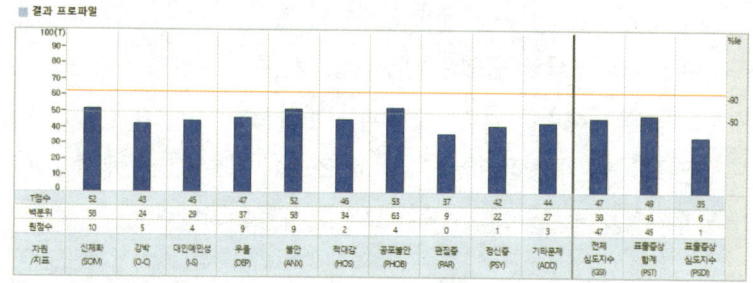

[치료 사례 18]
음식을 먹으면 가슴이 답답해지고, 두근거림과 과호흡 때문에 식사가 두렵다는 30대 중반 남성

피트니스 클럽에서 늘상 해오던 운동을 하던 중, 갑작스럽게 과호흡이 왔는데, 과호흡에서만 그치는 것이 아니라 심장이 터질 것 같이 뛰는 느낌이 들면서 온몸이 저리고 어지럽고, 죽을 것만 같은 공포를 느꼈다고 했다. 그 이후로는 이상하게도 정작 운동할 때는 괜찮은데, 체하지 않아도 밥만 먹으면 두근거림과 과호흡 증상이 나타나서 식사하는 것이 너무 두렵다고 한다.

복진상으로는 희안(喜按, 손으로 눌렀을 때 편안함을 느낌)도 거안(拒按, 손으로 눌렀을 때 통증 혹은 불편함이 심해 만지지 못하게 함)도 아니었으며, 흉협고만(胸脇苦滿, 가슴과 옆구리가 그득하고 결리는 등 불편함)도 정상 범주를 벗어나 있지 않았다. 심하비(心下痞, 명치 밑이 더부룩하고 그득한 데 만지면 유연하고 아프지 않음)와 소복부 압통은 일부 있었으나 유의미한 복진 상은 아니었으며, 별다른 특이점은 발견되지 않았다.

평소 식습관에 대해 자세하게 물었더니, 하루에 커피는 1L 보틀에 담아 매일같이 마시고, 흡연은 하루 1갑, 음주는 1주일에 거의 3~4번을 하는 상황이었다. 술과 담배, 커피는 피하도록 하며, 잠들기 1시간 전에 온욕을 5분가량 하기를 권유하고, 소화기 계통과 자극에 대한 민감한 반응을 제어하는 힘을 키우는 쪽으로 한약을 처방했다.

치료 2개월 경과

환자는 별다른 변화가 없어서 답답하다고 이야기했다. 공황장애 치료에 있어 외부의 자극에 대해 과도하게 민감하게 느끼는 부분을 개선케 하면, 정도의 차이는 있지만 점점 호전 반응을 느끼는 경우가 대부분인데, 이 케이스는 전혀 미동이 없었다. 첫 처방에서 주안점을 두지 않았던 담음(痰飮)이 주요 원인일 수 있겠다고 판단하여 처방을 변경하였다.

치료 3개월 경과

이제야 호전 반응이 나타나기 시작했다. 최근 1주일 동안은 식사 중 2번을 제외하고는 별다른 문제가 생기지 않아 너무 좋았다고 한다. 좋지 않았던 2번도 본인이 많이 좋아졌다고 판단해 자주 즐기던 매운 음식을 먹어도 될 것 같다는 생각이 들어서 무리했던 탓인 것 같다고 했다. 첫 내원시 당부했던 평소 식습관에 대해 자세하게 체크해봤더니, 처음엔 조절하다가 어느 순간부터 다시 커피 1L를 매일같이 마시고, 술자리도 1주일에 2~3번을 갖고, 담배는 끊지 못하고 여전히 피우고 있는 상황이었다. 매번 내원할 때마다 공황 증상이 있으면 술, 담배, 커피는 최대한 삼가달라 말했지만, 환자 본인은 그냥 의례적으로 병원에서 하는 말이라 생각했다고 말했다. 생활 관리와 술, 담배, 커피를 피하는 것이 왜 중요한지 통계와 논문을 보여주며 다시 한번 강조하였고, 치료에 마이너스로 작용하는 요소를 스스로 계속 조절하지 못한다면 치료는 점점 더디어질 수밖에 없다고 강조했다.

치료 4개월 경과

더 좋아지지도 나빠지지도 않고 있다고 했다. 첫 내원시 증상으로 가장 불편했을 때를 10이라 한다면 현재는 4정도 수준에서 유지되고 있는 것 같다고 했다.

다만 잠을 좀 더 푹 자고, 소화가 잘 되고, 운동이 좀 더 잘 되는 것 같아 만족스럽다고 했다. 그동안의 누적된 부적절한 생활 습관이나 음식 섭취 등을 개선시키는 데에는 시간이 필요할 것이라 판단하여, 다시 한 번 섭생의 중요성을 강조하고, 동일 처방으로 농도를 높여 처방하였다.

치료 6개월 경과

환자의 보호자와 함께 내원했다. 보호자가 판단하기에는 증상들이 거의 사라져 아예 나타나질 않는 것 같다고 했다. 이전에는 식탁에서 같이 식사를 하면, 언제 또 증상이 올라올까 싶어 모두가 초긴장 상태였는데, 어느 순간부터는 보호자들도 그런 부분에 대한 생각을 아예 하지 않으면서 같이 식사를 하고 있다는 걸 발견하게 되었다고 한다.

커피 마시는 것과 흡연은 많이 줄인 것 같은데, 술은 여전히 많이 마신다고 원장이 한 번 더 당부해 주었으면 좋겠다고 환자 모르게 쪽지에 적은 것을 건네주었다. 일부 지표에서 미흡한 재검사 결과를 보여주면서, 술, 담배, 커피에 대해 다시 한번 강조하고 갈무리 처방을 했다.

치료 7개월 경과

안정적인 상황이 유지되고 있는 것을 확인하고, 재발률을 낮추는 건뇌단 2개월분을 처방하고 치료를 종결하였다.

[치료 사례 19]
만원 버스에서 한번 실신한 이후로, '또 그런 일이 발생하면 어떡하지?'라는 걱정 때문에 일상생활이 안 된다는 20대 중반 여성

환자는 비 오는 어느 날, 만원 버스를 타고 퇴근하던 길에 평소와는 다르게 몸이 붕 뜨는 것 같은 느낌이 들면서, 갑자기 어디선가 수영장 냄새가 느껴지더니, 가슴이 두근거리고 어지러워져서 쓰러졌다고 한다. 다행히 의식을 잃지는 않아, 버스를 멈추고 내려서 벤치에서 바람을 쐬면서 쉬니까 괜찮아졌다고 한다. 하지만 이후에 또 그런 일이 생기면 어쩌나 하는 걱정과 두려움으로 긴장이 되어 일상생활이 제대로 이루어지지 않는다고 했다.

그 일이 있고 나서부터, 부친이 운전을 해서 출퇴근을 도와주는데 매번 그러는 것도 죄송하고 빨리 좋아졌으면 하는 마음뿐이라고 울먹였다.

간이정신진단검사(SCL-90-R), 뇌기능검사, 가속도맥파검사(APG), 심박변이도검사(HRV) 후 문진과 진맥을 하고, 심담허겁(心膽虛怯)이라는 변증에 맞춰 한약 처방을 했다.

치료 2개월 경과

증상은 여전히 있지만, 이전보다 약하고, 미리 앞당겨서 걱정하고 두려워하는 것도 점점 빨리 사라지는 것 같다고 했다. 증상이 올라오더라도 예전처럼 강렬한 느낌이라기보다는 환자의 표현에 따르자면 잔상처럼 은근한 느낌이라고 한다.

치료 3개월 경과

1주일에 3일 정도는 부친의 도움 없이 버스로 출퇴근하고 있다고 하였다. 중간 중간 만원 버스를 타게 될 때도 있었는데 걱정했던 것보다는 무난하게 지나갔던 것 같다고 했다. 다만 아직도, 본인이 타기 전에 꽉 차 있는 버스를 보면 탈 용기가 나지 않아 다음 버스를 기다렸다 탄다고 말했다.

치료 4개월 경과

이젠 괜찮을 것 같다는 생각에, 만원 버스였지만 보내지 않고 탔는데, 뭔가 불편함이 느껴졌다. 당시 본인이 느끼는 불편함이 공황으로 인한 것인지, 그냥 꽉 차 있는 버스에서 일반적으로 느껴지는 불편함인지 구분이 안 되었다고 했다. '답답하다'라는 느낌이 들었지만, 이상 감각 같은 것은 없었다고 했다. 다음번에 만원 버스를 보면 막상 타고 싶지는 않을 것 같은데, 꼭 타야 하는 상황이라면 탈 수는 있을 것 같다고 했다. 그건 증상이 없는 일반인들도 똑같이 느끼는 부분이라고 설명하자, 웃으며 "그렇긴 하네요."라고 대답했다.

치료 5개월 경과

재검사를 하고 검사 결과 지표들이 안정적이라 마지막 한약을 처방하고 치료를 종결했다. 하지만 과도한 불안과 긴장을 특징으로 하는 심담허겁(心膽虛怯)의 변증이었기에, 한 달간은 2주마다 내원해서 증상을 체크하기로 했으며, 별다른 이상 증상이 나타나지 않아 치료를 종결하였다.

공황장애 치료에 있어, 두근거림, 과호흡, 죽을 것 같은 공포 등등의 여러 신체 반응을 없애는 것도 중요하다. 하지만 외부자극을 너무 민감하게 받아들이고, 쉽게 교감신경이 흥분되는 문제는 없는 것인지를 판단해야 한다. 또한 정말 강한 자극이 주어져 과도하게 느낄 수밖에 없는 환경에 놓인 것은 아닌지, 반응하는 신경 전달 체계의 오작동으로 인한 것은 아닌지를 좀 더 세밀하게 변증하여 치료하면 보다 근본적인 치료에 가까워질 수 있다.

[치료 사례 20]
가슴 쪽 불쾌한 느낌으로 시작된 50대 후반 여성

환자는 50대 후반의 가정주부로 평소에도 건강 관리에 많은 신경을 쓰고 있었다. 그런데, 4일 전 평상시처럼 헬스장에서 운동을 하다가 묘하게 가슴 쪽으로 불쾌한 기분이 몰려오는 것을 느꼈으며 그 이후 어지럽고 구역감을 느껴서 가까운 내과에 가서 구토 억제제를 처방받아 복용했다. 좋아지는가 싶더니 당일 밤부터 공황증상이 더욱 심하게 나타나기 시작했다. 환자는 갑자기 죽을지도 모르겠다는 공포감과 더불어 과호흡 증상, 얼굴이 꽉 조이는 이상 감각, 다리가 후들거리는 등의 증상으로 밤새 잠을 한숨도 못 잤다고 했다. 갑작스런 공황발작을 경험하고는 내원 시점까지 유사 증상 때문에 극심한 불안감과 고통을 호소하고 있었다.
공황장애가 다른 불안장애 증상들과 비교해 두드러지는 특징은 공황장애는 예기치 못하게 갑작스럽게 나타나는 경우가 많으며, 공황발작 시 나타나는 격렬한 신체 증상들이 주를 이루는 데 있다. 다양한 신체증상들은 대부분 자율신경계를 거쳐 나타나는데, 대표적으로 가슴이 답답하거나 두근거리는 증상이 있다.

면밀한 검사를 통해 공황장애 증상의 정도를 진단하고자 체열검사, 간이정신진단검사(SCL-90-R), 뇌기능검사, DSM진단척도, 가속도맥파검사(APG), 심박변이도검사(HRV) 등을 시행하고 상담을 진행했다. 임상적 청취와 문진 상으로는 특별히 스트레스를 받거나 기저질환이 있어서 증상을 유발할 만한 특이 소견은 없었지만, 검사 결과에서 자율신경 기능 이상에 준하는 검사지표와 경도의 우울증이 동반하고 있음을 확인할 수 있었고 환자가 호소하는 증상과 상응하는 유의성 있는 검사 결과가 확인되었다.

또한 진맥 상 현긴맥(弦緊脈)이 또렷이 잡혔으며, 평온한 생활상과는 다르게 환자 본인의 예민하고 꼼꼼한 성격 때문에 오랜 기간 스트레스와 긴장이 누적되어온 간기울결(肝氣鬱結)로 변증되었다.

한의학에서는 공황장애의 원인을 두뇌 및 신체 장부간의 균형 상태가 무너진 것에 두고 이러한 신체와 두뇌의 불균형 상태의 회복을 위해 증상과 원인별 변증에 맞춰 한약 및 침, 뜸 치료, 약침, 추나 등을 활용하고 심리 상담을 포함한 다양한 이완요법, 한의학적 정신요법, 두뇌기능훈련, 생기능자기조절훈련 등의 치료 방법을 활용한다.

이 환자는 비교적 생활 패턴이 일정한 규칙적인 생활을 하고 있었으며 최초 공황발작 발생일이 내원일 시점으로 일주일 이내였기에 적극적인 한약 치료만으로도 빠른 안정과 증상 개선이 가능하리라 판단했다. 하루 2회 한약을 복용하면서 주 1회 한의원에 내원하여 침 치료와 근육을 이완시켜주는 부항, 추나 치료를 함께 받도록 하였다.

치료 1개월 경과

가슴 두근거림, 얼굴이 꽉 조이는 증상, 수면장애 부분에서 모두 호전 반응을 보였다. 본인이 체감하기로는 심했을 때의 절반 수준으로 증상이 좋아졌다고 한다.

그러다가 모임이 있어 외출을 한 적이 있었는데 이유없이 공황증상이 나타날 조짐이 보여 이후로는 가급적 멀리 외출하는 것은 자제하고 가볍게 동네 산책 정도만 하며 지내고 있다고 했다.

치료 2개월 경과

처음 내원 당시 호소했던 모든 제반 증상이 2주 전부터 나타나고 있지 않았다. 다 나은 것 같은데, 치료를 종료해도 되는지 먼저 물어오기도 했다. 하지만 재발이 잘 되는 공황장애의 속성상 호전 반응이 확인되었다 하더라도, 자극이 주어지고 그에 맞춰 증상이 나타났다가 다시 안정적인 상황으로 회복되고 유지되는 경험이 두뇌 인지 과정 속에 자리잡기까지는 어느 정도의 시간이 필요하기 때문에, 안심할 수는 없음을 설명했다.

다행히 환자 본인도 탕약을 복용하면서 공황 증상뿐 아니라 신체 전반의 상태가 개선되며 생활에 활력이 생겨서 이에 동의를 하고 치료를 지속하기로 했다.

치료 3개월 경과

공황발작 전 평온했던 상태가 한 달 넘게 유지되고 있다. 체열검사, 간이정신진단검사(SCL-90-R), 뇌기능검사, DSM진단척도, 가속도맥파검사(APG), 심박변이도검사(HRV) 등 재검사를 시행하고 결과로도 모든 지표들이 안정되어가고 있음을 확인하고 치료 종결을 결정하였다.

이처럼 평소에 규칙적인 생활을 유지하려고 노력하고 적절한 운동을 꾸준히 해오던 환자들은 치료 경과가 비교적 빠르고 좋은 편이다. 빠른 치료를 위해서는 이겨내고자 하는 환자의 생활 관리와 노력이 반드시 필요하다.

[치료 사례 21]
심한 오한과 발한을 호소하며 심장이 터질 것 같다던 40대 후반 남성

환자는 20대 때부터 심한 건강염려증이 있었고 종종 가슴이 답답해지거나 숨을 몰아쉬는 등의 증상을 간간이 겪어왔다고 했다. 그러다 지난 코로나 기간 재택근무를 하면서 불안염려가 심해지고 수면장애가 생기면서 회사 생활도 어려워질 정도로 일상생활이 힘들어졌다고 한다. 잠시 환기를 하거나 흡연을 통해서 긴장을 완화하려고 노력했으나 쉽지 않았고 자기 전에 꼭 술을 마셔야만 잠을 잘 수가 있었다. 내원 당시 환자는 안색이 하얗게 질려 있고 심한 오한과 발한을 호소하며 심장이 터질 것 같고 죽을 것 같다는 고통을 호소하였다. 또 검사실에서도 문을 활짝 열거나 검사 사이사이 끊임없이 화장실을 오가며 지인들에게 전화를 하는 등 불안감을 드러냈다.

정신과에서 신경안정제와 항불안제 수면제 등을 처방받아 두 달 정도 복용하였는데 처음엔 잠시 나아지는 듯했으나 어느 순간부터 증상이 다시 심해져 새로운 약을 처방받았다고 했다. 하지만 지인 중에 신경정신과 약을 오래 복용하다 끊지 못하는 분이 있어, 정신과 약을 오래 복용하는 것에 대한 불안감이 너무 심해서 한의원에 내원하게 되었다고 한다.

공황장애를 경험한 환자들이 한의원부터 내원하는 경우도 있지만 대체로 정신과 진료를 선행하거나 이후 정신과 약을 먹지 않으면 이전보다 증상이 더 심해져서 또는 정신과 약을 끊지 못할 것 같은 염려를 하며 한의원을 내원하는 경우가 많다. 이런 경우 복용 중인 정신과 약을 임의로 중단하지 않고 한약과 병행하면서 치료 진척도에 맞춰 서서히 정신과 약을 줄여나가는 것을 선택한다.

그런데 무엇보다 이 환자의 경우 하루 2갑 이상 흡연을 하고 있고 매일 술을 마시는 잘못된 생활 습관 때문에 치료 경과에 악영향을 미칠 것이 자명해 보였다. 이러한 습관은 증상 개선에 전혀 도움이 되지 않기 때문에 반드시 치료 기간 동안 금주와 금연을 하도록 노력하여야 치료를 시작할 수 있다고 다짐을 받고, 불안감을 제어하는 힘을 키울 수 있게 도와주는 처방으로 치료를 시작하였다.

치료 1개월 경과

환자는 증상이 더 심해진다고 호소했다. 작성해온 기록지를 보니, 호소 증상이 오르락내리락 반복되는 모습이 꾸준하게 관찰되었다.

증상이 한창 심해지는 과정에서 내원한 경우, 치료를 시작하고 일정 기간 동안 증상이 더 악화된다고 느껴지는 기간이 발생한다. 더욱이 습관처럼 즐기던 술과 담배를 거의 끊다시피 하다 보니, 금단 현상이 겹쳐져 이 기간 동안은 증상이 올라갈 수밖에 없기도 했다. 당분간은 경과 체크를 위해 주 1회 내원해서, 침, 약침, 추나 치료를 하기로 했다.

치료 2개월 경과

증상의 완화와 악화를 반복하는 중에도 호소 증상의 강도와 빈도가 조금씩 감소되고 있음이 확인되었다. 이 시기 증상이 조금 완화되었다고 해서, 복용 중이던 정신과 약을 임의로 중단하면 증상이 이전만큼은 아니더라도 다시 악화되면서 증상의 등락을 심화시켜 장기적인 관점에서 도움이 안 된다는 것을 다시 한번 인지시키고 한약으로 스스로 제어할 수 있는 힘이 생길 때까지는 병행해서 복용하다가 경과를 보고 절반으로 줄여서 복용하도록 권유했다.

치료 3개월 경과

환자는 모든 증상이 첫 내원 대비 30% 수준으로 호전되었다고 했다. 복용 중이던 정신과 약도 절반으로 줄일 수 있었을 정도로 불안과 수면 부분에서 모두 안정이 되어가는 것을 느낀다고 했다.

정신과 약을 당장은 끊지 말고 1/4로 줄여서 복용하기로 하고, 추가 처방을 하였다.

치료 4개월 경과

첫 내원 시 호소하였던 공황증상이 한 번도 나타나지 않았다고 했다. 다만 조금 무리하거나 스트레스를 받은 날은 불안감이 살짝 올라오기도 했지만 예전처럼 신체화 증상으로 연결되지는 않게 되자 생활 전반에 활력과 안정을 되찾았다고 한다.

재검사를 하고 검사지표들이 안정적인 상태로 진입하였음을 확인한 후, 정신과 약을 끊기로 했다.

치료 5개월 경과

이번 기간은 공황 증상도 없었고, 스트레스를 받아도 불안감이 올라오지 않았다고 했다. 호전된 건강 상태를 유지하기 위해 지속적인 금연 금주를 당부하며 재발률을 낮추는 데 도움을 주기 위해 건뇌단 2개월 분을 처방하고 치료를 종결하였다.

[치료 사례 22]
공황장애를 호소하는 10대 여고생

환자는 매우 내성적인 성격으로 잘 들리지 않을 정도로 말소리가 작았고, 진료를 보는 중에도 눈을 마주치기 어려워했다. 평소 스트레스를 받으면 주로 먹는 것으로 스트레스를 푼다고 했다. BMI 측정 결과 예상대로 고도비만인 상태였다.

코로나 기간 동안 온라인 수업을 하면서는 큰 문제가 없었는데 학교 수업이 정상화되어 복귀하면서 학교 정문에만 도착하면 숨이 쉬어지지 않고 심장이 터질 것 같이 뛰고 어지러워졌으며, 몸이 고부라져 쓰러질 것처럼 괴로운 증상이 나타나 등교를 할 수 없을 때가 많다고 했다.

코로나 기간 동안 온라인 수업이 장기화되면서 학령기 아이들이 오프라인 환경 속에서 친구들, 선생님들과 부대끼면서 많은 경험을 할 기회가 원천적으로 차단되다 보니, 기질적으로 예민하고 내성적인 친구들은 교실로 돌아오고 나서 크고 작은 어려움을 겪는 경우가 많아졌다. 이 학생의 경우는 그 정도가 심해 치료가 시급한 상황이었다.

초진 면담 결과, 자신의 외모와 자아상에 대한 부정적 인식이 자존감 저하를 가져오고, 이 부분이 내성적인 기질 및 성격과 결합해 공황장애 증상에도 크게 영향을 주고 있는 것으로 판단되었다. 따라서, 환자의 자존감을 저해하는 큰 요인 중 하나인 과체중 부분을 개선시키는 것을 치료의 우선순위로 잡았다. 먹는 것으로 스트레스를 풀고, 음식 섭취에 절제가 어려운 경우, 뇌신경계의 민감도가 높아져 있는 경우가 많으며 이에 따라 뇌 충동 억제가 잘되지 않아 과식하는 악순환이 반복되는 경우가 대부분이다. 그러므로 치료 초기에는 신진대사에 도움을 주는 처방을 선행하고 이후 불안·공황·무기력·우울과 관련한 치료를 순차적으로 하기로 치료계획을 세웠다.

치료 1개월 경과

첫 한 달간 큰 호전을 느끼지 못했다. 불안한 증상과 등교 시 겪는 어려움은 이전과 똑같다고 했다. 여전히 학교 정문에 갔다가 집으로 돌아오는 것이 반복되고 있었다.

하지만 첫 내원 당시보다 체중은 1.5kg 감량된 상태였고 본인도 살을 뺄 수 있다는 자신감이 조금 든다고 했다.

치료 2개월 경과

조절되지 않는 우울한 감정과 등교 시 밀려오는 불안감과 공황 증상은 여전히 나타났지만, 그 정도가 조금은 약해져 교실까지 들어갈 수 있는 정도로 개선되었다. 다만 교실에 오래 머물면 공황 증상이 심해지는 경우가 잦아서 담임 선생님께 도움을 청하여 학생이 불안감을 극심하게 호소하는 경우는 조퇴를 할 수 있도록 하였다.

치료 3개월 경과

여전히 불안을 동반한 공황 증상이 있기는 했지만, 학교 정문을 지나가는 것은 편한 일상이 되었다. 대신 종일 교실에 앉아서 수업에 참여하는 것은 여전히 어려운 일이었다. 오전 수업은 듣고 일찍 조퇴를 하고 있지만, 4교시까지 수업 듣는 것에 조금씩 익숙해지고 있는 것 같다고 했다. 첫 내원 시 호소했던 제반 증상들은 많이 호전된 상태였으며, 3개월 차에 몸무게도 첫 내원 대비 6.5kg 정도 감량되었다.
  집에서만 머물기를 좋아했는데 3개월 차부터는 간간이 가족과 같이 나들이를 가기도 하고 가족들과의 대화도 늘면서, 자신의 감정을 표현하고 웃는 일이 많아졌다고 한다.

치료 4개월 경과

  진료실에 들어올 때 밝게 인사하고 웃는 표정을 자주 지었다. 첫 내원 때와 사뭇 다르게 다채로운 표정들이었다. 집이나 학교에서의 일상도 곧잘 설명하였는데, 한약을 복용하면서 감정 조절이 좀 더 잘되는 것 같다고 얘기하며 하고 싶은 취미활동이나 학업 관련된 계획들도 들려주었다.
  우울감과 불안 증상으로 일상생활이 원활하지 못했는데, 이제는 많이 좋아진 것 같다고 했다.

치료 6개월 경과

  더이상 공황 증상이 나타나지 않았고, 수업도 끝까지 마치고 귀가한다고 했다. 다만 수업 시간에 불안한 감정을 동반한 신체화 증상은 약하게 한 번씩 나타나고는 있지만 금방 가라앉아 자신감이 생긴다고 했다.
  재검사를 하고 검사 결과 지표들이 안정적임을 확인한 후, 학습에 도움을 줄 수 있는 총명공진단을 2개월분 처방하고 치료를 종결하였다.

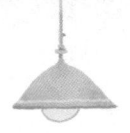

자주 하는 공황장애 질문

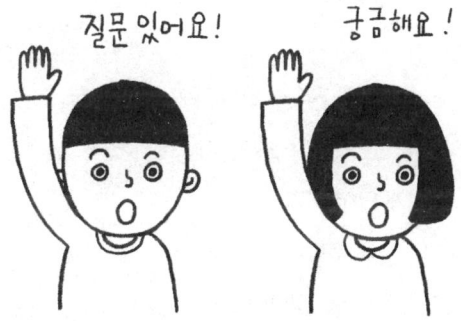

Q1. 스트레스를 받으면 가슴이 답답해지고 조이는 느낌이 들었는데 공황장애일까요?

과도한 스트레스에 노출될 때 가슴이 답답한 증상이 악화될 수는 있지만 가슴이 답답하고 조이는 증상만으로는 공황장애를 진단하기는 어렵다. 뇌에서 스트레스를 경험하게 되면 우리 몸에서는 스트레스 반응과 관련한 호르몬들이 분비되고, 교감신경계가 활성화되면서 에피네프린과 노르에피네프린과 같은 신경전달물질이 나오게 된다. 이러한 물질들은 혈당을 높이고, 생식기능을 억제하며, 심혈관과 관련하여 항이뇨호르몬을 분비시켜 혈압을 상승시키기도 한다. 이러한 과정으로 인해 스트레스를 받으면 가슴이 답답하거나 조이는 느낌, 또는 상열감 등을 호소하게 된다. 이러한 반응은 꼭 공황장애가 아니더라도 과도한 스트레스에 노출되었을 때 보편적으로 나타날 수 있는 신체적 스트레스 반응들이며, 공황장애로 진단하려면 앞서 이 책 (p114)의 '공황장애 진단'에서 설명한 공황장애의 진단 기준과 특성을 반드시 충족시켜야 한다.

DSM-V에 따르면 공황장애를 진단하기 위해서는
1. 심장이 두근거리고 맥박이 빨라진다
2. 땀이 갑작스럽게 많이 난다
3. 몸이 떨리거나 전율을 느끼게 된다
4. 숨이 가쁘고 숨막히는 느낌이 든다
5. 질식할 것 같은 느낌이 든다
6. 가슴이 아프고 답답하다
7. 토할 것 같거나 속이 불편하다
8. 현기증, 머리 띵함, 어지럼증이 있다
9. 주위가 비현실적이며, 자신에게서 분리되는 것 같은 느낌이 든다
10. 자제력이 상실되거나 미칠 것 같아서 두려운 느낌이 든다
11. 오한이 나고 얼굴이 화끈 달아오른다
12. 몸의 감각이 둔해지거나 따끔거린다
13. 죽을 것 같은 느낌이 든다

위의 예상하지 못한 공황발작 증상 중 4가지 이상이 반복적으로 나타나야 한다. 또한 공황발작 발생 이후 또다시 공황발작이 일어날 것에 대한 예기불안이나 공황발작을 회피하기 위한 부적응적인 변화를 보이며, 다른 의학적 질환 또는 정신질환으로 인한 것이 아니어야 한

다고 명시되어 있다. 공황장애의 주된 증상으로는 심장이 터질 것만 같은 두근거림, 호흡곤란, 쓰러질 것만 같은 어지럼증 등이 있으며 이러한 증상 중 1~2가지 이상이 심각한 경우에 공황장애를 의심해 볼 수 있다.

Q2. 가슴이 너무 답답하고 두근거리는데 심장에 문제가 있는 것 아닌가요?

실제 대부분의 공황장애 환자들이 가슴 답답함과 두근거림, 과호흡 등 때문에 심장에 문제가 있는 것은 아닌가 생각하여 심전도, 심장초음파 등의 검사를 하게 되고 별다른 이상소견이 없다는 결과를 듣고 이유를 알 수 없어 답답해한다. 하지만 검사에서 이상이 발견되지 않았다면, 적어도 심장의 문제에 대해서는 안심해도 좋다는 것이다. 공황장애로 진단되었다는 자체가 심장에는 문제가 없다는 이야기다. 공황장애는 신체 검진에서 이상이 없어야 진단될 수 있기 때문이다.

공황장애는 심장에 기질적인 문제가 있어 나타나는 증상이 아니라, 뇌-신경계가 일으키는 일종의 착각으로 비유할 수 있다. 답답함과 두근거림 등의 반응을 유발할 만한 자극이 아예 존재하지 않거나, 혹은 충분하지 않음에도 상황에 맞지 않는 강력한 신경 신호가 발생해 교감신경의 과항진이 유발되면, 실제 심장에 문제가 없더라도 과호흡, 두근거림, 홍민, 발한 등의 증상들이 나타나는 것이다.

Q3. 공황이 올 만한 상황을 피하는 것이 좋을까요, 일부러 노출해 보고 견디는 것이 좋을까요?

공황장애 치료의 최종 목표는 공황에 대한 두려움에서 벗어나게 하는 것이다. 가슴 두근거림이나 호흡 곤란, 어지러움 등의 감각이 있거나 또 부정적이고 불안한 생각이 들더라도 그것에 사로잡히거나 서둘러 도망가지 않고 스스로 이완하여 불안을 조절할 수 있는 힘이 생길 수 있도록 자기조절력을 회복하게 만드는 것이다. 물론, 사소한 자극에도 쉽게 신체 반응이 나타나는 부분은 치료를 통해 자율신경계의 균형을 회복하는 것이 필요하다. 공황에 대한 두려움을 극복하게 만들지 못한다면, 운동 후에 느끼는 두근거림 등 일상에서 누구나 경험할 수 있는 신체감각만으로도 과도한 걱정과 파국적 생각이 유도됨으로써 조그마한 불씨에 기름을 붓는 것처럼 공황발작으로 이어질 수 있기 때문이다.

물이 무서워서 수영을 하지 못하는 사람이 있다고 하자. 물에 들어가지 않고 열심히 불안해하지 않는 연습을 한다고 해서 어느 날 갑자기 물을 두려워하지 않고 수영을 할 수 있을 거라 기대할 수는 없을 것이다. 처음에는 얕은 곳에 발만 집어넣는 정도로 천천히 물과 접촉하다가 익숙해지면 차츰 무릎까지 넣어보고, 허리까지 들어가 보면서 공포증에서 점점 벗어날 수 있게 된다. 이 과정에서 불안한 마음이 들고 피하고 싶은 생각도 들겠지만, 견딜 수 있는 수준에서 반복하여 시도하다 보면, 그 불안이 차츰 안정되는 것을 경험하고 조금 더 깊은 물에도 들어갈 수 있게 된다.

이와 마찬가지로 공황장애 초기에는 심한 공황발작이 일어날 만한 상황은 피하는 것이 좋다. 아직 충분히 노출에 대한 준비가 되어 있지 않은 상태에서 강한 불안 상황을 경험하게 되면 불안을 이겨내는 경험이 아니라 힘들어서 피했던 경험만이 반복되면서 자극에 더 민감해질 수 있기 때문이다. 하지만, 일상적으로 일어날 수 있는 상황이라면 피하지 않고 대처법을 익히고 공황에서 벗어나기 위해 연습하는 과정으로 삼는 것이 바람직하다.

두려움과 불안은 그 대상을 피하려고 할 때 더 커지는 속성을 가진다. 결국에는 노출을 통해 민감한 상태에서 둔감화 과정을 거쳐 자신감을 가질 수 있도록 변화시키는 것이 필요하다. 하지만 노출에 앞서 먼저 준비할 것은 자신의 증상에 대한 충분한 이해이다. 공황발작이 어떤 상황 속에서 일어나며, 그 과정에서 신체가 어떻게 적응해 나가는지를 제삼자의 입장에서 관찰하되, 그런 발작 증상이 생명을 위협하는 위험한 상황은 아니라는 사실을 분명히 알아야 한다. 또, 자신이 두려워하는 대상이 무엇인지를 명확히 아는 것도 필요하다. 건강에 대한 염려인지, 사람들의 시선인지, 그 상황이 나에게 어떤 의미이기에 두려운지를 파악할 필요가 있다.

자극원에 대한 노출 연습을 할 때는 조급함을 버리고 충분한 시간을 할애해야 한다. 불안이 올라오더라도 차츰 안정된다는 것을 반복적으로 경험하도록 만들기 위해서는 한의학 치료를 통해 두뇌 인지과정에서 긍정적인 피드백을 차곡차곡 쌓기 위한 시간이 필요하기 때문이다. 치료를 통해 이를 이겨낼 수 있는 제어력이 생기지 않은 상황에서 불안이 올라왔을 때 그 상황 자체를 피할 수밖에 없게 되면 이후에 충분히 안정될 수 있다는 경험을 하지 못하기 때문에 오히려 자극에 대해 민감해지고 더 불안을 키우게 된다.

때문에 이러한 자극원에 대한 노출 연습을 하기 위해서는 자극에 대해 지나치게 과민하게 반응하고 있는 뇌신경계의 흥분도를 조절하는 힘을 한의학적 치료로 충분히 키우는 일이 선행되어야 한다.

또한 노출 연습 과정에서는 자신에 대한 스스로의 지지와 격려가 필요하다. 신체감각과 생각은 스스로 결정하는 부분이 아니기에, 스스로 선택하고 실천한 행동의 변화에 집중하면서, 잘 해낸 부분에 대해 칭찬하고 격려하는 전략은 다음 노출에 대한 자신감을 키워주는 데 도움이 되기 때문이다. 빨리 증상을 없애겠다거나 증상이 빨리 없어져야 한다는 조바심은 오히려 공황의 굴레에서 벗어나는 것을 더욱 힘들게 만든다는 것을 명심하자.

Q4. 공황장애가 오래되면 어떻게 되나요?

공황장애가 만성화되면, 다른 여러 신경정신과 질환들도 동반될 가능성이 높아진다.

우선, 우울증이 동반될 수 있다. 원치 않은 현재의 불안한 상황이 아무리 노력해도 바뀌지 않는 것 같고, 바꿀 수 있는 방법조차 없다고 판단되면 스스로 벗어날 수 없다고 포기하고 무기력해지면서 우울증으로 빠져드는 경우가 많다. 아무리 버티고 이겨내 보려고 해도 개선되지 않는 공황장애 증상과 발작이 오랜 기간 반복되면 환자로 하여금 좌절감을 느끼게 만들기 때문이다.

또한, 불면증이 동반되면서 고통받을 수도 있다. 공황장애 신체 증상이 교감신경 과항진에서 비롯되기 때문에 수면에도 좋지 않은 영향을 끼친다. 부교감신경의 활성화가 적절히 이루어져야 수면을 취할 수 있게 되는데, 교감신경의 과항진이 반복적으로 나타나면 부교감신경의 활성화를 방해하여 양질의 수면을 이루기 힘들게 만든다. 공황장애가 심할 당시 발생한 불면증은 불안과 공포, 공황 증상에 대한 스트레스로 인한 이차성 불면증으로 볼 수 있다. 그러나 불면증이 만성화되면 수면 자체에 불안과 스트레스를 느껴 공황장애가 개선되더라도 불면증은 그대로 남을 수 있게 된다. 만성화된 불면증은 치료가 쉽지 않기 때문에 초기 공황장애에 수면장애가 동반되고 있다면 조기에 적극적으로 치료하는 것이 필요하다.

또한, 불면증 이외에 땀 분비, 대소변, 소화기관처럼 자율신경계 기능과 관련된 신체 증상들이 동반되는 것도 경계하여야 한다.

Q5. 증상이 계속 있는 것은 아닌데도 불안해서 생활이 안 됩니다. 고쳐질 수 있는 건가요?

임상에서 치료를 하다 보면, 증상의 빈도나 정도는 많이 경감되었음에도, 예기불안증(언제 공황발작이 나타날지 모른다는 막연한 불안감) 때문에 일상생활에서 고통을 호소하는 경우가 많다. 실제로, 이는 마지막까지 환자를 괴롭히는 요소이기도 하다.

하지만 예기불안은 심리적 요소에 영향을 많이 받는 증상이기 때문에, 외부 자극에 대해 지나치게 민감하게 반응하는 뇌 신경계의 흥분도를 조절하는 힘을 키우는 한의학적 치료와 인지행동치료를 병행하면 상당 부분 개선이 가능하다.

치료 과정에서 동일한 상황이 나타났을 때 치료 이전과 현재의 증상 차이를 비교해 봄으로써 본인이 나아지고 있다는 확신을 갖는다든지, 증상이 나타나더라도 적절한 대응을 할 수 있다는 자신감을 갖는다든지, 불안한 생각이 들 때 이런 불안함의 이유를 논리적으로 재확인하고 되짚어 본다든지 하는 방식으로 예기불안의 영향력을 서서히 줄여나갈 수 있다.

최종적으로는 증상 자체의 경감과 증상 발현 시 스스로 컨트롤 할 수 있다는 경험과 확신, 그리고 이러한 경험의 반복과 재확인을 통해 예기불안이 상당 부분 개선된다.

Q6. 공황장애와 광장공포증은 다른 것인가요?

DSM-V부터는 공황장애와 광장공포증을 따로 분류하여 진단하고 있다. 그런데, 공황장애와 광장공포증은 증상이 나타날 때, 양상이 매우 유사하게 나타난다.

광장공포증은 어떤 특정한 장소나 특정 상황에서 증상이 공황발작처럼 올라오는 것을 말하는데, 다음과 같은 경우에 나타나게 된다.

1. 자동차, 버스, 비행기, 지하철 같은 중간에 쉽게 내리기 어려운 대중교통을 타게 되는 경우
2. 백화점, 마트, 시장 등의 보통의 경우 사람들이 많이 모이는 넓은 장소
3. 운전 중 터널을 지날 때나, 엘리베이터 안, 협소한 곳 등의 폐쇄적인 장소
4. 줄을 서거나 많은 사람들 속에 있는 경우
5. 혼자서 집 밖으로 나가야 하는 상황

이와 같이 광장공포증은 특정 장소, 특정 상황에서 발작적 불안감과 자율신경의 이상 증상이 발생한다. 반면에 공황장애는 광장공포증의 경우를 포함하면서도, 피곤하거나 흥분될 때 그리고 극심한 스트레스 등의 경우에도 나타나기 때문에 공황장애가 상대적으로 더 넓은 범위라고 할 수 있다.

광장공포증에서도 공황장애에서처럼 예기불안과 회피 반응이 잘 나타난다. 조건화 기전에 의하여 불안함을 느꼈던 장소나 상황과 유사한 장소와 상황을 회피하려는 행동을 보이며, 공포 상황에 계속 머물러 있게 되면 심장이 멎어 사망하거나 정신을 잃어버리게 되지 않을까 두려워하는 등 관련된 위험을 과대평가하고 불안 공포를 심하게 느끼는 경향이 크게 드러난다. 즉, 잠재 의식 속에 자리 잡은 조건화 기전과 불안 공포가 더 심하기 때문에 광장공포증이 공황장애와 함께 있다면 예후가 좋지 않고, 치료에 시간이 좀 더 오래 걸리는 양상을 보인다.

Q7. 공황장애는 성인들에게만 나타나는 것인가요?

통계상으로는 공황장애 증상이 만 14세 미만의 아동에서 나타나는 경우가 흔하지는 않은 것으로 알려져 있다. 이는 아동의 경우 자신의 증상을 정확하게 표현하지 못하는 경우가 많기 때문으로 여겨진다.

스트레스와 긴장은 공황장애를 유발하는 주요 요인으로 작용한다. 현대 사회는 스트레스 사회라고 부를 만큼 많은 스트레스 요인이 존재하는데, 비단 성인들뿐만 아니라 학생들, 청소년들도 스트레스에 많이 노출되고 있다. 학업으로 인한 스트레스와 가족, 친구들과의 관계로 인한 교우 스트레스 등이 원인으로 작용하면서 소아청소년들에게도 공황장애가 발생한다.

때문에 학습량이 점점 증가하고, 교우관계가 예민해지면서 스트레스가 누적되는 사춘기 만 14세 이후, 공황장애 발생 빈도가 증가하며, 만 14세 이전이라도 저학년의 아동들보다 고학년 아이들의 경우가 좀 더 공황장애의 진단 기준에 부합하는 증상을 보인다[37].

2013년에 DSM-V로 개정되면서부터 소아·청소년 시기의 불안장애만 따로 기술하지 않고 성인기와 통합하여 기술하게 되었다.

즉, 이전에는 분리불안장애, 선택적 함구증을 아동·청소년 시기의 불안장애로 분류하였으나 DSM-V부터는 아동·청소년과 성인을 구분하지 않고, 분리불안장애, 선택적 함구증, 사회불안장애(사회공포증), 공황장애, 광장공포증, 특정 공포증, 범불안장애로 나누어 기술하고 있다.

어린아이들의 공황장애 증상도 대체로 성인들과 비슷한 모습을 보이는데, 공포 상황에서의 반응이 일상적인 상황과 공간에서 나타난다. 하지만, 조금 다른 점은 증상의 양상이다. 성인들의 경우 과호흡이나 호흡곤란을 많이 호소하는 것에 비해, 아이들은 심장 두근거림을 더 많이 호소하는 경향을 보인다.

또한, 공황장애로 치료받은 14세 미만의 어린아이들을 살펴보면, 어렸을 때 분리불안장애나, 선택적 함구증 등 여타 불안장애 증상을 가지고 있었던 경우가 많았다.

---

[37] 홍강의 외, 『소아정신의학』, 학지사, 2014년 11월, 253p

분리불안장애에 대해서도 간략하게 살펴보자면 분리불안장애는 DSM-V에 의거하여 다음과 같은 기준을 따르는데 보통의 경우 애착 대상이 부모이고, 개정 후에는 만 18세 이전에 발병이라는 명시는 삭제되었다.

1. 애착 대상과 떨어져야 할 때 극심한 불안을 느끼게 된다
2. 애착 대상을 상실하거나 질병, 사고 등의 안 좋은 일이 생길 것 같은 불안감을 심하게 호소한다
3. 애착 대상과 떨어져야 하는 사건이 생길 것 같은 불안감을 호소한다
4. 집을 떠나서 다른 장소에 가기를 꺼려한다
5. 애착 대상 없이 혼자 있게 되는 상황을 거부한다
6. 애착 대상 없이 잠자기를 거부한다
7. 애착 대상과 떨어지게 되는 꿈을 자주 꾼다
8. 이러한 경우 두통, 오심, 구토, 배 아픔 등의 신체 증상을 보인다

한편, 선택적 함구증은 가족들과는 대화하는 데 아무런 문제가 없지만, 밖에 나와서는 전혀 대화를 하지 않는 증상을 보이는 것으로 사회 불안장애나 회피증상을 보이는 경우가 많다.

Q8. 공황장애는 왜 나타나는 건가요? 유전되기도 하나요?

아직까지 '이것이 원인이다'라고 명확하게 밝혀진 단일 원인은 없으나, 심리 사회적 요인, 신경학적 요인, 두뇌의 구조적 요인, 기능적 요

인, 기타 요인들이 원인으로 작용한다고 알려져 있다.

심리 사회적 요인은 대인관계의 갈등 등과 같은 지속적인 스트레스 상황이나 갑작스러운 충격과 같은 요인들이 공황장애를 유발시킬 수 있음을 의미한다.

신경학적 요인은, 노르에피네프린, 가바(GABA), 세로토닌 등의 신경전달물질 시스템의 이상을 의미한다.

측두엽이나 전전두엽의 이상 같은 두뇌의 구조적 요인, 뇌기능 상의 불균형으로 인해 나타나는 편도체, 해마 기능의 저하 등도 공황장애를 유발할 수 있다고 알려져 있다.

그 밖에 다양한 약물 반응, 음주, 카페인 등 역시 공황장애를 유발할 수 있음에 유의해야 한다.

또한, 공황장애가 유전된다고 보는 견해도 있다. 그런데 이 말은 공황장애 자체가 유전된다기보다는 부모나 혈연관계의 친척들이 공황장애를 앓지 않았더라도 민감하고 불안도가 높은 성향이 유전되어 공황장애를 일으킬 가능성을 높인다는 것으로 보는 것이 타당할 것이다.

공황장애를 앓고 있거나, 공황장애를 앓았지만, 치료 혹은 스스로 극복한 사람은 자녀에게 공황장애가 유전되는 것이 걱정되더라도, 가급적 이를 내색하거나 얽매이지 않고 자유롭고 편안한 마음으로 행동하는 것이 좋다. 부모는 자녀의 거울이라고 한다. 내가 불안을 느끼는 패턴이 자녀에게 학습을 통해 전이될 가능성이 높아지기 때문이다. 공황 때문만이 아니더라도, 매사에 여유롭게 대처하는 모습을 보일 필요가 있겠다.

Q9. 공황장애는 완치가 가능한가요?

공황장애 진단을 받으면 평생 정신과 약을 먹어야 한다거나 약을 늘 지니고 다녀야 한다며 걱정하거나 재발이 잘 되기 때문에 벗어나기 어렵다고 생각하는 경우가 많다. 인터넷 카페에서 치료가 잘되지 않아 고생한다는 사례를 보면서 자신도 그렇게 되지 않을까 걱정을 하게 된다.

우선 공황장애는 한의학 치료와 생활 관리, 노출 연습과 인지행동치료 등을 통해 충분히 극복할 수 있다는 것을 명심하자.

그런데, 재발과 완치의 기준은 무엇일까? 쉽게 감기에 걸리는 사람이 있다고 하자. 감기에 걸리면 심하게 고생을 하고, 조금만 춥거나 힘들어도 금세 또 감기에 걸린다고 한다면 이건 감기가 재발된 것일까? 그렇지 않다. 감기가 나았더라도 면역력이 떨어지거나 좋지 않은 생활 습관으로 인해 감기에 쉽게 걸릴 수 있는 조건을 개선해 주지 않았기 때문에 자주 감기를 앓는 것뿐이다.

사실 모든 질병에 완치라는 개념은 없다. 일정 기간 증상이 없으면 완치라는 표현을 쓰는 것일 뿐, 언제든 조건이 되면 무슨 병이라도 다시 걸릴 수 있기 때문이다. 공황장애 증상이 좋아졌다가도 몇 년 뒤에 또 공황으로 고생하는 분들이 적지 않기도 하다. 그 이유는 정신과 약 기운에 기대어 단기간에 증상을 억제하는 것에만 급급할 뿐, 공황장애에 대한 충분한 이해와 생활 관리를 바탕으로 뇌신경계에서 이루어지는 자극에 대한 과민함을 조절할 수 있는 힘을 기르는 치료가 제대로 이루어지지 않았기 때문이다. 따라서 공황장애의 재발이 두렵다면 재발을 걱정할 것이 아니라 공황장애에 대해 이해하고 건강한 생활 습관으로 바꾸고 유지하면 된다.

사람의 몸은 태어날 때부터 취약한 부분이 있다. 체력이 강해서 웬만하면 감기도 안 걸리고 잠도 잘 자고 잘 먹는 사람이 있는 반면, 감기에 잘 걸리기도 하고, 뱃구레가 작고 소화기가 약한 사람도 있다. 마찬가지로 공황장애에 취약한 사람도 있다. 작은 일에도 쉽게 놀라고 겁이 많고, 걱정을 많이 하는 사람, 생각이 많고, 커피 등 카페인에 민감하게 반응하는 사람 등의 경우 자율신경계의 균형이 쉽게 깨질 수 있으니 평소 생활 관리가 중요하다. 이들에게 스트레스 관리가 안 되거나 불규칙한 수면 시간이나 수면 부족, 카페인 과다 섭취, 반복적인 음주 습관 등이 있다면 그렇지 않은 사람들에 비해 공황장애가 발생할 가능성은 높아질 수밖에 없다. 하지만, 이런 사람들도 규칙적인 생활 습관과 스트레스 관리로 공황장애를 예방할 수 있으며, 공황장애 진단을 받았더라도 적절한 치료와 생활 관리가 이루어진다면 충분히 좋아져, 이후에도 재발 없이 잘 지낼 수 있게 된다.

Q10. 한의학으로 공황장애를 치료하면 잘 재발되지는 않나요?

한의학으로 공황장애 치료를 시작하는 분들 혹은 치료가 마무리된 환자들이 가장 자주 질문하는 내용이다. 공황장애는 한의학적 치료 후에 생활이나 스트레스 관리에 유의한다면 재발 가능성을 확연히 낮출 수는 있지만, 재발 가능성을 완전히 배제할 수는 없다. 공황장애의 악화 요인이 되는 과로, 수면 부족, 낮밤이 바뀐 생활 패턴, 카페인, 알코올, 니코틴 등 유해 물질 섭취, 직장, 학업, 가족이나 주변 사람에 의한 스트레스 등이 관리되지 않는다면, 재차 두뇌 기능의 불균형을 유발하게 된다. 하지만, 생활 습관 관리를 잘하고 스트레스 관리를 잘한다면 그 확률을 상당히 낮출 수 있다.

카페인과 알코올 섭취를 제한하고, 충분한 수면 시간을 가지면서 일찍 잠자리에 들고, 규칙적으로 정해진 시간대에 식사를 하며, 일정한 양을 섭취하고, 운동과 명상을 생활화하는 것이 필요하다. 이는 허리 디스크가 있어 허리 수술을 받았다면 규칙적인 운동을 통해 허리 주변 근육의 근력을 키우고, 바른 자세를 유지하면서 무리한 운동을 하지 않음으로써 다시 디스크에 문제가 생길 수 있는 확률을 낮추는 것과 같은 이치이다.

공황장애가 재발을 하더라도, 그 증상의 강도는 천차만별이다. 정서적인 불안이나 초조, 공포감 없이 아주 가벼운 신체의 전조 증상으로 끝나는 경우도 있으며, 발작까지 이어져 또다시 패닉에 빠지는 경우도 있다.

다만 성공적인 한의학적 치료 후 공황장애가 재발하여 발작까지 이어지는 경우는 드물었다. 한의학에서 공황장애 치료가 진행되는 과정이 단순히 공포를 유발하는 신체 증상만을 억제하는 것이 아니기 때문이다. 한의학적 치료는 신체 증상을 개선시키는 것은 물론, 자극원에 대해 지나치게 뇌 신경계가 흥분되지 않도록 조절력을 함양하고, 증상에 대한 정서 반응을 컨트롤할 수 있도록 강화시킨다. 이 때문에 치료가 종결된 후 생활상의 관리 문제 혹은 주변 환경으로 인한 스트레스로 인해 전조 증상이 발생하더라도, 환자는 이성적으로 상황과 문제점을 분석하여 어렵지 않게 안정 상황으로 돌아올 수 있게 된다. 하지만 이러한 상황을 너무 믿고 무분별하게 정서와 신체를 혹사시켜서는 안 된다는 것은 명심해야 한다.

Q11. 공황장애에 정신과 약물 치료와 한의원 치료의 차이는 무엇인가요?

정신과에서는 공황장애에 주로 항불안제를 처방한다. 벤조디아제핀 계열의 약을 가장 많이 처방하는데, 약을 복용하면 단시간 내에 불안감이 줄어들게 되는 효과가 있다. 그러나 문제는 이 약의 내성과 의존성이다. 세계보건기구에서는 이 약물들의 내성 및 의존성 문제로 한 달 이내로 쓰라고 권고를 하는 경우가 많으며, 실제로 이 약물들을 장기간 복용하면 끊기 힘들어하는 경우가 많았다.

한의원에서 처방하는 한약은 항불안제와 같이 단기간에 불안감을 느끼지 못하게 차단하거나, 공황발작을 순간적으로 억제시키는 효과는 상대적으로 떨어진다. 따라서 공황장애의 신경학적 병리기전을 단기간에 순간적으로 차단하는 양약과는 달리 한의학적 치료는 즉각적인 반응을 보이지는 않는다. 대개 한 달 정도 한약을 복용하면 증상이 점차 줄어드는 것을 느낄 수 있게 되며, 외부 자극에 대한 자기조절력이 점차 개선되어 가는데, 항불안제와 같이 내성이나 의존성이 없기 때문에, 한약 치료가 끝난 후에도 안정적인 상황이 유지되며 많은 변화양태를 보이는 공황장애의 속성에 대응해, 나타나는 증상과 체질에 맞춰서 처방이 가능하다는 장점이 있다.

이 같은 장단점으로 인해 공황장애 치료 초기에 발작이 심하거나 불안감이 심하다면 일시적으로 항불안제를 복용하면서 한약 치료를 병행하는 경우도 있으니, 의료진과 충분한 상담이 필요하다.

Q12. 공황장애에 사용하는 양약의 부작용이 궁금합니다.

공황장애에 사용하는 양약은 여러 가지 종류가 있으며 그에 따라 나타나는 반응도 서로 다르기 때문에 항우울제와 항불안제에서 나타날 수 있는 부작용을 중심으로 알아보기로 한다.

1) 항우울제(대표적으로 세로토닌 재흡수 억제제, SSRI)

항콜린성 부작용으로 입마름 증상, 변비, 시력 저하, 소변 장애, 가슴 두근거림, 땀의 증가, 얼굴의 열감 및 홍조 등이 나타날 수 있다.

또한, 심혈관계에 나타나는 부작용으로 기립성으로 오는 저혈압 증상, 빈맥과 부정맥이 나타날 수도 있으며, 성 기능 문제나 체중 증가, 알레르기 반응을 보이기도 한다.

2) 항불안제(벤조디아제핀계)

GABA 시스템의 조절을 통해 중추신경을 억제하므로 과도한 진정 및 졸음 주의력 약화 등의 부작용이 나타날 수 있다. 보통은 SSRI 약물의 보조적인 치료제로 사용된다고 알려져 있으나, 단독으로도 사용되기도 한다.

특히, 벤조디아제핀계 약들은 술과 동시에 복용해서는 안 되는 약물로 알려져 있는데, 말이 어눌해지고, 착란 및 우울 증상, 운동 실조 증상, 체중 증가, 피부염, 월경 이상, 시력 저하, 기억 장애, 전신 피로감 등이 나타날 수 있다.

또한, 벤조디아제핀계의 항불안제는 장기간 복용하면 의존성 및 내성이 높아져 끊기가 힘들게 된다. 가령, 한두 달 정도만 복용해도 약을 안 먹었을 때 일시적으로 공황장애 증상이 더 심해지는 반동불안증 증상을 보이며, 6개월 이상 장기 복용하는 경우에는 거의 대부분의 환자에서 의존성을 보인다고 한다.

금단 현상으로는 불면, 걱정의 증가, 정좌 불능증, 떨림, 경련, 구역감, 구토, 불쾌감 증가, 착란 및 섬망 증세를 보일 수 있기 때문에, 정신과 약을 오래 복용하고 있다면, 한의학 치료로 자극에 대한 과민도를 조절하고 뇌신경계가 과도하게 흥분되지 않도록 제어하는 힘을 키운 후에 정신과 약을 천천히 감약해 나가야 한다.

Q13. 한의원에서는 공황장애를 어떻게 치료하나요?

한의원에서의 공황장애 치료 방법 중 첫 번째는 '한약'이다. 공황장애를 한약으로 치료한다고 하면 생소하게 들릴 수도 있는데, 한의학이 강점을 보이는 분야 중 하나가 신경정신과 질환이다. 동의보감에는 '경계(驚悸)'라는 공황장애와 유사한 양상이 기술되어 있으며, 이에 가미온담탕을 써서 치료한다는 표현도 있다. 그렇다고 공황장애에 쓰는 한약이 가미온담탕 한 가지만 있는 것은 아니다. 개개인의 체질과 신체적인 증상에 맞추어 약을 처방하는데, 예를 들어 환자가 소화기의 불편감을 많이 호소할 경우, 소화 기능을 다스리는 약재 성분을 늘려서 처방하고, 어지럼증이 가장 불편한 증상이라면 그와 관련된 약재를 늘려서 처방하게 된다. 이처럼 신체적 증상 중 어떤 증상이 가장 불편한지 파악 후 그에 맞춰서 처방하여 보다 빨리 증상이 개선되도록 한다.

두 번째 치료 방법은 '약침'이다. 약침은 한약에서 추출하여 정제한 성분을 경락에 주사하여 치료하는 방법으로 침과 한약의 장점을 뽑아 만든 치료법이다. 특히 공황장애 환자들은 에너지의 지나친 항진 상태인 '화(火)'와 관련된 경락에 '생지황' '황련' 등의 화를 내리는 성분의 약침을 많이 쓰게 되는데, 가슴 정중앙의 '전중(膻中)'이 대표적으로 '화(火)'를 내리는 데 도움 되는 혈자리다. 이외에도 '극천' '견정' '고황' 등의 혈자리가 화(火)를 내리는 데 도움이 된다.

세 번째는 '추나 요법'이다. 추나 요법은 척추를 밀고 당겨서 교정하는 방식의 치료법을 말한다. 근골격계 질환에는 추나 요법을 사용하는 것이 이미 일반적인 치료 방법으로 알려져 있으며, 다소 생소하게 느껴질 수도 있지만 공황장애를 비롯한 정신과 질환에서도 추나 요법으로 좋은 효과를 기대할 수 있다. 특히 경추 1, 2번 교정이 효과적인데, 경추 1, 2번은 두개골 바로 밑에 자리하고 있는 척추로서 이 척추가 틀어지게 되면 뇌신경계의 조절에 악영향을 끼치게 된다. 실제 환자들을 보면 경추 1, 2번이 틀어져 있는 경우가 많으며, 이를 교정하게 되면 공황장애 치료에 상당 부분 도움이 된다.

마지막으로는 '명상'이다. 명상은 인지 치료, 행동 치료에 이어 3세대 심리치료라 불리며 많은 정신과 상담치료에 사용되고 있다. 원래 동양의 불교 등에서 수행을 위해 만들어진 명상은 현재는 종교적인 색채를 띠지 않고 정신과 치료나 스트레스 완화를 위해 많이 사용되고 있다. 명상의 기본인 '호흡명상'뿐만 아니라, 특정 상황에 대한 공포를 이겨낼 수 있도록 도움을 주는 '노출 명상', 불안에 흔들리지 않는 마음을 가지도록 도와주는 '삼단전명상' 등이 공황장애 치료에 도움이 된다.

Q14. 정신과에서 처방받은 양약과 한약을 같이 먹어도 괜찮은가요?

공황장애로 내원하는 환자들 중에는 정신과 약을 이미 오래 복용하고 있는 경우가 많다. 증상에 따라, 그리고 의사의 판단에 따라 다르겠지만 공황장애를 진단받은 환자들은 인데놀, 알프람과 같은 약을 기본으로 기타 신경안정제나 수면유도제, 항우울제 등을 처방받아 복용하는 경우들이 많다. 양약을 복용한 지 며칠 되지 않았거나, 복용해도 크게 차이를 모르겠다고 하는 환자들은 한의학 치료를 시작하면서 대부분 양약을 끊고 시작한다. 하지만, 상당 기간 양약을 복용해 왔거나, 최근에 복용을 시작했더라도 그에 대한 의존도가 높은 경우에는 한의학 치료를 시작한다고 하더라도 함부로 기존 양약을 끊는 것은 위험하다. 정신과 양약은 병리적인 신경학적 기전을 차단하여 약 기운이 있는 동안은 일시적이나마 증상을 억제시켜 최소한의 일상생활이 가능하게 하는 신경차단제 역할을 하기 때문이다. 어떻게 보면, 진통제와 비슷한데, 통증이 너무 심해 진통제 없이는 생활을 할 수 없는 상태에서 무턱대고 약을 끊으라고만 할 수는 없는 것과 같은 이치다. 또한, 무턱대고 정신과 약을 끊으면, 정해진 약을 먹지 않았다는 불안감이 유발되고 교감신경이 자극되면서 신체 증상과 그에 따른 정서 반응으로 불안, 초조, 공포감에 빠질 수 있다. 이런 경우, 양약의 복용량을 늘리지는 않는 형태로 복용을 유지하면서 양약과 한약 처방을 시간 차이를 두고 겸복하고 증상이 안정화되는 것을 확인한 후 점진적으로 줄여나가는 방법이 권고된다.

양약을 복용하면서도 한의학 치료를 찾는 환자들이 일반적으로 호소하는 내용은 양약을 끊고 싶다는 것과, 양약을 먹어도 증상이 별달리 개선되지 않거나, 정신과 약을 먹지 않으면 이전보다도 더 심하게 증상이 느껴져 힘들다는 것이다. 한약은 양약과 다르게 복용 즉시 효과를 발휘하지는 않는다. 사람마다 반응이 나타나는 시점은 다르지만, 일정 기간 인체에 효과가 쌓인 후에야 조금씩 좋아지는 변화를 느끼게 된다. 한의학 치료는 효과를 내기 위한 시간이 필요하기 때문에 바로 양약을 끊는 것보다 병행하면서 증상이 개선되는 것을 확인한 후 기존 양약 복용량의 1/2, 1/4 등으로 서서히 줄여나가는 것이 바람직하다. 또한, 양약의 용량을 줄일 때 증상이 일시적으로 악화되는 반동 현상이 나타나는데, 이때 겁을 먹고 바로 용량을 원래대로 되돌린다면 약에 대한 의존도가 높아져 나중에는 용량을 줄이기 더 어려워질 수 있기 때문에 환자의 상태에 대한 세심한 관리와 심리적 지지가 필요하다.

모든 약물의 조합과 병용 효과를 고려하여 약을 쓰는 것은 사실상 불가능에 가까운 일이다. 때문에 양약을 복용하며 별다른 호전이 나타나지 않거나, 약을 줄이거나 끊는 과정 중에 공황증상의 반동 현상으로 일상생활에 불편을 겪고 있다면 치료 초기에는 한약과 정신과 양약을 겸하여 치료하는 것이 좋은 대안이 될 수 있다.

다행히도 한약은 양약처럼 용량을 줄임으로써 나타나는 반동 현상이 거의 없이 안정적인 마무리 기간을 가지고 최종적으로 아무런 약을 먹지 않고도 일상생활에 무리가 없는 상태까지 도달할 수 있다.

Q15. 공황장애 치료를 위해서 한약은 얼마나 복용해야 하나요?

공황장애 치료를 위한 한약의 복용 기간은 유병 기간, 기왕력, 증상의 정도, 원인 등에 따라 환자 개인마다 차이가 있지만, 최소 3~4개월 정도의 치료 기간은 반드시 필요로 하며 근본적인 치료를 통한 재발 방지를 위해서는 6개월 이상의 시간도 소요된다.

공황장애로 한의원에 내원하는 환자들 중에는 상당수가 정신과 약을 1~2년 이상 복용한 경우가 많은데, 양약을 줄이거나, 끊었을 때 증상이 심하게 올라오는 반동 현상을 경험한 분들이 많다. 그러다 보니 치료에 필요한 한약 복용 기간이 6개월 내외라고 하면, 치료 기간이 너무 짧지 않은지, 원장의 의욕이 너무 넘쳐서 그런 건 아닌지 의아해하시는 분들이 있다. 하지만, 순간적으로 과한 신경학적 기전을 차단해 약 기운이 있을 때 일시적이나마 정상 생활을 하게 돕는 신경 차단 느낌의 양약과 증상을 유발하는 뇌 신경계 이상의 회복을 도모하는 한약의 치료 기전과 장단점에 대해 설명하면 대부분 이해를 하게 된다.

공황 증상 치료에 자주 쓰는 한약 처방으로는 시호가용골모려탕, 가미온담탕, 계지감초용골모려탕, 억간산, 지실해백계지탕, 황련해독탕 등 다양한 처방들이 있다. 이들 처방에서 단일 약재들의 역할도 중요하지만 약재들의 배합과 용량 그리고 환자 개인에 맞는 세밀한 약재 가감이 치료의 핵심이 된다.

Q16. 공황장애를 치료하면서 다른 부분이 좋아지기도 하나요?

공황장애는 불안장애 범주에 속해 있는 질환이며, 불안장애 범주의 다른 질환들과 공존하는 경우가 많다. 백화점이나 지하철역과 같이 사람이 많은 장소, 엘리베이터나 좁은 공간, 높은 곳, 출구가 보이지 않는 답답한 공간 등과 같이 특정한 장소와 상황에서 불안을 느끼는 광장공포증이나 특정 공포증, 매사에 불안을 느끼는 범불안장애, 사람들을 대하는 것이 어려운 사회불안장애 등이 그것들이다.

또, 이러한 불안장애 범주의 질환들은 자율신경계 기능 이상을 기저에 깔고 있는 경우가 흔하다. 자율신경계는 호흡, 체온조절, 심혈관 운동, 땀 분비, 소화기 기능, 대소변 조절, 수면의 조절같이 인체의 기본적인 기능을 담당하는데, 불안장애 범주의 질환들에서 나타나는 신체증상인 답답함, 한숨, 심장 두근거림, 상열감, 식은땀이나 손발에 땀, 식욕 저하, 소화불량, 수면장애 등이 자율신경의 문제에서 비롯된다.

한의학 치료는 단순히 신체 증상을 일시적으로 억제시키는 것이 아니다. 뇌 신경계와 자율신경계의 기능을 회복시켜 정신적, 신체적 증상을 유발하는 근본적인 문제 상황을 개선하도록 자기조절력과 자생력을 기르는 것이다. 이와 더불어 두뇌 기능상의 불균형을 개선하여 불안의 정서적인 반응까지 제어할 수 있도록 돕게 된다.

이러한 치료 과정을 통해 공황장애에 대한 치료뿐만 아니라, 정서적 안정감을 회복하는 것은 물론 자율신경계 기능 이상으로 유발되었던 여러 신체 증상들까지 개선시키는 결과를 함께 얻을 수 있다.

Q17. 증상이 심해서 힘들 때는 어떻게 해야 할까요?

한약은 약효가 쌓여 인체에 반응을 나타낼 때까지 어느 정도의 시간이 필요하다. 한약의 치료 효과가 나타나기 전, 치료 초기에 증상이 올라온다면 기존에 양약으로 증상을 억누르고 있던 환자야 그 약을 복용하면 되겠지만, 그렇지 않은 환자의 경우 대응 방법이 없어 당황할 수밖에 없다.

이럴 경우 가장 쉽게 해 볼 수 있는 방법은 공황 증상에 쏠린 주의를 다른 곳으로 옮기는 것이다. 일종의 주의 환기인데, 공황장애는 신체 증상을 느끼면서 불안도가 올라가고 이에 따라 교감신경이 더욱 항진되어 음성되먹임 기전(negative feedback)을 통해 증상이 더욱 증폭된다. 여기서 신체 증상에 쏠려 있는 신경을 다른 쪽으로 옮겨줄 수만 있다면 교감신경이 과항진되는 것을 막아 증상이 더욱 증폭되는 것을 방지할 수 있다.

두 번째는 복식호흡으로 천천히 심호흡을 하는 것이다. 복식호흡은 명상 수업에 자주 이용되는데, 브레이크 역할을 하는 부교감신경을 활성화시켜 신체를 이완시켜준다. 공황장애에서 나타나는 신체 증상들이 교감신경의 지나친 활성에 의해 나타나기 때문에 천천히 진행되는 복식호흡은 부교감신경을 활성화시켜 안정을 취하게 돕는 것이다.

그리고 무엇보다 중요한 대처법은 '공황 증상으로 나는 죽지 않는다'는 점을 인지하는 것이다. 실제로 공황발작으로 사망한 케이스는 한 건도 없다. 공황 증상에 대한 불안이 증상을 더욱 증폭시키고 결국에는 패닉에 빠지게 만든다는 흐름을 알아야 한다. 발작 상황 속에서 약물 도움 없이 이겨내면 '이 증상으로 정말 죽지 않는구나'라는 인지가 양성되먹임 기전(positive feedback)에 의해 두뇌에 학습되고, 이후에 반복되는 상황에서도 어느 정도 증상에 대해 자신감 있게 대처할 수 있도록 돕게 된다.

이 이론은 이미 널리 알려져 있으며, 많은 공황장애 환자들이 이를 통해 큰 도움을 받고 있다. 하지만 여전히 그렇지 못하고 있는 환자들이 훨씬 더 많이 존재한다. 이럴 때 전문적인 상담과 치료를 통한 지지가 필요한 것이다.

Q18. 운동을 좋아하는데, 심장이 빨리 뛰면 불안해져서 공황이 올까 봐 두려워요. 어떻게 하면 좋을까요?

공황발작을 몇 번 겪고 나면 이전과 달리 심장이 빨리 뛰는 그 느낌을 두려워하게 된다. 두근거리는 것만으로도 공황발작이 올 수 있다는 생각을 하게 되는데, 그 신체감각이 두려움과 강하게 연결되어 있기 때문이다. 공황장애 치료 과정에서 나타나는 일련의 신체 반응을 이해하고 있다면 지나친 두려움은 어느 정도 막을 수 있게 되어, 자극에 노출되었을 때도 차츰 자신감이 생기겠지만, 처음부터 무리할 필요는 없다. 그렇게 되기까지는 어느 정도 시간이 필요하다. 최근 연구에 따르면 심장에서 만들어진 ANP(Atrial Natriuretic Peptide), 즉, '심방나트륨이뇨펩타이드'라는 물질은 운동을 할 때 심장근육에서 분비되며, 혈액-뇌장벽을 뚫고 뇌로 직접 들어가 작용하는데, 시상하부에 있는 수용체에 결합해서 스트레스 축의 활동을 조절한다고 한다. 공황발작 동안에는 부신피질자극호르몬 방출 인자의 양이 급증하고, 이것이 불안증을 유발하며, 스트레스 호르몬이라고 불리는 코티솔을 과다 분비시키기도 하는데, 이때, ANP는 마치 브레이크처럼, 공황발작을 유발하려는 인자들의 활동을 억제하는 것으로 보인다. 이 기전은 에피네프린의 흐름을 막고 심장박동 수치를 낮춤으로써 교감신경계의 반응을 직접적으로 완화하기 때문에 운동은 불안을 완화하는 데 분명히 도움이 된다고 할 수 있다[38].

하지만, 한약 치료 과정에서 어느 정도 자기조절력을 회복하여 안정이

---

38) 존 레이티 에릭 헤이거먼, 운동화 신은 뇌, 녹색지팡이, 2020, pp143~144

될 때까지는 평소 하던 운동 대신 가벼운 스트레칭이나 부담이 되지 않는 속도로 걷기부터 해 보길 권한다. 이때는 몸의 움직임에 최대한 집중하면서, 신체감각을 예민하게 받아들이지 않고 느낌 그 자체를 관찰한다는 마음으로 운동을 하는 것이 좋다. 이후에 노출에 대한 자신감이 생기면 조금씩 강도를 올려가며 심박동이 빨라지는 것을 느껴보도록 한다. 심장이 빨리 뛰어도 심장의 문제가 있는 것이 아니며, 무리가 가지 않는다는 것을 기억하고, 그때 올라오는 불안을 피하지 말고 대면하면서 복식호흡이나 호흡관찰명상 등의 방법으로 스스로 조절해 보는 경험을 반복한다면, 이미 각인된 공포의 기억은 새로운 경험을 통해 긍정적인 기억으로 보전되어 이전 기억이 떠오르지 않도록 변화가 가능할 것이다.

Q19. 명상을 하면 공황장애에 도움이 되나요?

명상에 대한 체계적 문헌고찰 연구[39]에 따르면, 명상은 다양한 질환의 환자들이 호소하는 수면장애, 스트레스, 피로 개선에 효과적이다. 명상을 하면 마음이 차분해지고, 깊은 호흡을 하다 보면 긴장이 풀어지면서, 심박동이 안정된다. 들떠 있던 마음이 편안해지면서 지쳐 있던 뇌가 충전되는 느낌을 받을 수 있다.

현대인들이 겪는 많은 스트레스 중 하나는 과도한 생각이다. 지나간 일에 대해 곱씹으면서 후회를 하거나 당시 느꼈던 불편한 감정을 재경

---

39) Systematic Review for the Medical Application of Meditation in Randomized Controlled Trials, International Journal of Environmental Research and Public Health (IF: 3.364) 2022년 1월

험한다. 또 아직 일어나지 않은 일에 대한 생각이 머리를 가득 채우면서, 불안이 스물스물 피어오르고, 이런 감정은 몸의 긴장으로 이어진다. 공황장애 환자가 겪는 큰 고통 중의 하나는 예기불안이다. '또 공황이 오면 어떻게 하지?', '사람들이 나를 이상하게 보면 어떻게 하지?', '숨을 못 쉬면 쓰러지지 않을까?' 등과 같이 아직 일어나지 않은 일에 대한 과도한 걱정으로 불안을 느낀다. 우리의 몸은 마음이 가 있는 곳에 직접적인 영향을 받는다. 지금 이 순간, 현재가 아닌 과거나 미래에 대한 생각에 머무는 것은, 눈을 뜨고 있지만 꿈을 꾸고 있는 것과 같다고 할 수 있다. 지금, 현재에 일어나는 일에 집중하는 것이 바로 명상이다. 과거나 미래에 대한 생각으로부터 지금, 여기로 의식을 가져오는 것만으로도 불안을 줄이고, 긴장된 몸을 이완시킬 수 있다. 또한, 스트레스로 지친 두뇌를 충전할 수 있는 가장 좋은 방법 중 하나가 바로 명상이다. 아침에 눈을 떴을 때, 잠자리에 들려고 누웠을 때, 바쁜 일과 중 짬을 내어 잠시 몇 분이라도 코끝에 호흡이 들어오고 나오는 것에 집중하며 명상하기를 꼭 권한다.

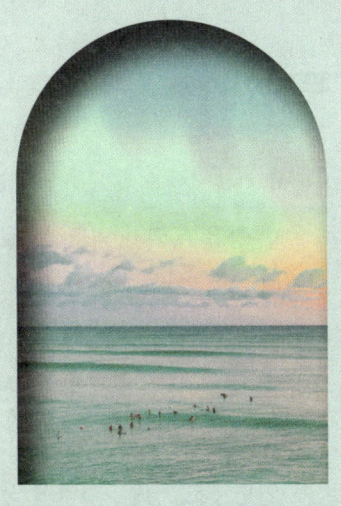

자율신경실조증

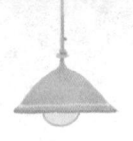

자율신경이란 무엇인가?

자율신경계는 우리 몸이 자율적으로 움직이도록 하는 신경을 말한다. 호흡, 소화, 심장박동, 수면 등은 우리가 의도적으로 조절을 할 수 없으며 알아서 움직이는 신경의 지배를 받는다. 이를 자율신경이라고 한다.

자율신경은 교감신경과 부교감신경으로 나뉘는데, 교감신경은 우리 몸을 흥분시키는 신경이다. 때문에, 교감신경이 과도하게 흥분을 할 경우 혈압 상승, 빈맥, 어지럼증, 두통, 목 이물감(매핵기), 호흡곤란, 두근거림(심계항진), 갈증, 안면홍조, 떨림, 머리에 땀 등이 나타날 수 있다. 자율신경과민이 심할 경우 온도 변화에 민감해져 피부에 시린 감각이나 타는 듯한 느낌, 벌레가 기어가는 듯한 느낌 등이 발생하기도 한다. 부교감신경은 우리 몸을 안정시키는 신경이다. 이러한 부교감신경이 정상적이지 않을 경우, 몸에 힘이 빠지는 증상과 더불어 멍하게 되고 집중력이 저하되며, 부종, 설사, 두드러기 등이 동반되기도 한다.

이러한 교감신경과 부교감신경은 흔히 차의 액셀러레이터와 브레이크로 비유되는데, 한쪽이 올라가면, 다른 한쪽이 따라서 항진되면서 올라간 쪽을 내려 균형을 맞추도록 길항적인 작용을 한다. 자율신경은 두뇌의 자율신경 조절핵의 영향을 받는다. 그런데, 이 조절핵은 스트레스에 취약하여 과도한 스트레스가 주어질 경우 불안정한 신호를 유발하여 조절을 어렵게 만들고, 지나친 교감신경 흥분과 부교감신경 흥분을 왔다 갔다 하게 만들면서 여러 증상들이 발현되게 한다.

교감 신경　　　　　　　부교감 신경

동공 확대 　　　 동공 축소

침 분비 억제 　　　 침 분비 자극

기관지 확대 　　　 기관지 축소

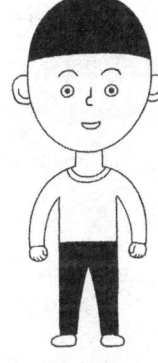

심장 박동 촉진 　　　 심장 박동 억제

소화 · 장운동 억제 　　　 소화 · 장운동 촉진

글리코겐 분해 촉진 　　　 쓸개즙 분비 촉진

방광 이완　　　　　　　 방광 수축

자율신경실조증

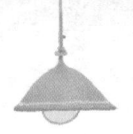

자율신경실조증의 임상 증상

 앞서 말했듯이 자율신경계는 교감신경과 부교감신경이 서로 균형을 맞추려는 과정을 통해 인체의 항상성과 안정성을 유지하게 된다. 교감신경은 인체가 격렬한 운동을 하거나 공포를 느낄 만한 위급한 상황에 반응하고 대비할 수 있게 하며, 부교감신경은 위장관의 연동 운동과 분비 활동을 촉진함으로써 소화 흡수 기능을 활발하게 하고 체내에 에너지를 저장하는 일을 한다.

 즉 교감신경은 우리를 흥분, 긴장, 예민하게 만드는 신경이고, 부교감신경은 우리를 안정, 진정, 편안하게 만들어 주는 신경이다. 교감신경과 부교감신경이 활성화되는 경우를 생각해보면 다음과 같은 경우가 있다.

〈교감신경이 반응하는 경우〉
1) 산에서 호랑이를 만났을 때
2) 100미터 달리기를 할 때
3) 번지 점프대에 서서 뛰기 직전
4) 중요한 시험을 앞두고 긴장할 때

〈부교감신경이 반응하는 경우〉
1) 맛있는 음식을 보고 침이 고일 때
2) 밥을 먹은 후에 나른하고 졸릴 때

3) 요가나 명상을 통해 심신의 안정을 취할 때

   4) 편안한 음악을 들으면서 휴식을 취할 때

이처럼 교감신경과 부교감신경은 서로 길항적으로 작용하며 인체의 균형을 적절하게 유지한다. 교감신경이 작용한 뒤에는 부교감신경이 활성화되어 교감신경의 과한 항진을 견제하여 인체가 한쪽으로 치우치지 않도록 해주는 것이다.

그러나 자율신경계의 균형이 깨져 시소가 한쪽으로 기울듯 교감신경과 부교감신경이 서로 길항적으로 작용하는 상태가 무너지게 되면 어떻게 될까? 이런 경우는 교감신경이 불필요하게 반응하는 경우와 부교감신경이 불필요하게 반응하는 두 가지 경우로 나누어 생각해볼 수 있다.

1. 교감신경이 불필요하게 흥분하는 경우

예를 들어 교감신경이 반응하는 경우 중 '산속에서 호랑이를 만났을 때'를 생각해보자. 산속에서 호랑이를 만나 교감신경이 흥분하게 되면 인체에서 어떤 반응이 나타날까? 동공은 확대되고 침샘이 말라 입은 바짝 타고 심장박동이 빨라지며, 소화 기능은 떨어진다. 또한 손발이 저리고 얼굴에 열이 오르고 극도의 긴장과 불안 상태가 지속된다.

그렇다면 일상 속에서 교감신경이 불필요하게 흥분한다는 것은 어떤 상태일까? 쉽게 이야기해보면, 내가 집에서 휴식을 취하고 잠을 자려는 상황에서 앞서 말했던 산속에서 호랑이를 만났을 때의 인체 반응들이 불필요하게 나타나고 있는 상황을 떠올려보면 된다. 하루종일 긴장되고 불안한 상태가 지속되어 항상 몸이 경직되고 사소한 것에 불안감을 쉽게 느낄 것이다. 또한 두뇌가 각성되어 잠이 오지 않고 어지럽고 머리가 아픈 양상이 나타날 수 있다. 심장이 두근거리고 호흡이 편하지 않아 가슴이 답답한 증상이 발생한다. 과도한 에너지 대사로 얼굴에 열이 오르고 땀이 많아지는 등의 증상도 생길 수 있다.

2. 부교감신경이 불필요하게 반응하는 경우

교감신경과 반대로 부교감신경은 우리 몸을 이완시키고 안정시키며, 회복하도록 하며, 식사를 할 때 소화액 분비를 촉진하고 체내에 에너지를 저장한다. 내가 편안하게 쉴 수 있는 상태를 만들어주고 건강한 수면 리듬을 가지고 숙면을 취할 수 있도록 도와준다.

그러나 부교감신경이 과도하게 항진된다면 어떤 증상들이 나타나게 될까? 편안하게 이완되는 것을 넘어서 힘이 너무 빠져서 하루종일 나른한 느낌이 들고 힘이 없을 것이다. 소화기능이 너무 활발해져 혈당이 빨리 떨어지거나, 대소변 횟수가 지나치게 많아지거나 설사를 하고 몸이 붓는 등의 증상이 발생할 수 있다.

이처럼 교감신경과 부교감신경의 균형이 깨지게 되면 교감신경, 부교감신경 각각의 역할들에 문제가 생기면서 여러 증상들이 발생하게 되는데, 이러한 불편한 증상들이 지속적으로 발생하는 경우를 자율신경실조증이라고 부르는 것이다.

현대인들의 자율신경실조증의 발병률이 해를 거듭할수록 증가하고 있다. 본원에 내원하는 자율신경실조증 환자들도 해마다 늘고 있는 추세다. 그 이유는 무엇일까? 그 답은 현대인들의 생활에서 찾아볼 수 있다.

아침 출근길 만원 지하철에서부터 시작된 현대인들의 스트레스는 과도한 업무와 야근으로 증폭된다. 일할 때는 머리가 맑지 않고 항상 멍하다. 일에 집중하기 위해 하루에 두세 잔씩 카페인이 든 커피를 마신다. 그리고 중간중간 쉬는 시간이면 스트레스를 풀기 위해 습관처럼 담배를 태운다. 퇴근 후에는 회식이 이어지고 어김없이 술을 마시게 된다. 그렇게 회식이 끝나고 집으로 돌아오면 잠자리에 누워 잠을 청하면서 스마트폰을 들고 유튜브나 넷플릭스를 시청한다. 그렇게 잠들기 직전까지도 스마트폰을 들여다보다가 늦은 시간이 되어서야 겨우 잠이 든다.

스트레스, 과로, 카페인, 알코올, 담배, 잠들기 전의 스마트폰 사용 모두가 교감신경을 쉽게 항진시키는 대표적인 요인들이다. 즉, 현대인들은 아침에 눈을 뜨면서부터 잠들기 직전까지도 교감신경을 활성화시키며 하루를 보내게 된다. 일이 끝나고 집에 돌아와 분명히 휴식을 취하고 편안하게 잠에 들어야 하는 상황이지만 몸에서는 아직도 일을 하고 집중해야 하는 상황으로 인식되게 만들고 있다.

이처럼 현대인들은 하루종일 교감신경이 비정상적으로 흥분해 있는 상태로 지낸다고 해도 과언이 아니다. 이러한 상황이 하루이틀이 아닌 오랜 기간 반복된다면 인체에서는 스스로 자율신경계의 균형을 유지할 수가 없게 되며 교감신경의 항진을 부교감신경이 적절히 견제하지 못하는 상황을 초래하고 만다. 따라서 현대인들의 가장 흔한 자율신경실조증의 모습은 교감신경의 과항진으로 인한 증상들과 부교감신경 저하로 인한 증상들로, 다음과 같이 호소하는 경우가 많다.

① 조금만 과식하거나 신경 쓰는 일이 있으면 명치 끝이 막힌 것 같고 소화가 안 된다
② 얼굴로 열이 잘 오르고 불필요한 땀이 많아진다
③ 잠드는 데 시간이 많이 걸린다
④ 잠이 들더라도 중간에 2~3번씩 깨게 되고 잠을 자더라도 얕은 잠을 자게 된다
⑤ 변비, 설사 등 배변 상태가 좋지 않다

자율신경실조증은 갑자기, 어느 순간 잠깐의 스트레스로 인해 발생하는 질환이 아니다. 자율신경실조증은 앞서 이야기했듯이 오랜 기간의 누적된 스트레스와 과로, 불량한 식습관과 수면 습관 등이 영향을 주어 발생한다.

이러한 이유로 자율신경실조증의 초기에는 큰 불편함 없이 가벼운 증상만 보이는 경우도 많다. 가슴이 약간 답답하다거나, 약간의 묽은 변, 이전보다 소화가 늦게 되는 등의 증상처럼 말이다.

그렇게 시간이 흐르고 점점 증상이 심해져 불편함을 느끼게 되면 여러 가지 검사를 받아보게 된다. 일반적으로 자율신경실조증 환자들은 초기에 증상이 발생하는 부위에 이상이 있다고 생각하여 심전도검사, X-RAY, CT, MRI, 내시경 등의 특정 검사들을 받게 된다.

하지만 자율신경실조증은 이러한 특정 검사들로 쉽게 확인되는 질환이 아니다. 그래서인지 이러한 몇 가지 특정 검사상 이상이 없는 것을 아무런 문제가 없는 상태라고 생각하고 잠깐 이러다 말겠지라는 안일한 생각을 하고 가볍게 보는 경향이 있다.

시간이 흐르면서 점차 증상이 악화되어 이제는 버티기가 어려워지면 또다시 검사를 받아보지만 역시나 별다른 이상이 없다는 설명을 듣고 원인을 알 수 없음에 더 큰 불안을 느낀다.

결국에는 자율신경실조증으로 인한 다양한 신체 증상들과 감정적 문제들이 함께 발생하여 일상적으로 해 오던 업무나 사회 관계까지 제대로 해내지 못하게 되면서 사회에서 고립되고 삶의 질이 떨어지기 시작한다.

이처럼 자율신경실조증은 현대인들에게 가볍게 넘겨서는 안 되는 질환이 되었다. 증상이 악화된 후 치료를 하려고 하면 굉장히 많은 시간과 노력이 필요하다. 자율신경실조증 의심 증상들이 나타난다면 내 몸이 나에게 위험 신호를 보내고 있다고 생각하고 건강을 회복하기 위한 노력을 게을리하지 않아야 할 것이다.

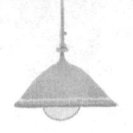

자율신경실조증 원인은 무엇인가?

자율신경실조의 원인은 아직 명확하게 밝혀지지는 않았지만, 다음과 같은 요인들이 관련이 있는 것으로 알려져 있다.

1. 유전적 요인

자율신경실조는 가족력과 관련이 있는 것으로 보인다. 가족 중 자율신경실조 환자가 있는 경우, 해당 질환에 걸릴 위험이 높아진다. 진료실에서 파악해보면 자율신경실조 자체가 유전된다기보다는 부모의 예민한 성향을 물려받는다고 볼 수 있다. 2006년 에런 박사가 제시한 개념으로 'Highly sensitive persons'이 있는데, 직역하면 매우 예민한 사람이라는 개념인데 질병명을 뜻하는 의학적인 용어는 아니나 '외부 자극의 미묘한 차이를 인식하고 자극적인 환경에 쉽게 압도당하는 민감한 신경 시스템을 가지고 있는 사람'을 의미한다. 연구에 의하면 인구의 15~20%는 이런 기질을 가지고 있다고 한다[40]. 자율신경실조증으로 내원하는 환자들 중에 예민한 사람의 비율이 매우 높으며, 부모들 역시 자극에 대한 민감도가 높은 경우가 많았다.

---

40) 전홍진, 『매우 예민한 사람들을 위한 책』 : 글항아리 2009. 01. 19

2. 스트레스

스트레스는 자율신경계에 영향을 미쳐 다양한 증상을 유발할 수 있다. 스트레스가 장기간 지속되면 자율신경실조를 유발할 수 있는데, 업무, 직장 스트레스, 사람과의 관계에서 오는 스트레스, 일상에서 오는 스트레스 등 외에도 환경의 변화도 스트레스로 작용할 수 있다. 환경의 변화는 입학, 졸업, 전학, 전근, 결혼 등 새로운 상황에 적응하는 것을 포함한다.

3. 호르몬

자율신경실조증 유병률이 남성보다 여성의 비율이 높은데, 그 이유로 여성 호르몬의 영향을 꼽을 수 있다. 남성호르몬은 사춘기에 분비량이 많아지고 이후부터 노년기 이전까지는 비교적 안정적으로 유지되는 데 반해, 여성호르몬은 사춘기, 초경, 월경, 임신과 출산, 갱년기부터 폐경까지 일생 동안 변화를 거듭하기 때문이다. 이런 여성 호르몬의 특성 때문에 자율신경실조증이 발병할 위험이 여성에게 더 높은 경향을 보인다.

4. 감염, 만성 염증

신경계에 영향을 미치는 바이러스, 박테리아, 기생충에 의한 감염과 만성적인 염증 상황이 자율신경실조를 유발할 수 있다. 특히 바이러스나 세균 감염은 자율신경실조증의 원인으로 작용할 수 있다.

5. 약물

다른 질환을 치료하기 위해 복용하는 약물들도 자율신경계를 손상시켜 자율신경실조를 유발할 수 있다. 예를 들어, 항우울제, 항고혈압제, 항암제 등이 자율신경계에 영향을 미쳐 다양한 증상을 유발할 수 있다.

6. 자가면역 질환

자가면역 질환은 면역체계가 정상적인 세포를 공격하는 질환을 뜻하는데, 자가면역 질환이 자율신경계를 공격하여 자율신경실조를 유발할 수 있다. 예를 들어, 루프스, 쇼그렌 증후군, 다발성 경화증 등이 자율신경계에 손상을 입힐 수 있다.

7. 당뇨병

당뇨병성 자율신경병증은 당뇨병 초기부터 발생할 수 있고, 자율신경계에 영향을 주어 자율신경기능부전이 불현성(증상이 당장 관찰되지는 않지만, 실제로는 서서히 병이 진행되고 있는 상태) 또는 다양한 형태의 임상 증상으로 나타날 수 있다. 그래서 제1형 당뇨병 환자는 진단 5년 후부터, 제2형 당뇨병 환자는 당뇨병 초기 진단부터 당뇨병성 자율신경병증에 대한 검사를 시행해야 한다[41].

---

41) 김종화, 당뇨병성 자율신경병증의 진단 및 치료 : J Korean Diabetes

8. 알코올

알코올은 자율신경계를 손상시킬 수 있어, 알코올 의존증이 있는 경우, 자율신경실조의 위험이 높아진다.

하지만 위에서 언급한 요인들이 모든 자율신경실조의 원인이 될 수는 있지만, 그렇다고 모두에게 해당되는 것은 아니다. 자율신경실조의 원인은 환자마다 다를 수 있으며, 특정 원인이 밝혀지지 않은 경우도 있기 때문에 다각적인 접근이 필요하다.

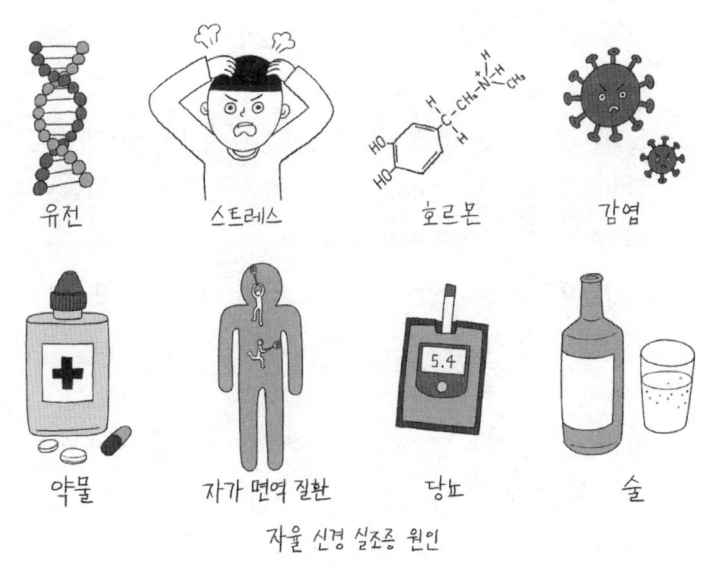

자율 신경 실조증 원인

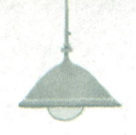

자율신경실조증과
함께 나타나기 쉬운 증상들

1. 어지럼증

어지럼증은 자신이나 주변 사물이 회전하거나 움직이고 있는 듯한 느낌이 드는 것으로 특정 질환이나 질병을 뜻하는 것이 아니라 주관적인 느낌을 표현하는 용어이다.

어지럼증은 증상의 특징에 따라 5가지로 구분할 수 있다.

1. 현훈 - 주변이 빙글빙글 도는 듯한 느낌이 드는데, 머리의 움직임이나 특정 동작에 의해 악화된다.
2. 균형장애 - 서 있거나 걸을 때 중심을 잡지 못하고 쓰러지는 것을 말하는데, 소뇌 혹은 전두엽이나 기저핵, 전정척수반사, 고유수용체 감각의 이상이 있을 때 주로 나타난다.
3. 실신성 어지럼증 - 누웠다가 갑자기 일어날 때 수 초 동안 발생하는 특징이 있으며, 갑자기 아득해지면서 정신을 잃을 것 같은 느낌이 든다.
4. 심인성 어지럼증 - 신경학적 이상소견 없이 정신심리적인 문제로 인해 머리 안이 도는 것 같거나 몸이 흔들리는 듯하고, 때론 붕 뜨는 느낌이 혼재된 비특이적 어지럼증이다.
5. 그 외 어지럼증

어지럼증은 뇌경색, 뇌출혈 등과 같은 뇌 질환 / 이석증, 전정신경염 등과 같은 귀 질환 / 뇌압 상승, 기립성저혈압 등과 같은 혈압의 이상 / 스트레스, 불안 등과 같은 심인성 요인 등 다양한 원인에 의해 발생할 수 있다. 따라서 어지럼증을 치료하기 위해서는 그 원인과 악화시키는 질환을 정확히 찾아서 치료하는 것이 중요하다.

자율신경실조증에서도 어지럼증은 자주 볼 수 있는 증상이다. 자율신경의 균형이 무너지면 심혈관계에도 이상이 생기게 된다. 앉아 있거나 누워 있다가 일어설 때 혈압이 과도하게 떨어지는 기립성저혈압은 자율신경실조증에서 흔히 동반되는 증상으로 이때 어지럼증이 발생하는 경우가 많다.

2. 과민성 대장 증후군(과민 대장 증후군)

과민성 대장 증후군은 음식 섭취, 스트레스 등의 자극에 의해 복통, 복부 팽만감과 같은 불쾌한 소화기 증상이 발생하는데, 설사 혹은 변비와 같은 배변 장애 증상을 동반하지만 대장 내시경, 복부 CT 등의 검사로 증상의 원인이 되는 기질적 질환은 확인되지 않는 만성적인 질환이다.

복통은 배변 후에는 호전되는 특징을 보이며, 배변 장애, 잦은 트림, 방귀와 같은 소화기 증상뿐만 아니라 피로, 불면, 두통, 어깨 결림 등의 증상이 나타나기도 한다. 과민성 대장 증후군이 심한 환자의 경우, 언제 심한 복통이나 배변 활동이 나타날지 모른다는 불안감 때문에 장시간의 야외활동을 하지 못하거나 다른 사람들과의 식사를 꺼리게 되는 등 사회생활에 있어서 큰 불편을 겪게 된다.

원인이 되는 질환을 알 수 없기에 증상을 유발할 만한 요인들을 관리하는 것이 중요하다. 주로 음식 섭취, 스트레스로 발생되는 경우가 많으므로 자극을 줄 수 있는 음식 섭취와 과식을 피하고 규칙적이고 소화하기 편안한 음식을 섭취하는 습관을 가져야 한다. 또한 스트레스, 긴장, 불안 등에 의해 악화되기에, 이들도 관리하여야 한다.

과민성 대장 증후군을 앓고 있는 사람은 일상생활을 하는 데 있어서 스트레스, 불안을 느끼는 경우가 많은데 이러한 장기간의 스트레스, 불안은 자율신경에 영향을 미치고 불균형을 초래하여 자율신경실조증을 초래할 수 있다.

3. 소화장애

소화장애는 위염이나 위장의 궤양, 위암 등의 질병이 소화기관에 이상을 불러일으켜서 발생하는 기질적 소화장애와 정확한 원인이 밝혀지지 않은 기능성 소화장애로 나눌 수 있다.
소화장애는 음식 섭취와 연관하여 나타나는 이상을 통칭하는 표현으로 식욕부진, 식후 포만감, 복통, 구역, 속쓰림 등의 증상을 포함한다.

자율신경실조증이 있는 환자는 일반적으로 소화장애를 동반하는 경우가 흔하다.

　누구나 스트레스를 받았을 때 일시적으로 소화가 잘 안 되는 경험을 한 번쯤 해보았을 것이다. 스트레스를 받으면 교감신경이 항진되면서 소화작용은 억제되고 장은 이완되면서 소화장애가 발생하게 된다.

　자율신경의 균형이 깨져 있는 상태가 오랫동안 지속된 자율신경실조증은 자율신경 중 교감신경이 항진된 상태가 지속되어 왔기에 소화장애를 동반하는 경우가 많은 것이다.

　따라서 자율신경실조증으로 인한 소화장애를 앓고 있는 환자들에게 소화액의 분비를 늘려주거나, 직접적으로 위, 장의 움직임을 활발하게 하는 등의 치료만을 통해 소화장애를 해결하려는 방법은 일시적인 효과만을 가져온다. 자율신경의 균형을 바로잡는 치료를 통해 몸이 스스로 위, 장의 움직임을 회복하여 소화작용이 원활해지도록 해야 한다.

4. 불안증

　불안이란 뚜렷한 이유나 원인이 없고, 불특정한 상황이나 마음속의 대상에 대한 두려움을 말하는 것으로 안정이 되지 않은 심리적인 상태나 감정을 뜻한다. 넓은 의미로는 공포와 같이 병행되어 쓰기도 하지만 공포는 특정 상황이나 사물에 대한 두려움을 뜻하므로 그 대상에 대한 차이가 있다.

불안은 누구나 느낄 수 있는 감정이지만 그 정도가 지나쳐서 불안이 심하게 나타나거나 지속되어 일상생활에 지장을 줄 정도가 되면 정신과적 질환으로 불안장애로 진단하여 치료의 대상이 되기도 한다.

불안이라는 감정 역시 심리적 스트레스로 작용하므로 교감신경을 항진시키게 된다. 불안이 강하게 나타나거나 오랜 기간 지속되면 교감신경 역시 항진된 상태가 지속되면서 자율신경의 불균형을 초래하게 되고 자율신경실조증으로 발전된다.

반대의 경우도 있다. 자율신경실조증에서 교감신경의 항진으로 인해 심장 박동이 빨라지게 되는데 이로 인해 심리적인 불안이 유발되기도 한다.
즉 불안과 자율신경의 이상은 서로 영향을 주고받으면서 나타나 떼어놓을 수 없는 관계라 할 수 있다.

5. 불면증

수면은 인체의 정상적인 활동 중 아주 중요한 부분을 차지한다. 인체는 잠자는 동안 육체적, 정신적 피로를 해소하여 다음 날에도 정상적으로 활동할 수 있는 상태로 회복된다. 하지만 밤에 충분히 잠을 자지 못하면 육체적인 피로가 쌓여 만성피로, 졸림, 체력 저하, 면역 저하 등의 이상이 생기게 되며 정신적으로도 정서적 이완이 되지 않고, 의욕 상실 등을 초래해 일상생활에 지장을 주고, 삶의 질이 떨어지게 된다.

불면증의 원인은 질병, 약물, 습관, 환경의 변화, 스트레스 등으로 매우 다양하다. 자율신경계의 이상도 그중의 하나인데, 교감신경이 항진된 상태가 지속되면 인체는 외부 자극에 민감하게 반응하기 위한 준비 태세가 된다. 따라서 뇌신경계도 계속해서 각성된 상태로 머물게 되면서 잠을 쉽게 들지 못하거나 얕은 수면 상태가 이어지는 불면증이 발생하게 된다.

그래서 자율신경실조증이 있는 사람들은 불면증으로 고생하는 경우를 쉽게 볼 수 있다. 자율신경실조로 인한 불면증을 치료할 때에는 교감신경의 항진은 낮춰주고 부교감신경을 높여주어 육체적, 정신적으로 이완되게끔 함으로써 자연스럽게 잠이 들고 깊은 잠을 잘 수 있도록 해야 한다.

6. 만성피로

만성피로증후군은 '지속적이고 설명이 되지 않는 피로감으로 인해 일상생활에 심각한 장애를 받는 상태'로 정의할 수 있다.

만성피로증후군 환자의 특이 증상으로는 피로, 집중력 감퇴, 두통, 인후통, 림프절 압통, 근육통, 관절통, 미열감, 수면장애, 정신장애, 알레르기, 복통, 체중 감소 혹은 증가, 발진, 빈맥, 흉통, 야간발한이 있다.

만성피로증후군의 원인은 아직 명확하게 밝혀지진 않았으나 피로의 원인 중 20~45% 정도는 면역체계의 이상, 바이러스 감염, 유전적 요인 등과 관련있는 신체적 원인이며, 40~80%는 정서적 원인이라고 보고 있다[42].

피로와 관련된 질환 전체의 유병률을 정확히 알 수는 없지만, 1차 의료 기관을 방문하는 환자의 대략 20% 정도가 피로 증상을 호소한다. 대부분은 6개월 미만의 피로 증상을 호소하지만, 일부는 6개월 이상 지속되는 만성피로를 호소하기도 하는데 대략적으로 전 인구의 3% 미만으로 알려져 있다[43].

만성피로증후군의 정의(미국 질병 통제 및 예방센터에서 제시한 진단 기준[44])를 살펴보면 아래와 같다.

1. 새로운 혹은 분명한 시작점이 있는, 임상적으로 평가된, 설명이 안 되는, 지속적이거나 재발하는 피로감(지속적인 운동의 결과가 아니고, 휴식으로 호전되지 않음, 직업적, 교육적, 사회적, 혹은 개인적인 활동의 감소를 초래함)
2. 피로감보다 먼저 나타나지 않아야 하고, 다음 증상들 중 4개 이상이 6개월 이상 지속되어야 한다.
    -단기기억 장애나 집중장애

---

42) Kirk, J., Douglass, R., Nelson, E., Jaffe, J., Lopez, A., hler, J., Blanchard, C., Chapman, R., McHugo, G., Stone, K. (1990). Chief complaint of fatigue: A prospective study. The Journal of Family, Practice, 30(1), 33-39

43) 최선영, 노인에서의 만성 피로, Korean J Clin Geri 2017;18(2):53

44) Centers for Disease Control and prevention(1994). Chronic. Fatigue Syndrome, The 1994 Case Definition, http://www.cdc.gov/cfs/case-definition/1994.html

- 인후통
- 압통성 경부 혹은 액와부 림프절
- 근육통
- 발적이나 종창 없이 나타나는 다발성 관절통
- 새로 생기거나 정도가 심해진 두통
- 상쾌하지 않은 수면
- 24시간 이상 지속되는 운동 후 권태감

7. 다한증

다한증은 신체의 정상적인 생리적인 분비에 비해 과도한 땀의 분비를 보이는 병적인 상태를 말한다. 다한증은 일상생활에서 불편하기는 하지만 생명을 위협하는 질환은 아니기 때문에 진단을 받거나 치료를 받는 비율이 상대적으로 낮은 양상을 보인다. 그런데, 한의원을 방문하는 환자의 상당수가 겨드랑이, 손, 발, 얼굴 위주의 과도한 땀의 분비로 인해 사회생활에 지장을 받고 있고, 이로 인한 2차적인 정신적 어려움을 경험한다고 말한다.

다한증은 본태성 다한증과 속발성 다한증으로 분류할 수 있는데 본태성 다한증은 주로 젊은 성인에서 많이 발생하고, 간혹 청소년기에도 발생하기도 하는데, 본태성 다한증의 주원인은 교감신경 항진에 의해 발생하는 것으로 파악된다[45].

---
45) Atkins JL, Butler PE: Hyperhidrosis: A review of current management. Plast

피부는 기능이 다른 두 가지의 한선이 있는데 아포크린선(apocrine gland)과 에크린선(eccrine glands)으로 나뉜다. 아포크린선은 액취증의 원인은 될 수 있으나 다한증에 영향을 끼치지는 않는다.

다한증에 영향을 끼치는 것은 에크린선인데 한선의 대부분을 차지하고 분비가 과도하게 일어나면서 다한증을 일으키게 된다. 에크린선은 겨드랑이, 손, 발에 가장 많이 분포하고 있고, 교감성 섬유에 의해 신경지배를 받기 때문에 교감신경이 항진되면 땀의 분비가 늘어나는데, 이 반응이 지나치게 일어나면 다한증이 되는 것이다.

에크린선의 분비율은 정서적, 육체적 스트레스에 의해서도 증가한다. 일차적 다한증 환자에서는 기저 한선의 분비 정도가 상승되어 있으며, 다른 정상적인 자극에 대해서 반응이 과활성화된 상태로 놓여 있다[46]. 이 때문에 자율신경실조증을 겪는 환자들이 다한증을 함께 호소하는 경우가 적지 않은 것이다.

Reconstr Surg 2002; 110: 222-8.
46) 곽상현, 다한증의 치료 : 대한마취과학회지 2005; 48: 225~31

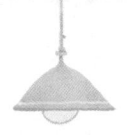

자율신경실조증 진단

 자율신경계의 이상을 확인하는 몇 가지 검사들을 시행하고, 병력을 청취하고 이학적 검사를 통하여 자율신경실조증 증상 여부를 진단하게 된다.

 다만 자율신경계는 그 기전이 복잡하고 완전하게 이해되지 않은 기관이라, 검사만으로 간단하게 진단하기보다 환자의 병력을 체계적으로 청취하고 검사들에서 얻은 소견을 근거로 종합적인 해석이 이루어져야 한다.

 자율신경실조증을 진단하기 위한 자율신경기능 평가 검사들은 여러 가지가 있는데, 대표적인 것이 심혈관계 검사이다. 이는 특정 자극이나 상황에 대한 맥박과 혈압의 변화를 관찰하는 것으로 높은 민감도 결과로 간편히 활용되는 검사 방법이다[47].

 그러나 자율신경계는 심혈관계에만 작용하는 것이 아니기 때문에 심혈관계 검사만을 시행하여 자율신경실조증을 진단하기는 어렵다. 따라서 심혈관계 검사 이외에도 교감신경과 부교감신경의 자극제나 차단제를 활용하여 자율신경계의 긴장성, 흥분성 정도를 알아보는 검사도 시행할 수 있다.

 그리고 이러한 검사들을 통한 결과들을 바탕으로, 자율신경기능 이상

---

47) Low PA, Tomalia VA, Park KJ. Autonomic function tests: some clinical applications. J Clinical Neurol 2013;9:1-8.

의 중등도를 종합적으로 판단하는 척도로 1993년 고안된 Composite Autonomic Severity Score (CASS)를 가장 많이 활용하고 있다[48].

외래에서는 여러 가지 자율신경계 검사 기기들을 구비해 놓기가 쉽지 않기 때문에 자율신경 기능 평가에 다양한 형태의 자율신경 증상 설문지를 개발하여 활용하고 있다.

외래에서 다용되는 자율신경 증상 설문지에는 Autonomic Symptom Profile (ASP), Composite Autonomic Symptom Scale (COMPASS), Scale for Outcomes in Parkinson's disease for Autonomic Symptoms (SCOPA-AUT), Survey of Autonomic Symptom (SAS), Orthostatic grading scale (OGS) 등이 있다[49].

이와 같이 자율신경계 상태는 한 가지 검사만으로 간단히 진단하기는 어렵다. 심혈관계, 땀 분비, 동공, 위장관, 방광 기능 등을 검사로 확인하고 스스로 자신의 증상을 평가할 수 있는 다양한 설문지를 활용하면서, 간이정신진단검사(SCL-90-R), 뇌기능검사, 가속도맥파검사(APG), 심박변이도검사(HRV) 등 기타 다른 신경정신과적 질환 여부도 점검하여 종합적으로 판단해야 한다.

---

48) Eun Bin Cho, Ki-Jong Park. 「Clinical Assessment Scales in Autonomic Nervous System Disorders」, 대한신경과학회지 39(2), 2021, p. 1.

49) Eun Bin Cho, Ki-Jong Park. 「Clinical Assessment Scales in Autonomic Nervous System Disorders」, 대한신경과학회지 39(2), 2021, p. 1-2.

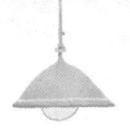

왜 자율신경실조증을 치료해야 하는가?

스트레스의 연속인 현대 사회에서 자율신경실조증 환자들은 매해 늘어가고 있다. 그러나 자율신경실조 환자들은 본인이 자율신경실조 상태인지도 모르는 경우가 많아 대개 이 병원 저 병원을 돌아다니며 헤매기 일쑤다.

실제로 본원에 내원하는 자율신경실조증(자율신경기능이상) 환자들 역시 너무나 다양하고 특이한 증상들로 인해 여러 병원을 전전하다 삶의 질이 저하되면서 마지막 지푸라기라도 잡아보자는 심정으로 찾아오는 경우가 상당수다.

자율신경실조증 환자들이 자신의 병이 무엇인지도 모르고 여러 병원에서 이 약 저 약 복용 후에도 낫지 않는 상황에 절망하고 고생하는 이유는 무엇일까? 그것은 바로 자율신경이라는 신경계의 고유한 특성 때문이다.

자율신경계는 개인의 의지와 관계없이 자율적으로 호흡, 소화, 순환 등의 항상성을 유지시킨다. 심장을 예로 들어 설명하면, 개인의 의지로 심장 박동 속도를 조절할 수 없으며, 내가 처해 있는 환경에 맞추어 알아서 적절한 심장 박동수를 유지시키는 것이 자율신경계의 역할인 것이다.

이 이야기는 바꿔 말하면 자율신경계의 균형이 깨지게 되면 내가 처한 환경에 맞지 않는 반응들이 쉽게 나타날 수 있다는 말과 같다. 편안하게 휴식을 취하는 상황에서 심장이 두근거리거나, 한겨울에 뜨거운 열감을 느끼거나, 공기 좋은 산속에서 갑자기 호흡이 짧아지는 등의 증상처럼 말이다.

그러나 자율신경계는 내시경, CT, MRI 등의 검사를 통해 그 이상이 눈에 보이지 않는다. 결국 여러 가지 검사를 시행하면서 시간은 흐르고 불편한 증상은 하나둘씩 늘어나기만 한다.

소화제로 해결되지 않는 소화불량, 진통제로 해결되지 않는 두통과 복통, 이유 없는 불안감과 흉부 증상들…. 이러한 다양한 증상들이 자율신경실조 환자들의 삶의 질을 떨어뜨리게 되고 결국 마지막으로 복용하는 약은 정신과에서 처방해주는 신경안정제 계통의 단순히 증상을 억누르는 약물이 되어버리고 만다.

자율신경실실조증은 다양한 신체 증상들과 함께 정신적 증상들도 동반한다. 그리고 앞서 이야기한 검사에서 원인은 찾지 못하는 답답한 상황들과 증상들로 인해 하루하루를 버티듯 지내다 보면 이러한 정신적 증상들은 더욱더 빠르게 악화될 수밖에 없다. 결국 자율신경실조증 치료가 늦어지면서, 어지럼증, 두통, 소화불량 등의 신체 증상에서 끝나는 것이 아니라 공황장애, 범불안장애, 불면증과 같은 다양한 정신과 질환까지도 이어지게 되는 것이다.

그러므로 다양한 증상들이 나타나지만 여러 검사상 문제가 없다면 계속 같은 검사만 반복적으로 시행할 것이 아니라 자율신경계 이상을 한 번쯤 의심해보고 조기에 치료와 관리가 이루어질 수 있도록 하는 것이 매우 중요하다.

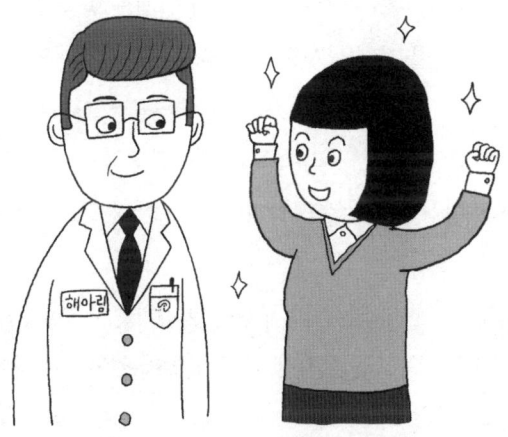

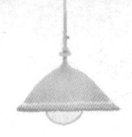

자율신경실조증 치료 어떻게 하나?

자율신경계는 교감신경과 부교감신경이 서로 길항 작용을 하여 인체가 호흡, 소화, 심혈관, 비뇨기 등을 조절하며 인체가 항상성을 유지할 수 있도록 하는데, 적절한 견제와 조화를 이루던 자율신경계의 균형이 깨지면 인체의 항상성이 제대로 조절되지 않는 자율신경실조증에 빠지게 된다. 따라서 자율신경실조증 치료의 목표는 자율신경의 균형을 되찾아 자율신경계가 인체의 항상성을 잘 유지할 수 있는 상태를 만드는 것에 있다.

한방과 양방 모두 자율신경의 균형을 회복하고자 한다는 점에서 자율신경실조증 치료의 목표는 같지만, 치료 방법에 있어서는 차이를 보인다.

양방에서 시행하는 자율신경실조증 치료는 크게 세 가지로 나눌 수 있다.

1. 스트레스에 대한 이완 요법
2. 증상 조절을 위한 약물 복용
3. 신경 주변의 주사 치료

첫 번째로 자율신경실조증의 주된 요인이라 할 수 있는 스트레스에 대한 이완 요법을 시행한다.

두 번째로 증상 조절을 위한 약물을 처방하여 복용시킨다. 대표적으로 항불안제나 항우울제가 있고 자율신경실조증 증상들을 억제시켜줄 수 있는 약물을 통해 대증 요법을 시행한다. 소화가 안 되는 자율신경실조증 환자에게는 소화제나 위장운동 촉진제를 처방하고, 가슴이 두근거리는 증상의 환자에게는 심박동수나 심근 수축력을 감소시키는 약물을 처방하고, 수면 상태가 불량한 환자에게는 수면유도제를 처방하는 식이다.

마지막으로 신경 주변의 주사 치료는 자율신경이 분포하는 신경 주변으로 물질이나 약물을 주입해주는 치료다. 교감신경이 항진된 환자에게는 경추나 요추 쪽의 교감신경절에 주사로 특정 물질이나 약물을 주입하여 활성을 줄여주고 교감신경이나 부교감신경이 저하된 환자에게는 신경의 활성을 도와주는 물질을 주사로 주입해주는 방법이다.

반면에 한의학에서는 대증치료만으로 접근하거나 특정 신경절을 차단하거나 활성화시키는 방법이 아닌 한약 복용, 침 치료, 추나 치료 등을 통해 자극에 대한 민감도를 조절하는 힘을 회복시키면서, 조금 더 근원적인 차원에서 자율신경실조증 치료에 접근한다.

한약이나 침 치료, 추나 치료 등은 자율신경의 조절 능력 회복에 탁월한 효과를 보여준다. 한약을 통해 교감신경의 흥분을 낮추고, 부교감신경 수용체를 안정화시킬 수 있으며 침 치료나 추나 치료는 두뇌의 자율신경 핵에 작용하여 자율신경조절 능력을 강화하는 데 도움을 준다.

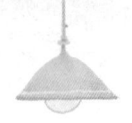

자율신경실조증 치료 - 양방 신경과 정신과

　보통 자율신경실조증 증상이 처음 발생하게 되면 환자들은 이 증상이 자율신경실조증 증상이라고 인지하지 못한다. 점차 시간이 흘러 증상이 심해져 치료를 결심하게 되고, 가장 먼저 시작하는 치료 방법이 양방 약물 복용이다.

　자율신경실조증의 양방 약물치료는 자율신경의 불균형을 회복시킨다기보다는 자율신경실조증 각각의 증상을 억제시키는 대증 치료의 관점에서 처방한다.
　자율신경실조증 환자들에게 다빈도로 처방되는 양방 약물들은 다음과 같다.

1. 항불안제

　항불안제는 신경안정제라고도 불리는 약물로 중추신경계에 작용하는 신경전달물질을 조절하여 자율신경실조증에 의한 정신적, 신체적 증상들을 억제시키기 위한 목적으로 처방된다. 항불안, 진정, 근육 이완 효과를 나타내며 급성 불안과 흥분을 억제하는 효과가 있다. 교감신경이 항진된 양상으로 극도의 긴장 불안 양상이 동반되는 증상들을 억누르기 위해 처방되는 것이다.

항불안제 대부분은 벤조디아제핀 계열의 성분으로 이루어져 있으며 주로 GABA 수용체에 작용한다. GABA란 억제성 신경전달물질로 GABA가 GABA 수용체에 작용하면 신경안정작용이 나타나게 된다. 즉, 항불안제인 벤조디아제핀이 GABA 역할을 대신하여 신경 억제 작용을 촉진시켜 항불안 효과를 나타내게 되는 것이다.
이런 항불안제의 대표적인 부작용으로는 졸음, 집중력 저하 등이 있다.

2. 항우울제

항우울제는 뇌에서 기분과 관련된 신경전달물질들의 불균형을 조절하여 극심한 스트레스로 인한 자율신경실조증 증상을 완화시키고, 함께 동반될 수 있는 우울증 증상의 차단에도 도움을 준다.

항우울제 중 대표적인 것은 세로토닌 재흡수 억제제이다. 세로토닌은 행복 호르몬이라고 알려진 신경전달물질로 우리의 기분, 식욕, 행동 등에 영향을 끼치며 인체에 한차례 작용하고 난 후에는 다시 신경 세포로 재흡수되어 회수된다. 세로토닌 재흡수 억제제는 말 그대로 이러한 세로토닌이 재흡수 되어 회수되는 기전을 억제시켜 세로토닌이 더 오랫동안 작용하도록 하는 것이다.
만약 증상이 완화된다고 하더라도 항우울제의 경우 갑자기 복용을 중단하면, 증상의 재발이나 금단 증상이 발생할 수 있으므로 갑자기 중단하지 않고 서서히 감약해야 한다.

3. 베타차단제

베타차단제는 교감신경의 베타수용체를 차단하여 심장 박동수와 심근 수축력을 감소시키는 약물이다.

베타차단제는 혈압을 낮추고 심장의 부담을 줄여주므로 원래는 심부전이나 부정맥, 고혈압 등의 치료에 사용되는 약물이다. 자율신경실조증 환자들 중 심장의 두근거림이나 조이는 느낌 등을 호소하는 환자들이 많아 이러한 베타차단제를 자율신경실조증 환자들에게 처방하기도 한다. 자율신경실조증 환자에게 가장 많이 처방하는 베타차단제는 인데놀(Indenol)이라고 부르는 약물이다.

베타차단제는 복용 도중 천천히 감약하지 않고 갑자기 복용을 중단하게 되면 증상이 더욱 악화될 수 있으므로 주의해야 하며, 천식과 같은 호흡기 질환 환자는 복용 시 주의가 필요하다.

4. 안지오텐신 변환 효소 억제제 (ACE 억제제)

ACE 억제제는 심장 문제가 있거나 고혈압 증상을 보이는 환자들에게 사용된다.

5. 중추신경계 억제제

중추신경계 억제제는 신경계의 활성을 억제하여 심박수 및 혈압 등의 기능을 조절한다.

6. 항콜린성 약물

항콜린성 약물은 자율신경실조증 환자들 중 특히 땀 분비와 관련된 증상을 보이는 환자들에게 사용되기도 한다.

7. 레보도파(Levodopa)

레보도파(Levodopa)는 도파민 감소를 보상하는 데 도움을 주는 약물로써, 자율신경실조증으로 인한 떨림, 경직 등의 운동 장애 증상을 보이는 환자들을 관리하는 데 사용될 수 있다.

이처럼 자율신경실조증 환자들에게 처방되는 양방의 약물들은 그 환자가 호소하는 주된 증상에 따라 다양하게 처방될 수 있으며, 이러한 양방 약물 복용을 통해 해당 증상을 진통제처럼 순간적으로 억제시키는 데 도움을 준다.
그러나 이러한 약물들은 자율신경계의 균형을 회복하는 데 도움이 되기보다 대증 치료에 그치므로 근원적 차원의 치료를 진행한다고 보기는 어렵기에 맹신해서는 안 된다.

자율신경실조증 치료 - 한의학

 자율신경 중 교감신경은 인체의 액셀러레이터 역할을 하는 신경으로, 인체의 흥분을 주관하는 역할을 하며, 부교감신경은 브레이크 역할을 하는 신경으로, 인체의 안정을 유도하는 역할을 한다. 부교감신경 가운데 85%는 미주신경(vagus nerve)이라고 부르는 신경이 담당하고 있다. 현대 한의학에서는 교감신경과 부교감신경으로 인해 나타나는 여러 양상들을 기체(氣滯)형, 음혈허(陰血虛)형, 양기허(陽氣虛)형 등으로 나누어, 각 변증 유형에 따라 넘치는 부분은 덜어내고, 부족한 부분은 채워 넣는 방식으로 인체와 두뇌, 신경계의 균형을 맞추는 치료로 접근한다.

1. 기체형 자율신경실조증의 치료

 '기체(氣滯)'란 한의학에서 기운이 정상적으로 소통이 되지 않아서 일어나는 증상을 일컫는 말이다. 이는 신경이 비정상적으로 과민해져서 교감신경과 부교감신경이 번갈아 흥분하여 신체적 병리적 양상이 왔다 갔다 하는 양상을 가리킨다. 대표적인 증상으로는 〈더웠다가 추웠다〉한다거나, 〈변비와 설사〉를 반복한다거나, 〈지나친 흥분〉과 〈과도한 이완〉을 왔다 갔다 하는 증상들을 말한다. 기체형 증상들로는 다음과 같은 것들이 있다.

 - 본인은 괴롭지만, 검사상으로는 아무런 이상이 없다

- 소리에 매우 민감해진다
- 작은 소리에도 깜짝깜짝 놀란다
- 빛에 민감해져서 빛이 번져 보이거나, 눈부심이 심하다
- 눈에 초점이 안 맞고, 어두운 곳에서 빛 조절이 잘 안 된다
- 안구건조증이 유달리 심하다
- 냄새나 맛에도 과도하게 민감해지는 경향을 보인다

- 더웠다가 추웠다가를 반복한다
- 아팠다가 안 아팠다가 하거나, 통증이 비정상적으로 돌아다니면서 나타난다
- 평소에 몸이 과도하게 긴장되는 느낌이 들고, 몸에 떨림이 자주 나타난다

- 스트레스 받으면 급체를 자주 한다
- 평소 배에 가스가 잘 차고, 꾸루룩거리는 소리가 자주 난다
- 설사와 변비를 반복하는 경향을 보인다

- 조그만 스트레스에도 민감해서 두근거림이나 두통, 어지럼증이 쉽게 나타난다
- 스트레스를 받고 나면 갑자기 탈진해서 아무것도 하지 못할 정도로 처진다

    이러한 기체형 자율신경실조증의 치료는 전통적으로 한의학에서 '소간리기(疏肝理氣)'라는 치료 방법을 통해서 이루어져왔다. '소간리기'는

〈간을 터주고, 기운을 소통시킨다〉라는 뜻인데 이는 자율신경을 안정화시켜서 여러 증상을 완화시켜주는 것을 말한다. 최근의 과학적인 연구에 따르면, 소간리기의 약리적 효능이 있는 약재들 대부분이 두뇌의 뇌간 부위에 작용하여 자율신경을 조절하는 역할을 한다고 알려졌다. 대표적인 약재들로는 시호, 향부자, 천련자, 청피, 진피, 여지핵, 백강잠, 치자, 지실 등이 있다.

이러한 기체형 자율신경실조증을 치료하는 처방에는 어떤 것들이 있을까?

ⓐ 사역산(四逆散)
불안정해진 자율신경을 안정시키고, 예민함을 줄이며 근육 긴장을 이완시켜주는 처방이다. 스트레스로 인해 목과 어깨의 긴장이 심하고 호흡이 불편하고 가슴 답답함이나 옆구리 통증이 자주 발생하는 자율신경실조증 환자에게 효과적이다.

ⓑ 시호소간산(柴胡疏肝散)
감정적으로 업앤다운이 심하고, 신체적으로도 긴장과 이완이 자주 반복되는 환자에게 주로 쓰인다. 본 처방이 효과적인 환자들 가운데는 감각적으로도 과도하게 예민해서 소리나 빛에 매우 민감한 경우가 많다.

ⓒ 억간산(抑肝散)
사소한 자극에도 쉽게 긴장하고, 심할 때는 몸의 여러 부위에 떨림이나 경련이 자주 일어나는 환자에게 효과적이다. 두통, 어지럼증, 이명,

기타 뇌 신경의 감각 과민 등의 증상에 대해서 많은 연구가 되어 있는 좋은 처방이다.

2. 음혈허형 자율신경실조증의 치료

'음혈허(陰血虛)'는 한의학에서 혈액순환이 잘 안 되고, 회복력이 떨어진 상태를 가리킨다. 오랫동안 자율신경실조증을 앓은 환자들에게는 이처럼 혈액순환 장애와 회복력 저하가 두드러지게 나타난다. 이런 환자들은 대부분 자율신경과 관련된 증상들이 밤에 악화되는 양상을 보인다.

밤에 자면서 땀을 흘리는 증상을 도한(盜汗)이라고 부른다. 도둑땀이라는 뜻이다. 야간 도한은 음혈허형 자율신경실조증에 흔하게 나타난다. 또한 야간이 되면 손과 발이 뜨거워지는 증상도 적지 않은데, 이를 오심번열(五心煩熱)이라고 한다. 이와 더불어, 야간이 되면 다리나 팔에 벌레가 기어가는 듯한 느낌이나 뭔가 알 수 없는 가려움증 등이 발생하기도 하는데 이 역시 음혈허형 자율신경실조증의 증상들이다.

- 밤에 증상이 악화된다

- 야간에 자다가 식은땀을 흘린다
- 밤에 손과 발이나 몸이 뜨거워진다
- 밤에 팔다리가 설명할 수 없이 가려워진다
- 밤이 되면 통증이 점점 심해진다

- 자다가 두근거림이 심해진다
- 자면서 숨을 헐떡이며 자주 꿈에서 깬다

- 몸의 상처 회복이 너무 더디다
- 얼굴 낯빛이 점차 어두워진다
- 입이 쉽게 마른다
- 피부가 건조해진다

　이러한 증상들을 보이는 음혈허형 자율신경실조증은, 치료를 할 때 '자음강화(滋陰降火)'라는 치료법을 활용해서 접근한다. 자음강화는 〈음을 보태어주고, 화를 내려주는 방법〉이라는 뜻이다. 현대의 연구에 의하면 이런 치료법의 약재들이 대부분 줄기세포에 작용하여 세포의 재생을 도와주고, 면역 반응을 정상화시키며, 자율신경을 안정화시켜주는 효능이 있는 것으로 밝혀졌다. 대표적인 약재들에는 숙지황, 구기자, 산수유, 산약, 지모, 황백, 맥문동, 천문동, 청호, 오매, 은시호 등이 있다.

　이러한 음혈허형 자율신경실조증을 치료하는 처방에는 어떤 것들이 있을까?

ⓐ 자음강화탕(滋陰降火湯)
　말 그대로 음을 보태어주고(자음), 화를 내려주는(강화) 명방(名方)이다. 야간에 자율신경실조증 증상이 더 심하게 나타나고, 몸의 면역 과민반응들이 일어나서 알레르기나 자가면역 등의 증상을 호소하는 환자들에게 효과적이다.

ⓑ 지백지황탕(知栢地黃湯)

우리 몸의 가장 외부에 해당하는 점막이나 상피 등의 회복력을 도와주는 데 효과가 아주 큰 처방이다. 대표적으로 피부의 건조감, 안구 건조, 두피 건조, 입마름 등의 증상과 더불어 혈액순환 문제로 충혈이 심한 경우에 잘 반응한다. 이러한 작용은 신(腎)의 비정상적인 열인 허열(虛熱)을 안정시켜주는 효과에서 비롯된다.

ⓒ 청호별갑탕(靑蒿鱉甲湯)

말라리아 감염이나 갱년기증후군 증상처럼 더웠다가 추웠다가를 반복하는 경향을 보이는 자율신경실조증 환자에게 효과적이다. 기체형 자율신경실조증과 다르게 청호별갑탕이 효과적인 환자들은 대개 그러한 증상들도 야간에 주로 일어나는 경우들이 많다. 야간에 땀을 흘리는 도한증에도 효과가 좋은 편이다.

3. 양기허형 자율신경실조증의 치료

'양기허(陽氣虛)'는 신진대사가 저하되고, 면역력이 떨어진 상태를 일컫는 한의학적 용어이다. 자율신경실조증이 오래된 경우 이러한 양상으로 진행되어 잠을 자더라도 피로가 회복되지 않고, 조금만 일을 해도 쉽게 지치며, 숨이 차고, 식은땀이 나며, 감기나 비염, 피부염 등에 쉽게 걸리는 상태가 된다. 자율신경 기능이 불안정해지면서 동시에 전반적인 대사와 면역기능이 모두 떨어져 제 기능을 하지 못하는 상태가 된 것이다. 대표적인 증상으로는 아래와 같은 것들이 있다.

- 신진대사 저하와 면역력 약화

- 머리가 멍하다
- 집중력이나 기억력이 현저히 떨어진다
- 어지럼증이 쉽게 발생한다
- 이명이나 귀 먹먹함이 항상 있다
- 눈이 피로하고 침침하다
- 머리에 꼭 뭔가를 씌운 듯한 느낌이 든다

- 몸이 쉽게 붓는다
- 몸이 무겁고 움직이기 힘들다

- 숨이 차다
- 한숨이 자주 나온다
- 목이 쉽게 쉰다
- 대화만 해도 지친다
- 조금만 활동해도 금방 지쳐서 계속 눕고 싶다
- 추위에 매우 민감하다
- 근력이 떨어져 물건을 드는 일이 힘들다

- 식욕이 없다
- 소화가 잘 되지 않는다
- 항상 더부룩하고 배에 가스가 잘 찬다

- 생리를 건너뛰는 경우가 많다(생리불순)
- 생리통이 심하다

- 비염이나 피부염을 만성적으로 달고 산다
- 만성 방광염 진단을 반복적으로 받는다

  이러한 양기허형 자율신경실조증을 치료하는 방법을 한의학에서는 '보중익기(補中益氣)'라고 부른다. 〈소화 기능을 개선하고 면역력을 상승하여 주는 방법〉이라는 뜻이다. 현대적인 연구에 따르면 '보중익기'의 약리적 효능을 가진 대부분의 약재들이 소화 효소 분비를 촉진하고, 소화기 운동기능을 개선하며, 면역 세포의 기능을 향상시켜 면역력을 증대시켜주는 역할을 한다고 알려져 있다. 대표적인 한약재로는 황기, 인삼, 백출, 창출, 대추, 용안육, 사인, 백두구, 초두구 등이 있다.

  이러한 양기허형 자율신경실조증을 치료하는 처방에는 어떤 것들이 있을까?

ⓐ **귀비탕(歸脾湯)**

  비위(脾胃)기능을 도와줌으로써 자율신경실조증을 치료하는 처방이다. 식욕과 소화가 좋지 않고, 식사량이 적어 평소 신진대사가 낮은 환자에게 주로 활용되며 그러한 환자가 과도한 스트레스로 신경이 불안정해져서 두근거림, 머리가 멍한 증상, 불면증 등을 호소할 때 주로 활용된다.

ⓑ 보중익기탕(補中益氣湯)

위의 귀비탕과 마찬가지로 비위를 돕는 기능이 위주가 되는 처방으로, 식욕이 부진하고 소화력이 떨어지며 계속 누워있고만 싶을 정도로 무기력해진 환자에게 주로 활용된다. 보통 자율신경실조증에 쓸 때는 여기에 약재를 조금 더 가감해서 여러 가지 증상에 대처할 수 있도록 활용되는 경우들이 많다.

ⓒ 복령보심탕(茯苓補心湯)

사소한 일에도 쉽게 긴장되고, 근심 걱정이 끊이지 않으며, 작은 걱정이 확대되어 잘 통제가 되지 않는 경향을 보이는 자율신경실조증 환자에게 주로 활용된다. 걱정이 심해져서 집중력이나 주의력이 떨어지고 건망증이 심해진 경우에 효과적이다.

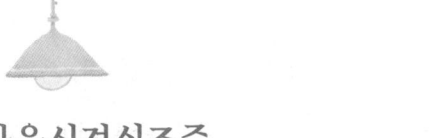

자율신경실조증, 일상에서는 어떻게 관리해야 하는가?

1. 일주기 리듬

자율신경실조증을 일상생활 속에서 관리하기 위해서는 제일 중요하게 신경 써야 하는 것이 바로 일주기 리듬(circadian rhythm)이다. 규칙적인 생활이 중요하다는 것이다. 불규칙하게 생활을 할 경우 이러한 일주기 리듬이 깨어지게 되는데, 이때 제일 큰 영향을 받는 것이 다름 아닌 자율신경이다. 자율신경실조증 환자의 80%는 규칙적이지 않은 생활을 한다는 통계도 있다.

일주기 리듬은 몇 가지 요소의 영향을 크게 받는데, 그중 제일 중요한 것은 햇빛이다. 햇빛 즉 가시광선은 망막을 자극하게 되고, 이 자극은 시신경을 타고 시교차상핵(SCN)으로 들어가서 일종의 두뇌 시계를 형성하게 된다. 그리고 시교차상핵은 송과체(pineal gland)라는 영역과 협업을 하여 생체 리듬을 형성해 신체의 각종 기능을 조절하게 된다. 최근의 연구에 따르면 세포 내 DNA, RNA와 같이 아주 미세한 영역까지 이러한 시계의 지배를 받아 움직임이 설계된다고 한다.

이 때, 낮에 가시광선을 통해 들어오는 빛의 양을 기준으로 체내에서 가상의 시계를 만들어서 리듬을 형성한다. 빛의 양이 가장 많은 시간은 오후 12시 ~ 2시 경이다. 이때의 빛의 양을 기준으로 시간을 설정하여 빛의 양이 줄어들면 두뇌는 잠을 잘 준비를 하고, 반대로 동이 터서 새벽에 빛의 양이 늘어나면 두뇌는 활동을 개시하고 활성화가 되는 것이다.

자율신경실조증 환자들의 경우 바쁜 일상 속에서, 낮에 햇빛을 충분히 보지 못하는 경우가 굉장히 많다. 대낮에 빛을 충분히 쬐지 않을 경우 리듬이 깨어져서 몸이 점차 쇠약해지게 되고, 자율신경실조증이 발생될 가능성을 높이게 된다. 따라서 치료를 위해서는 낮에 충분한 햇빛을 쬐는 것이 좋다.

2. 수면 리듬

일주기 리듬은 수면 리듬에 영향을 주고, 반대로 수면 리듬도 일주기 리듬에 영향을 준다. 우리의 수면 리듬은 대체로 8시간 단위의 시간으로 움직인다고 알려져 있다. 잠이 드는 수면 시간 8시간, 잠에서 깨어서 활동을 하고 활발해지는 시간 8시간, 활력이 점차 줄어들면서 이완되어서 수면을 준비하는 시간 8시간이 바로 그것이다.

이 8-8-8의 리듬에서 제일 중요한 것은 잠이 드는 시간이다. 때문에 불을 끄고 잠을 청하는 시간이 규칙적이어야 한다. 그래야 8-8-8의 안정적인 리듬이 형성될 수 있다. 임상적으로 보면 대부분의 환자들이 잠이 드는 시간이 불규칙하다. 그 때문에 리듬이 깨어져서 각성이 일어나고 활동을 할 때도 신경이 불안정해지고, 반대로 이완이 되고 잠을 청해야 할 때도 신경이 불안정해진다. 낮에는 피곤해서 골골대고, 밤에는 잠이 안 오고 말똥말똥해지는 악순환이 반복되는 것이다. 따라서 항상 일정한 시간에 잠이 드는 것이 수면 리듬에서 무엇보다 중요한 요소가 된다.

수면 리듬과 관련해서 두 번째로 중요한 요소는 '시공간의 분할'이다. 우리 뇌는 생각보다 민감하다. 그래서 잠을 자는 공간에 대해서 예민하게 반응을 한다. 잠을 자려고 침상에 누웠는데 걱정을 하고 있으면, 뇌는 그곳을 잠을 자는 장소가 아니라 걱정을 하는 곳으로 인식을 한다. 때문에, 잠을 자려고 해도 이미 뇌가 걱정하는 곳이라고 인식을 하고 있으면 정상적으로 잠이 들기가 어려워지는 것이다. 걱정이 있을 때는 침대에서 일어나서 소파나 식탁 등에 나와 생각을 충분히 정리한 뒤 마음을 털어내고 다시 잠을 청해야 한다. 잠을 자는 곳은 잠만을 위한 곳이어야 한다.

잠이 오지 않을 때는 어떻게 하면 좋을까? 15분~30분 이상 시간이 지나도 잠이 오지 않을 때는 일어나서 밖으로 나오는 것이 좋다. 침실 밖 거실에서 눈을 감고, 앞서 〈공황장애 생활 관리〉에서 언급한 호흡법으로 호흡을 하거나, 라디오나 음악을 듣다가 다시 졸릴 때 잠을 청해야 한다. 잠이 오지 않는다고 TV나 스마트폰, 컴퓨터를 보는 것은 좋지 않다. 수면 주기에 있어 멜라토닌이라는 호르몬의 역할이 중요한데, 반짝이고 밝은 빛을 발산하는 화면을 보고 있으면 눈 안에 있는 광수용기, 즉 빛에 유독 민감한 세포가 뇌로 빛과 관련한 정보를 보내 멜라토닌을 생산하는 데 악영향을 끼치면서 수면을 방해하기 때문이다. 밝은 빛에 노출될 수밖에 없는 미디어 기기 사용 대신 책읽기가 추천되기도 하는데, 임상적으로 보면 예민한 분들의 경우 오히려 집중도를 높여 잠을 깨게 만드는 경우도 있으니 주의와 관찰이 필요하다.

세 번째는 스마트폰의 사용을 줄이는 일이다. 스마트폰에서는 햇빛에 거의 존재하지 않는 푸른 파장이 굉장히 많이 나온다. 이를 흔히 '블루라이트'라고 표현한다. 눈에 있는 광수용기는 이 450~480nm의 파장의 푸른빛에 민감하게 반응해 수면을 방해한다. 이 푸른 파장은 가시광선에는 오로지 동이 틀 때만 나타난다. 그래서 우리 뇌는 스마트폰을 보고 있으면 동이 틀 때와 같은 두뇌 반응이 일어난다. 즉, 일어나서 활동을 하라는 신호처럼 받아들이는 것이다. 때문에 잠이 들기, 적어도 1~2시간 전에는 스마트폰 사용을 멈추는 것이 좋다.

그리고 금연하는 것이 가장 좋겠지만, 흡연을 하더라도 최소한 잠이 들기 1~2시간 전에는 마지막 담배를 피우는 것이 좋다. 수면 리듬이 깨어진 자율신경실조증 환자들 가운데는 잠이 들기 직전까지 담배를 피우는 분들이 많다. 담배는 피운 직후 니코틴 때문에 도파민 회로가 활성화되어 뇌를 각성시키는 데 큰 영향을 준다. 그래서 잠을 청해도 니코틴 때문에 잠이 들기가 어려운 것이다.

네 번째는 야식을 줄이는 일이다. 위장관을 일명 '제2의 뇌'라고 부른다. 두뇌의 지배를 받지 않고도 알아서 자율적으로 움직이는 기관이라서 그러한 별명이 있는 것이다. 두뇌와 위장관은 자율신경, 특히 미주신경을 통해 서로 연락을 주고받고 정보를 교환함으로써 일정한 인체의 항상성을 유지하고 있다.

원래 잠을 청하는 시간에는 공복 상태가 되어야 한다. 그래야 깊은 잠을 잘 수 있고, 수면의 원래 목적인 이완과 치유 반응이 정상적으로 기능한다. 긴 공복 시간 동안 깊은 잠을 자는 사이 회복 반응이 일어나고 마지막으로 노폐물을 마무리 처리한 후 아침에 일어나서 대소변으로 내보내는 것이 수면의 전체적인 과정이다.

그런데 이때 야식을 해버리면 문제가 생긴다. 밤에 위장관이 음식물을 소화시키느라 휴식을 취하지 못하게 된다. 이 신호가 뇌로 계속 전송이 되면 뇌는 잠들지 못하게 되거나 혹은 잠이 들더라도 충분한 휴식을 취하지 못하게 된다. 그래서 깊은 수면 중에 일어나는 이완과 회복이 거의 일어나지 않게 되는 것이다. 이 때문에 자율신경 리듬에 이상이 생겨서 자율신경실조증이 점차 악화되는 방향으로 진행되는 것이다.

여담이지만, 보통 야간 소화에 부담이 되는 음식은 단백질〉 지방〉 탄수화물 순이다. 야식으로 치킨을 먹으면 소화가 몇 시간에 걸쳐서 일어나기 때문에 수면에 지대한 악영향을 준다. 그보다 더 영향이 큰 것으로 추정되는 식품 가운데 하나가 '단백질 셰이크'다. 바쁜 일과를 끝내고 야간에 헬스를 하고, 자기 전에 단백질 셰이크를 챙겨 먹는 분들이 많다. 그러면 소화 기능에 매우 부담을 줄 뿐 아니라 수면에도 악영향을 준다. 잠이 오지 않거나, 시간이 지나면서 점차 자율신경실조증이 악화되는 것이다.

이는 잘못된 정보에 기인한 생활 습관인데, 한동안 근육 운동 직후에 단백질을 섭취해야 근성장에 도움이 된다는 신화적인 이야기들이 있었다. 그러나 최근의 연구들에 따르면 24시간 이내의 단백질 섭취는 어떠한 방식으로 섭취하는가와 상관없이 근성장에 충분한 도움을 준다고 한다. 따라서 단백질 셰이크는 운동을 끝낸 직후가 아니라 잠을 자고 일어난 오전에 먹어도 충분히 제 역할을 하는 것이다. 정확히는 제 역할 정도가 아니라 수면에 방해를 하지 않으면서 더 좋은 반응을 유도할 수 있는 것이다.

　마지막으로 잠이 안정적으로 들어서 수면 리듬을 정상적으로 유지하기 위해서는 충분한 이완이 되어야 한다. 이완이 제대로 되지 않은 경우, 숙면에 방해를 받거나 체온이 충분히 낮아지지 않아서 자다가 식은땀을 흘리게 된다. 이처럼 깊이 잠이 들지 못하고 꿈을 자주 꾸거나, 야간에 식은땀을 많이 흘리는 경우라면 〈공황장애 생활 관리〉에서 소개한 점진적 근육이완법, 자율훈련법, 해파리 수면법 등을 충분히 익혀서 적극적으로 활용하기를 바란다.

자율신경실조증에 도움이 되는 음식[50]

자율신경실조증은 불규칙한 습관(특히 식습관과 수면 습관), 스트레스가 원인으로 작용하므로, 좋지 않은 식습관을 개선하고, 불안, 긴장감을 줄이는 데 도움이 되는 음식(공황장애에 도움이 되는 음식 내용 참조)을 자주 섭취하는 것이 좋다.

커피나 술, 첨가물이 든 음식과 매운 음식은 교감신경을 흥분시키므로 가급적 피하는 것이 좋다. 따뜻한 음식은 위장의 혈류 순환을 촉진하고, 부교감신경 활성을 돕기 때문에 차가운 음료수를 습관적으로 자주 마시는 습관이 있다면 줄일 필요가 있다.

만성적으로 정신적 스트레스에 노출되면 과잉 대사 상태가 되면서 몸이 더 많은 영양소를 소모하기 때문에, 세포의 생리적 기능 유지와 회복을 위해 필요한 주요 비타민과 무기질, 항산화제가 고갈된다. 신체 외부와 내부의 환경 변화를 마주하더라도 안정적인 생리 기능을 유지하기 위해서는 충분한 영양 섭취가 필요한 이유이다. 식이섬유, 비타민 B군, 오메가3지방산, 항산화제, 건강한 지방, 철분, 프리바이오틱스 등이 풍부한 식품들을 섭취하는 것이 좋은데, 이를 위해 특정 식품을 선호할 필요가 없이 어떤 음식이든 자연식품을 골고루 먹을 필요가 있다.

식이섬유가 풍부한 식품: 채소, 곡류, 과일, 견과류 등 식이섬유가 풍부한 식품은 소화를 돕고 변비를 예방하는 데 도움이 된다.

---

50) 그리고리 L. 프리키온 외 2인, 「스트레스, 과학으로 풀다」 2017, 한솔아카데미, pp120~125

오메가3지방산이 풍부한 식품: 생선, 아보카도, 견과류 등은 신경 세포의 건강을 유지하고 염증을 감소시킨다.

비타민 B군이 풍부한 식품: 곡류, 고기, 생선, 채소 등 비타민 B군은 신경 세포의 기능을 유지하는 데 중요하다.

항산화제가 풍부한 식품: 과일, 채소, 차 등 항산화제는 신경세포를 보호하고 산화 스트레스를 감소시키는 데 도움을 준다.

건강한 지방이 풍부한 식품: 올리브 오일, 아보카도, 견과류 등에 함유된 건강한 지방은 신경 세포의 구조를 유지하고 신경전달물질의 합성에 필요하다.

철분이 풍부한 식품: 고기, 생선, 콩류, 채소 등에 함유된 철분은 혈액의 산소 운반에 중요한 역할을 한다.

프리바이오틱스가 풍부한 식품: 요구르트, 김치, 발효 음식 등은 장 건강을 유지하고 면역체계를 강화하는 데 좋다.

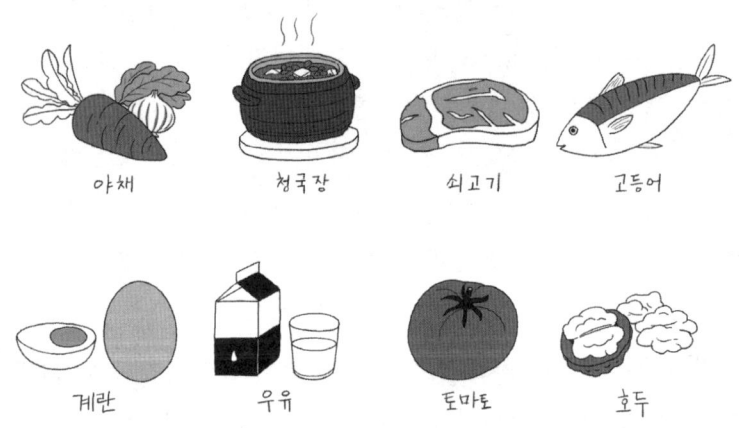

불안을 완화하며 도움이 되는 음식

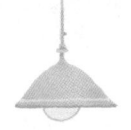

자율신경계 균형을 위한 아로마테라피[51)52)]

아로마테라피란, 신체적, 심리적, 정신적 안녕을 유지하고 고양하기 위해 매우 섬세하게 에센셜 오일을 사용하는 것을 말한다. 감각 중에서도 후각은 직접적으로 대뇌 변연계에 자극을 주는데, 코로 흡인된 향의 입자가 섬모에 감지되면 이 자극이 변연계의 감정과 본능적 반응을 유발하여 호흡, 혈압, 스트레스 반응 등에 영향을 준다. 또, 피부와 폐를 통해 흡수된 향 입자들이 혈류를 타고 온몸으로 퍼져 호르몬이나 효소들과 화학적 반응을 한다.

에센셜 오일 활용법으로는 마사지, 연고와 크림, 습포, 증기로 흡입하기, 목욕, 증기요법 등이 있는데, 일상생활에서 간편하게 활용할 수 있는 목욕법과 디퓨저를 이용한 증기법을 추천한다.

따뜻한 목욕물에 에센셜 오일을 4~6방울 넣은 뒤 잘 섞어 주고 물속에 들어가 편안하게 이완하는 시간을 갖는 것은 심신을 이완하는 데 도움이 되며, 특히 불면증이 있다면 잠자리에 들기 전에 라벤더, 캐모마일, 오렌지 같은 오일을 떨어뜨리고 목욕하면 좋다. 천연 오일이 아닌 저가의 합성제품은 오히려 건강을 해칠 수 있으니 반드시 pure essential oil로 표기된 제품을 사용하며, 한 가지 오일만 장기간 사용하기보다 두 가지 이상 오일을 호호바 오일 등과 같은 캐리어 오일에 희석하여 사용하는 것이 좋다.

---

51) 김도현, Aromatherapy가 자율신경계에 미치는 효과, Journal of the Korea Academia-Industrial cooperation Society Vol. 20, No. 6 pp. 261-271, 2019

52) Gabriel Mojay, 마음을 치유하는 아로마테라피, 2002, 군자출판사, p12

아로마테라피가 자율신경계에 미치는 효과에 대한 연구[53]에 따르면 라벤더, 베르가못, 만다린, 레몬, 시더우드, 로먼 캐모마일 오일을 블렌딩하고 흡입했을 때 자율신경계의 전체 활성도가 증가하고, 교감과 부교감신경의 활성도를 높여 심장의 상태를 안정적으로 유지시켜 주는 등의 효과가 있다고 한다. 일상생활에서 이를 꾸준히 활용한다면 자율신경계 반응에 긍정적인 영향을 줄 것으로 여겨진다.

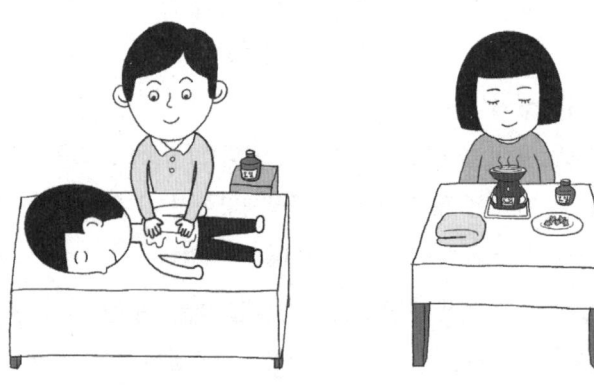

1. 라벤더

교감신경과 부교감신경을 활성화시켜 자율신경계의 균형을 돕고, 불안과 스트레스를 감소시키며, 진정 효과를 나타내는 오일로, 가장 대중적인 오일 중 하나이다. 신선한 허브향, 부드러운 꽃향, 달콤 쌉싸름한 향이 난다. 두통, 편두통, 짜증, 신경질 등의 과민함을 완화시켜 주고,

---

53) 김도현, Aromatherapy가 자율신경계에 미치는 효과, Journal of the Korea Academia-Industrial cooperation Society Vol. 20, No. 6 pp. 261-271, 2019

신경성 긴장, 불면, 두근거림, 고혈압 등에도 활용될 수 있다. 복통이나 과민성 대장증후군, 생리전 증후군, 생리통, 경직된 근육과 통증 등에도 도움이 된다. 심장의 기(氣)를 진정하고 안정시키는 효과로 신경성 긴장을 완화하고 공황과 히스테리를 진정시키는 데 도움을 주기도 한다.

2. 베르가못

달콤한 과일 향, 풀 향, 약간의 꽃 향을 풍기는 오일이다. 레몬, 오렌지, 자몽처럼 시트러스 계열인 베르가못 오일은 본질적으로 열을 식히고, 상쾌함을 주며, 항우울 효과를 가진다. 부드럽게 이완시키면서도 기분을 상승시킨다. 감정적 스트레스로 인한 신경성 소화불량과 식욕 부진에 특히 효과적이다. 라벤더와 유사하게 불면과 우울감, 근심, 갑작스러운 기분 변화 등의 억눌린 감정을 해방시키는 데에도 도움을 준다.

3. 레몬

달콤하고 신선한 향기를 가진 시트러스계 오일로서 기억력과 면역력을 높여주고 정신력 강화, 항스트레스 효과가 있다. 교감신경을 활성시켜 주며, 교감신경과 부교감신경의 균형을 잡아주는 효과도 있다. 의식을 뚜렷하고 명확하게 고양시키고, 마음의 산란함을 줄여주어 부담감, 근심, 장애물에 짓눌린 마음을 편안하게 해준다. 광감성(빛에 대한 감수성)이 있으므로 피부에 적용한 지 12시간 이내에 직사광선이나 햇빛에 노출되는 것은 피해야 한다.

4. 시더우드

기(氣)를 북돋아 몸을 건강하게 하고 힘을 강화시킨다. 신경쇠약, 무기력, 요통, 집중력 저하 등에 활용할 수 있으며, 림프순환을 촉진하고 축적된 지방을 없애주는 울혈 제거 에센셜 오일이기도 하다.

5. 로먼 캐모마일

달콤하고 따뜻한 느낌의 향이며 약간의 과일향이 난다. 주요 효능은 진정 효과와 함께 열을 제거해 염증을 완화하는 것이다. 대부분의 신경성 스트레스를 완화하는 데 도움이 되며, 과도한 욕망과 좌절, 분노, 여기에 수반되는 우울감에서 비롯되는 긴장감을 완화시켜 준다. 신경계를 이완시키며, 교감과 부교감 활성에 영향을 미침으로써, 자율신경계의 균형에 도움을 준다.

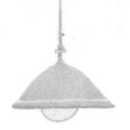

자율신경실조증 치료 사례

[치료 사례 1]
손발은 차갑고, 반대로 얼굴은 화끈거리며 주변의 온도와 관계없이 식은땀이 자주 나서 힘들다는 50대 여성

환자는 5년 전쯤 친하게 지내던 지인에게 금전사기를 당한 뒤부터 증상이 나타났다고 했다. 당시에는 불면증이 심해져서 너무 고생했었고, 지금도 불면증이 사라진 것은 아니지만 그래도 수면제 없이 4시간 정도는 잘 수 있는 상황이라고 했다. 가장 힘든 것은 손발은 너무 차가운데, 반대로 얼굴은 화끈거려서 뜨겁게 열감이 느껴지는 것이고, 열감이 올라오고 나면 바로 식은땀이 나서 옷이 흥건하게 젖을 정도라는 것이었다.

양방에서도 꾸준하게 치료를 받아왔지만 별다른 변화가 없어 지푸라기 잡는 심정으로 내원했다고 호소했다.

자율신경실조증은 한약 치료가 강점을 보이는 증상 중 하나이다. 병명보다는 정확한 변증(병증의 원인을 한의학적으로 분석, 진단하는 것)에 목표를 두는 한의학적 치료의 특성상, 하나의 병명 안에서도 여러 증상이 다양하고 복합적으로 나타나는 자율신경실조증은 한의학 치료로 제반 증상들이 드라마틱하게 호전되는 경우가 많은 질환이다.

A라는 하나의 변증은 불면증의 원인이 될 수도 있고, 기능성소화불량의 원인이 될 수도 있다. 이 경우 불면증과 기능성소화불량이 서양의학적으로는 서로 다른 질환임에도, 한의학에서는 동일한 변증에 의거

해 치료하게 된다.

반대로 똑같이 불면증 증상으로 치료받더라도 한의학적 원인이 어떤 사람은 B라는 변증, 또 다른 사람은 C라는 변증이라면 겉으로 보기엔 같은 증상임에도 한의학적 치료방식은 서로 달라지게 되는 것이다.

치료 1개월 경과

위로 치받아 오르는 상열감이 많이 줄어든 것 같다. 땀이 줄었는지는 잘 모르겠으나, 예전에는 끈적끈적했다면 최근에는 물처럼 조금 묽어진 듯하다고 했다. 한창 습하고 더운 여름철이기도 했고, 치료 초반이니 조금 더 지켜보자고 하며, 추가처방을 했다.

치료 2개월 경과

땀이 확연하게 줄어들었다고 한다. 예전에는 갑작스럽게 예상치 못한 일이 생긴다거나 밖에서 누군가를 마주치게 되면 온몸에 비 오듯 땀이 쏟아졌는데, 이번에 같은 동네에 사는 지인을 밖에서 우연히 만나 인사를 나누었는데 땀이 별로 나지 않아서 너무 신기했다고 전했다.

손발 찬 것은 조금 좋아진 느낌이긴 한데, 발은 오히려 조금 더 차갑게 느껴진 것 같고, 불면증은 별다른 변화가 없다고 했다.

환자가 불편감을 느끼는 여러 증상을 동시에 치료하는 것이 가장 이상적인 방법이겠으나, 때로는 주증(가장 중요한 의미를 갖고 주된 치료 목표가 되는 증상)과 차증(후순위 증상)을 구분하여 주증 치료에 우선순위를 두는 것이 치료 전략이 될 수 있다. 몇 가지 약재를 가감하여 처방에 변화를 주기로 했다.

치료 3개월 경과

땀나는 것은 지난번과 비슷한 정도로 느껴지지만 손발의 냉감은 많이 좋아진 것 같다고 했다. 가슴 두근거림과 어지러운 느낌이 초반에 약간 있었지만 지금은 느껴지지 않는다고 했다. 땀나는 것은 처음 대비 30%, 수족냉감은 50%, 불면증은 70% 정도 느낌이라고 체크되었다.

불면에 치료의 포인트를 더 두려 하였으나, 환자가 불면은 더 좋아지지 않아도 상관없다며 수족냉감과 땀 흘리는 증상이 좀 더 좋아졌으면 좋겠다고 하였다.

사족이지만 참고로 기술하자면, 다한증, 도한증 등과 같은 땀과 관련된 치료가 어려운 이유 중 하나는 환자의 만족도가 떨어지기 때문이다. 땀나는 빈도와 양을 처음의 절반 수준으로 호전시킨다고 해도 여전히 땀 때문에 느끼는 주관적인 불편함이 존재하기에, 삶의 질이 크게 개선되었다고 느끼지는 못하는 경우가 많아서이다.

음식과 건강보조식품, 그리고 생활 전반에 대해 좀 더 자세히 문진하고, 홍삼은 현 상태의 환자에게는 맞지 않는 약재이니 드시지 않는 것이 좋겠다고 설명드리며 일상생활 속에서의 관리에 대해서 강조하였다.

치료 5개월 경과

땀나는 것은 처음 시작 대비하여 20% 정도 수준으로 느껴지고, 수족냉감은 초겨울인 것을 고려해도 작년과는 비교도 되지 않을 정도로 많이 좋아진 것 같다고 했다. 잠은 계속 4시간을 자면 깨긴 하지만, 예전과는 다르게 금방 다시 잠들 수 있어서 총 6~7시간 정도는 자는 것 같다고 하였다. 검사상 지표들도 안정적으로 회복된 것을 확인하고 치료를 종결하였다.

[치료 사례 2]

음식을 먹기만 하면 울렁거리면서 토할 것 같고, 두통이 너무 심하다는 20대 후반 여성

환자는 20대 후반의 여성으로 음식을 먹으면 체하는 증상이 5년 전부터 시작되었고 이후 6개월이 지나고부터는 음식을 조금이라도 먹으면 속이 울렁거리고 체하면서 토할 것 같은 느낌이 나타난다고 했다. 내과에서 위내시경검사를 받았을 때 별다른 문제는 없었지만 소화제 계열의 양약이 처방되어 오랜 기간 복용하였다고 한다. 그런데 증상은 점점 더 심해져 하루에 두세 숟가락밖에 식사를 하지 못하는 상황에 이르렀다는 것이다. 이러한 증상이 발생한 지 1년이 지난 시점부터는 두통과 상열감, 손발 저림까지 나타났으며 음식을 먹은 후에는 두통이 너무 심하다고 했다. 결국 마지막에는 정신과에서 항불안제, 항우울제, 소화제를 처방받아 1년간 복용하고 있는 중인데, 좋아지지를 않아 한의원에 내원하게 되었다고 한다.

자율신경실조증 환자들의 경우 보통 여러 가지 증상들이 지속적으로, 그리고 반복적으로 나타나고 있는데 막상 내시경, CT, MRI, 심장초음파 등 여러 검사를 해도 아무 이상이 없다는 말을 듣고 고생하다 결국 정신과 약을 복용하게 되는 경우가 적지 않다.

그런데, 단순히 뇌 신경 전달물질을 강제로 조절하는 항불안제나 항우울제와 같은 정신과 약만으로 억제하려 해서는 치료가 되지 않을 수밖에 없다. 자율신경계의 균형을 회복시켜 육체적 정신적 반응이 정상화할 수 있도록 도와주어야 하며, 신체 건강의 가장 기본적인 지표인 소화기 상태와 수면 상태 등을 함께 개선시켜야 하기 때문이다.

한약 복용과 함께 침 치료, 추나 치료를 병행하면서 증상이 점차 안정되면 이에 맞춰 정신과 약을 조금씩 감약하기로 하고 치료를 시작했다.

치료 3개월 경과

첫 진료 시에는 진료 중 토할 것 같은 느낌에 화장실로 뛰어갈 정도로 증상이 심했으나 지금은 약간의 메슥거림은 있지만 토할 것 같은 느낌은 전혀 없다고 했다. 두통과 상열감도 절반 이하로 줄었다고 한다. 그래서 아침 점심 저녁 세 번 복용하던 정신과 약을 현재 저녁에만 복용하고 있으며, 아침에 먹는 정신과 약은 일어났을 때 컨디션에 따라 먹을 때도 있고 먹지 않을 때도 있다고 했다.

치료 6개월 경과

조금 남아 있었던 메슥거림도 이제는 거의 느껴지지 않으며 과식했을 때만 약간의 두통이 올라온다고 했다. 증상이 이전보다 더 호전되어 2주 전부터는 저녁에 복용하던 정신과 약도 복용하지 않았는데 괜찮았다고 했다. 무엇보다 자율신경실조증을 겪으면서 3kg이나 빠졌던 체중이 한약 복용 후 소화 기능이 정상화되면서 2kg이나 쪘다고 너무나 기뻐했다.

치료 9개월 경과

정신과 약을 끊고 3개월간 치료를 더 진행하면서 증상이 안정적으로 잘 유지되는지 확인하기로 하였는데, 얼마 전 김장철이 와서 일주일 정도 과로도 하고 새로 담근 김치와 음식을 많이 먹었음에도 속도 편하고 두통이나 상열감 등의 여타 증상들도 전혀 없었다고 한다.

자세 변화에 따른 혈압과 심박수 변화를 확인하고, 자율신경검사, 체열검사, 설문지검사, 뇌기능검사, 간이정신진단검사(SCL-90-R), 가속도맥파검사(APG), 심박변이도검사(HRV), 맥진 등 재검사 결과 지표들이 안정적인 것을 확인한 후, 규칙적인 수면 패턴 유지, 카페인 조절, 잠자리 들기 전 온욕 등 몇 가지 생활 관리 티칭을 하고 치료를 종결하였다.

  자율신경계는 심장, 폐, 위, 소장, 대장, 방광 등 전신의 내장기관 기능을 조절하는 역할을 맡고 있다. 따라서 자율신경계의 균형이 망가져 발생하는 자율신경실조증은 전신 어디에서나 그 증상이 나타날 수 있다. 그래서 사람마다 증상들이 다양하게 나타날 수 있으며 많은 환자들이 자율신경실조증으로 진단받기 전에 나타나는 증상에 맞춰 심장내과, 소화기내과, 신경과, 정신과 등을 전전하며 초음파, X-RAY, CT, MRI 등의 갖은 검사를 진행하고 여러 가지 약물들을 복용하게 되는 것이다. 이처럼 자율신경실조증 환자들은 오랜 기간 원인을 찾지 못하여, 이 병원 저 병원을 전전하며 시간을 허비하는 경우가 많기 때문에, 병세도 완고해지고 치료하기까지 소요되는 시간도 길어지게 된다.
  이 환자 역시도 오랜 기간 제대로 된 치료를 시작하지 못해 전신 증상이 복잡하고 완고하였지만, 꾸준히 한약을 잘 복용하면서 생활관리를 하였기에 치료가 잘 마무리되었다.

[치료 사례 3]

소변 때문에 화장실을 너무 자주 가게 되고, 이 때문에 잠을 푹 자지 못해서 괴로워하는 여성

특별한 이벤트나 스트레스 상황이 있었던 것은 아니었으나, 석 달 전부터, 잠들고 나서 꼭 2시간 정도가 지나면 요의를 느껴 잠에서 깨게 되고, 그 후로는 다시 잠들지를 못하고 있다고 했다. 잠자리에 누워 잠들기까지 입면 자체에는 문제가 없으나 소변이 마려워 깨고는 다시 잠들기 어려운 조기 각성이 문제가 되는 상황이었다. 잠을 제대로 못 자게 되면서부터 낮에는 만성적인 두통과 어지럼증 때문에 늘 예민한 상태라고 하였다.

비뇨기과와 이비인후과 모두 찾아가 보았지만, 방광이나 신장의 문제, 이석증, 당뇨병 등 별다른 이상이 없다는 이야기를 듣고, 정신과에서 불면증 치료를 3개월 정도 받았으나 별다른 호전 반응이 없어 내원하게 되었다고 한다. 현재는 정신과 약은 복용하고 있지 않은 상태이며, 복진 상 좌 천추혈, 소복부 압통이 강하게 나타나고 있었다.

뇌신경계의 지나친 흥분도를 조절하도록 도우면서, 배뇨중추를 안정화시킬 수 있는 처방으로 치료를 시작하기로 했다.

치료 1개월 경과

잠들고 2~3시간 정도 후에 요의를 느껴 깨게 되는 조기 각성이 여전히 일어나고 있지만, 다시 잠들기까지의 시간이 빨라졌다. 전체적인 수면 시간이 이전보다 평균 1시간 정도 늘어났으며, 자고 일어나서 피로도도 훨씬 덜하다고 했다.

요의를 느껴 자다 깨는 것 때문에 고삽(固澁)작용을 하는 약재들을 첨가하여 처방하는 것을 고려하였으나, 각각의 증상보다는 본질적인 변증(辨證)에 집중하기로 하고 기존 처방에 큰 변화 없이 농도만 높여서 재처방하였다.

치료 2개월 경과

수면은 이전 내원 시와 비슷한 정도의 느낌이지만 두통과 어지러움이 큰 폭으로 감소되었다. 타이레놀을 달고 살았는데, 최근에는 일주일에 한두 번 정도만 복용하게 된다고 하였다.

치료 4개월 경과

조기 각성을 제외하고는, 첫 내원시 호소하던 증상들 대부분이 사라져 현재는 처음의 10% 수준 정도로 느껴진다고 하였다. 요의를 느껴 깨기는 하지만, 이전에는 잠들고 2시간 정도 후에 각성이 일어났다면 이제는 4시간 정도는 잔 다음에 잠에서 깨게 된다고 하였다. 그리고 곧바로 다시 잠들 수 있어서 큰 문제는 없다고 했다. 수면과 관련하여 좀 더 치료하고 마무리하기를 권고하였으나, 환자가 이 정도면 충분히 만족스럽고 생활상에 불편을 느끼지 않는다고 종결하기를 원하여, 검사를 통해 지표가 안정적인 것을 확인한 후 차후 문제가 발생하면 내원하기로 하고 치료를 종결하였다.

[치료 사례 4]

임신중독증을 겪었고, 소화불량, 구역감과 불면, 불안이 심한 40대 여성

환자는 출산 시에 임신중독증을 겪었고, 그 후유증으로 몸 상태가 많이 안 좋아졌다고 했다. 몇 년 동안 체력이 많이 떨어진 상태로 지내왔는데, 2년 전부터는 불면과 소화불량이 너무 심해져서 신경안정제를 복용하기 시작했다고 한다. 신경안정제를 복용하는데도 잠은 깊게 자지를 못하고, 소화는 계속 잘 되지 않는 상태이며, 구역감, 오심이 자주 느껴진다고 했다.

최근에는 운전을 하려고만 하면 별다른 이유 없이 가슴이 답답해지고 불안해서 운전을 할 수가 없다고 한다. 그래서 정신과에서 약을 따로 처방받아서 필요할 때만 복용하고 있었는데, 약을 복용하면 증상은 올라오지 않아 간신히 운전을 하긴 하지만, 불안하고 신경이 너무 쓰여서 운전 후 온몸에서 진이 다 빠질 정도라고 했다.

우울감도 심해져서 의욕도 없고, 밥도 챙겨 먹고 싶은 마음도 언제부턴가 들지 않고 있다고 했다.

호소하는 증상만으로 보았을 때는 우울증, 공황 증상까지 함께 나타나고 있었지만 간이정신진단검사(SCL-90-R), 자율신경계검사, 뇌기능검사, 가속도맥파검사(APG), 심박변이도검사(HRV)와 자세 변화에 따른 혈압과 심박수 변화를 확인하고, 문진과 진맥을 종합해, 자율신경 기능 이상이 주원인으로 판단되어 이를 목표로 한 처방으로 치료를 시작하였다.

치료 1개월 경과

아직까지는 큰 차이를 느끼지 못하겠다. 정신과 약은 여전히 복용하고 있으며, 운전할 때 불안감도 비슷하고, 우울감도 비슷하다고 했다.

치료 2개월 경과

불안감이 약간 줄었다. 그래서 지금은 운전하기 전에 먼저 정신과 약을 먹지는 않고, 운전하다가 버티기 힘들어지면 그때 먹는다고 한다. 버티기 힘들다고 느껴졌지만 간혹 먹지 않는 경우도 생겼다고 했다. 소화 상태는 이전보다 조금 나아지긴 했지만 아직까지 입맛은 없다고 한다. 수면상태는 여전히 깊게 자지를 못하는 상태였다.

치료 3개월 경과

어느 순간부터 운전할 때 먹던 정신과 약을 먹지 않고도 운전을 하게 되었다. 오심, 구역감이 심했는데 처음보다 많이 줄어 어쩌다 한 번 느낄 정도라고 했다. 소화도 예전보다는 잘 되면서 반 공기 정도는 문제 없이 먹는다고 했다. 수면제는 아직 복용 중이지만, 그래도 이전보다는 잠을 좀 더 깊게 자는 것 같다고 했다.

치료 4개월 경과

소화 상태가 많이 좋아졌고, 불안감도 많이 사라졌다. 운전할 때만 먹었던 정신과 약은 계속 복용하지 않고 있으며, 기존에 계속 복용해오던 정신과 약은 3일은 복용하고 하루는 먹지 않고 있다고 한다. 아무래도 복용하지 않는 날은 잠드는 데 시간이 좀 더 걸린다고 했다.

치료 5개월 경과

정신과 약을 2일 복용하면 하루는 쉬는 식으로 복용하는 날을 좀 더 줄여서 먹고 있다. 이제는 정신과 약을 먹지 않는 날도 1시간 안에 잠이 드는 것 같다고 했다. 구역감, 오심은 거의 사라졌고, 불안감도 거의 나타나고 있지 않다고 했다. 우울감은 처음보다는 덜해졌지만 아직 의욕은 떨어진 상태로 있다고 한다.

치료 6개월 경과

정신과 약은 격일로 하루 건너 하루 패턴으로 복용하고 있다. 수면은 1시간 안에 잠들고, 잠들고 나서도 거의 깨지 않는다고 했다. 체력은 좋지 않았을 때에 비해 절반 정도는 회복된 것 같으며, 햇볕도 많이 보고 무엇인가 하려고 노력하고 있다고 한다. 우울감도 조금씩 더 줄어들고 있는 것 같았다.

치료 7개월 경과

전반적으로 이전 달과 거의 비슷하다. 심하게 좋지 않았던 적은 없었다고 했다. 얼마 전부터는 정신과 약도 복용하지 않고 있는데, 심하게 증상이 올라온 적은 없었다. 살짝 증상이 올라올 것 같다고 느낄 때가 아직은 있지만, 그렇다고 증상이 오래가지는 않는다고 했다. 우울감은 살짝 남아있지만, 생활하는 데 문제가 없을 정도라고 했다. 수면 시간은 5~6시간 정도였고 소화상태도 양호하다고 했다.

치료 8개월 경과

자세 변화에 따른 혈압과 심박수 변화와 간이정신진단검사(SCL-

90-R), 자율신경계검사, 뇌기능검사, 가속도맥파검사(APG), 심박변이도검사(HRV) 등 재검사 결과상 모든 지표들이 처음보다 안정된 상황을 보이고, 환자 본인도 증상이 전반적으로 많이 안정되어 생활하는 데 문제를 느끼지 못하고 있었다고 하여, 재발률을 낮추기 위해 건뇌단 3개월분을 처방하고 치료를 종결하였다.

[치료 사례 5]
숨이 차고 어지럼이 심해 대부분의 시간을 누워 있는 50대 후반 여성

환자는 남편의 회사에서 간간이 사무를 보조하는 일을 비정기적으로 하고 있는 가정주부였다. 2년 전부터 숨이 차고 호흡이 안 되고 가슴이 답답한 증상이 발현되었다고 한다.

최근에는 어지럼증까지 생겼는데 그 정도가 심해 속이 메슥거리는 증상 때문에 소화도 잘 되지 않고, 식사량도 줄어 체중이 최근 몇 달 사이에만 4킬로 이상 빠졌다고 했다.

불안한 감정이 불현듯 올라올 때면 어지러움, 식은땀, 체한 느낌이 한꺼번에 밀려와서 대부분의 시간을 집에서 누워 있는 게 최근 일상이라고 했다. 특히 차에 오래 타는 것도 힘들어 30분 이상의 거리는 운전할 수 없다고 호소하였다.

머리로는 아무 일도 아니라고 생각하지만, 뚜렷한 이유 없이 지나치게 긴장되고 걱정에 휩싸이게 되는 불안증이 올라오면, 교감신경이 항진되면서 호흡이 불편해지고 과하게 땀이 난다. 또한 소화액 분비도 감

소되고 위장관 운동이 저하되어 소화불량이 자주 생기기도 하며 두통이나 어지럼증을 유발되기도 한다.

뇌신경계의 정보 전달 체계의 기능적 이상으로 자율신경실조증을 야기했을 가능성이 높은 상황이다.

자율신경의 중추는 간뇌 시상하부에 위치하는데, 인근에 위치한 대뇌변연계라는 신경 조직체는 사람의 정서와 감정과 관련된 반응을 일으켜 자율신경계에 영향을 준다. 또 그 위쪽에 위치한 대뇌피질의 영향을 받기도 한다. 자율신경은 이성보다는 무의식적, 정서적 자극의 영향을 강하게 받는다. 그래서 환자 본인이 인지하고 있지 못하더라도 긴장과 스트레스 등의 자극이 오래 지속되면 자율신경간의 조화가 깨지면서 그에 따른 여러 기관의 기능 이상이 생기는 것이다.

환자는 종일 집에서 누워 지내야 할 만큼 어지러움 증상이 너무 심했기 때문에, 이를 1차 목표로 삼고 치료를 시작하였다. 커피나 자극적인 음식은 최대한 피하고 잠자리에 들기 1시간 전에 온욕으로 몸의 긴장을 풀도록 지도했다.

치료 1개월 경과

환자의 어지럼증이 절반 이상 호전되었다. 집에서 누워만 있지 않고 집안일을 조금씩 할 수 있게 되었다. 하지만 아직 약 20분 정도 거리의 자동차 운전은 힘들다고 하였다.

치료 2개월 경과

환자는 어지럼증이 70% 이상 호전되었다고 했다. 더불어 불안한 감정이나 식은땀이 나는 증상도 함께 소실되었다. 어지럼증이 호전되면서 식사량도 늘었고 몸무게도 서서히 회복되고 있었다.

치료 4개월 경과

어지럼증이 10% 정도만 남아있다고 했다. 체중도 거의 정상으로 돌아왔고, 운전도 다시 할 수 있을 만큼 증상이 좋아졌다. 문진상 건강 상태가 일상생활을 할 수 있을 만큼 회복되고 제반 증상이 호전되었다. 치료 5개월 차에 재검사를 실시하고 검사 지표가 정상으로 회복되고 있는 것을 확인한 후 마무리하는 건뇌단 2개월분을 처방하고 치료를 종결하였다.

[치료 사례 6]

소화불량이 심해 거의 식사를 하지 못하고, 진료 도중 책상에 엎드려 쉬어야 할 정도로 호흡이 어렵고 가슴 두근거림과 떨림 증상이 심한 40대 중반 남성

카페를 운영하는 자영업자였던 환자는 몇 달 전 갑작스러운 직원들의 퇴사로 혼자서 모든 업무를 맡게 되면서 격무에 시달리고 있었다. 이런 상황이 몇 개월째 지속되면서 수면 상황도 좋지 않았으며, 소화장애 등으로 신체의 균형이 모두 무너진 상황이었다.

처음 내원하였을 때 환자는 의자에 가만히 앉아 있기도 힘들어했고, 심계항진과 떨림 증상이 심해서 육안으로도 손가락의 떨림이 보일 정도였으며, 진료 도중 책상에 엎드려 쉬어야 할 정도로 숨을 가쁘게 쉬었다.

최근 한 달간은 잠들기도 힘들지만, 자다가도 5, 6번씩 깨고 얕은 잠을 자는 등 수면의 질이 떨어져 극도의 피로감을 호소하였다. 또 소화불량이 심해 거의 음식을 먹을 수 없어 체중도 많이 빠졌다고 한다.

검사 결과 환자는 자율신경 중 교감신경의 항진과 두뇌의 민감도가 매우 높아진 상황으로 확인되었다. 간이정신진단검사(SCL-90-R)에서는 심리적인 불안 지수가 높게 나왔으며 이로 인해 동반되는 신체화 증상이 환자가 호소하는 제반 증상과 일치하는 결과를 보였다.

이처럼 교감신경에 문제가 생기면 다양한 신체 증상이 나타날 수 있는데, 환자의 경우는 교감신경의 문제와 간심혈허(肝心血虛), 간기울결(肝氣鬱結)의 소견이 보여 치료가 시급해 보였다.

그런데 카페를 운영하고 있어 매일 커피 원두를 수시로 시음해야 했기에 치료기간 동안만이라도 교감신경의 흥분도를 높일 수 있는 시음을 중단하고 다른 사람에게 맡기거나 그 횟수를 줄이도록 권유하였다.

치료 1개월 경과

진료실로 들어선 환자의 안색은 첫 내원 시보다 많이 좋아졌고 편해보였다. 한약 복용 2주차부터는 마음이 편해지면서, 제반 증상들이 15% 정도는 줄어들었다는 느낌을 받았다고 하지만, 증상들의 등락은 여전히 있었다. 수면 부분에서는 아직 자주 깨기는 하지만 일과 수행 중 피로도는 조금 덜한 것 같다고 했다.

치료 2개월 경과

몸 상태가 점점 개선되면서 처음 불편했던 증상들의 절반 정도는 없어진 것 같다고 했다. 특히 수면 부분에서 좋아진 것이 느껴진다고 했다. 빨리 잠들고, 잠들고 나서도 깨는 횟수가 1~2회로 줄어서 피로감도 많이 덜하다고 했다.

치료 4개월 경과

환자 스스로 더이상 치료가 필요 없을 것 같다고 느낄 때가 종종 있었을 정도로 목소리에 힘도 생기고 식사량이 늘면서 체중도 다시 회복되고 있다고 좋아했다. 수면 유지 부분에서는 1~2회 깨는 현상은 있지만, 전과 다르게 깨고 나서 금방 다시 잠들 수 있었고 아침에 일어나서도 머리가 무겁고 멍한 브레인포그 증상도 나타나지 않고 있다고 했다.

호전 상태 유지를 위해 2개월 정도의 마무리 치료가 필요하다고 판단하여 해당 기간만큼 건뇌단을 처방하고 치료를 종결하였다.

[치료 사례 7]
가게를 접고 휴식 시간이 늘었음에도 심계항진, 식은땀, 불안감이 심해진 50대 초반 여성

환자는 10여 년 동안 가게를 운영하다 여러 사정이 있어 최근에 가게를 접었다고 했다. 가게를 그만두면서, 휴식할 수 있는 시간이 늘어났음에도 일을 그만두자마자 별다른 이유없이 가슴이 두근거리고, 식은땀을 흘리고 불안감을 심하게 느끼는 등의 증상이 발생하여 한의원에 내원하였다고 한다. 증상이 처음 나타난 것은 석 달 전이였는데 점점 증상이 심해져 최근 몇 주간은 일상생활이 어려울 정도로 힘들었다고 했다.

간이정신진단검사(SCL-90-R) 결과에서는 불안과 우울 지수가 높게 나왔으며, 신체화 반응 지수도 높았다. 또한 체열 검사에서는 상체쪽으로는 열이 뜨는데, 하체는 상대적으로 차가운 상열하한(上熱下寒)이 관찰되었으며, 뇌기능검사에서도 자극에 대한 민감도가 증가되어 있고, 감정의 이완이 원활하게 이루어지지 않고 있음을 나타내는 결과를 보였다.

 환자는 4개월 뒤에 해외 골프 여행이 잡혀 있는데 제발 갈 수 있게 도와달라고 읍소했다. 빠른 증상 개선을 위해 탕약 치료와 더불어 건뇌단 복용도 병행하기로 하였다.

치료 1개월 경과

 첫 내원 때 만났던 사람과는 다른 사람이라고 생각될 정도로 안색이 편안해져 보였다. 땀은 거의 나고 있지 않았으며 가슴 두근거림 증상은 한약 복용 3주 차부터 점점 줄어들고 있다고 하였다. 다만 밤에 누울 때 약간씩 불안감이 올라오기는 하지만 수면에 방해되는 정도는 아니라고 했다.

 하지만 치료 초반기이고, 증상이 호전되었다고 하더라고 그 상태가 등락 없이 치료 종결 시까지 계속 안정적으로 유지되는 것은 드물기에 증상의 등락을 기록하고 어떤 상황 속에서 어떠한 증상이 올라왔으며, 얼마 동안의 기간에 가라앉았는지, 다른 이상 증상은 추가로 발생하지는 않았는지 체크해서 다음 내원 시에 가지고 오도록 했다.

치료 2개월 경과

 별다른 증상의 등락 없이 호전 양상이 안정적으로 유지되고 있었으며, 가슴 두근거림이 많이 줄어들면서 일상생활을 하는데 무리가 없다고 했다. 밤에 자려고 누워 있을 때 나타나는 불안감도 이전보다 더 약하게 느껴진다고 했다.

치료 3개월 경과

발한, 심계항진, 불안 등의 증상이 더이상 관찰되지 않았다. 이따금 나타나던 예기불안도 한동안 잊고 지냈다고 했다. 안정적인 치료와 재발 방지를 위해 복약 기간을 조금 더 확보하기로 하고 추가 처방을 하였다.

한약 4개월 복용을 마치고, 예약된 해외 골프 여행을 다녀온 후 내원하였다. 여행 가서도 몸 상태가 좋았고 여행하는 데 전혀 문제가 없었다고 너무 감사하다는 말을 몇 번이고 했다. 호전된 상태를 유지할 수 있는 상황으로 판단하고 치료를 종결하였다.

[치료 사례 8]
병원에서 아무리 검사를 해도 이상이 없다는데, 어지럽고, 잠을 못 자고 늘 피곤하다는 40대 여성

환자는 지금까지 병원에 다닐 일 크게 없이 건강한 편이었다고 했다. 1년 전부터 코로나 때문에 일이 많이 줄어서 혼자 재택근무를 하게 되었는데, 그 이후로부터 신경이 예민해지고, 점점 몸이 여기저기 아프기 시작했다고 한다. 어지럽고 구토를 하는데, 병원에서 아무리 검사를 해도 별다른 이상이 없다고 했다. 극도로 피곤하고 잠을 못 자서 힘들어 한약을 먹으면 낫지 않을까 해서 내원하였다고 한다.
　이전에도 잠을 잘 자는 편은 아니었지만, 일상생활에 지장이 있을 만큼 자지 못하는 일은 없었다고 했다. 요즘은 잠드는 것도 몇 시간씩 걸리고, 잠이 들어도 자주 깨고, 아주 얕은 잠만 잘 수 있다고 한다. 재택

근무하면서 자녀와 갈등이 자주 생기는데, 사소한 일에도 심하게 화를 내게 된다고 했다. 수면 상태가 좋지 않고 늘 가슴이 답답하고, 쉽게 분노, 흥분 상태가 되지만, 소화에는 별다른 문제가 없었다고 한다. 앞의 증후들과 대변 상태를 고려하여 우선 치료제로 소결흉(小結胸)을 다스리는 처방을 선택하고, 이후 경과에 맞춰 전방(처방을 증상에 맞추어 바꾸거나 변형하는 행위)하기로 했다.

치료 1개월 경과

잠들기가 조금 수월해졌다. 중간에 깨긴 하지만 그래도 깨는 횟수가 2~3번으로 처음보다 줄었고, 화내는 것도 덜하다고 했다. 하지만, 아침에 일어나기가 힘든 것은 비슷하다고 한다.

중간에 감기에 걸려 한약을 복용하지 못한 적이 열흘 정도 있었다고 했다. 감기 끝에 마른기침이 생겼고, 전신에 건조감이 있었다. 피곤하고, 어지러운 증상은 처음과 비슷해 힘들다고 했다.

치료 2개월 경과

전반적으로 많이 좋아졌는데, 사무실에 다시 출근하게 되면서 긴장감을 많이 느낀다고 했다. 1시간 이내로 잠은 드는데, 아침에 일어나는 것이 여전히 힘들고 좀 더 자고 싶은데, 4~5시간 자고 나면 눈이 떠지고 더 이상 잘 수가 없다고 했다. 누워서 눈을 감으면 빙글빙글 도는 느낌이 들면서 어지러워 힘들다고 한다. 두근거림도 자주 있으며, 소화력이 좋지 않고, 하지 부종도 있었다. 수면 상황, 흉부 증상, 수액 대사의 문제, 소화기 상태까지 고려하여 복령(茯苓)과 인삼(人參), 백출(白朮)이 들어간 처방으로 전방하였다.

치료 4개월 경과

　이번 한약을 복용하고 3일 정도 지나니 살 것 같다는 기분이 들었고, 지금까지 먹어 본 한약 중에 가장 좋았다고 말했다. 이후로도 증상이 점점 더 좋아져 이제는 잠들기도 편하고, 중간에 깨지 않고 7시간을 연달아 잔다고 했다. 잠을 푹 잘 수 있게 되니 아침에 일어날 때도 몸이 가볍고, 피로감도 없었다고 했다.

치료 5개월 경과

　이제는 몸도 아프지 않다고 한다. 부기도 없고, 어지럽지도 않으며 두근거림도 없고, 마음도 너무 편안하다고 했다. 몸 전체가 아프기 전 건강했던 상태로 돌아가고 있다는 느낌이 든다고 한다. 예전 같으면 화를 냈을 일에도 화가 나지 않고, 아이한테도 잘해줄 수 있어서 기분이 좋다고 했다.

　성향과 신체 증상을 고려하여 황련(黃連)제로 치료를 시작했지만, 치료반응이 기대만큼 빠르지 않았고, 이후 우선적으로 호소하는 신체 증상을 고려하여 자율신경계 문제, 심리적 불안과 연관된 신체 증상에 효과적인 복령(茯苓)제로 치료 방향을 수정하였다. 처방을 바꾸고 나서 확연히 빠른 호전 반응이 나타났다. 치료 종결 시점에서의 환자는 처음 진료실에서 봤던 첫인상을 떠올리기 어려울 정도로 인상이 변해 있었다. 환자는 그제야 자신은 원래 내성적이고, 여성적인 편인데, 사회생활을 하면서 성격도 많이 외향적으로 바뀌게 되었던 것 같다고 했다.

　자율신경을 이루는 두 축인 교감신경과 부교감신경은 그 기능 면에서 볼 때 각각 한의학의 오래된 전통적 개념인 '양(陽)' 그리고 '음(陰)'

과 유사하다. 음양의 균형이 잘 맞을 때는 조화로운 신체 반응이 나타나지만, 음이든 양이든 한쪽으로 치우치게 되면 문제가 발생한다.

자율신경실조증은 일반적으로 교감신경의 우세로 인해 문제가 나타나는 경우가 많은데, 이는 크게 두 가지 유형으로 나타난다.

첫 번째 유형은 '교감신경 자체의 과항진'으로, 한의학적으로는 심과 간의 에너지가 넘치는 형태라고 할 수 있다. 이때는 증상의 정도도 비교적 빠르고 강하게 나타나는 편이다. 두 번째 유형은 자율신경계 중 '부교감신경의 기능 저하로 인해 상대적으로 교감신경이 항진된 형태'이다. 이 유형은 증상의 강도는 비교적 덜한 반면, 증상의 종류가 보다 다양하게 나타나는 편이며, 사소한 일에도 걱정을 많이 하고, 건강염려증 경향을 보이기도 한다. 심의 힘이 약한 상태이므로 순환이 잘되지 않아 부종이나 어지럼증, 소변의 문제가 동반되기도 한다.

이 환자의 경우에는 성향, 신체 증상을 고려하여 첫 번째 유형을 먼저 의심하여 황련제로 시작하였지만, 호전 속도가 느려, 호소 증상을 재검토하여 복령제로 전방해 투약했을 때 드라마틱한 반응 속도를 확인할 수 있었던 사례이다.

검사상 이상이 없다는 것은 검사로 확인될 수 있는 병은 아니라는 뜻이지, 몸이 건강한 상태라는 것을 보증하는 것은 아니다. 한의학은 보이지 않는 기능과 관련된 증상을 치료하는 데 강점을 가진다. 검사 장비로 확인되지 않지만 기능적으로는 문제가 나타날 수 있는데, 이에는 다양한 원인이 있다. 자율신경실조증이라는 하나의 서양의학적 진단명에도 한의학적인 원인으로 간기울결(肝氣鬱結), 심비양허(心脾兩虛), 심화항성(心火亢盛), 심신불교(心腎不交) 등 장부의 상호관계에 따라 다양하게 나타날 수 있다.

때문에 불편해하는 증상 외에 환자의 전신 상태를 고려하여 치료하는 원인별 맞춤의학인 한의학이 자율신경실조증에 강점을 보이는 것이다.

[치료 사례 9]
소화가 안 되고, 불안하고, 심장이 쿵쾅거려서 잠 못 자는 30대 남성

환자는 자신의 증상에 대한 불안이 상당히 심했다. 검사를 해도 이상은 없다는데, 몸에 여기저기 이상한 반응이 나타나, 원인도 모른 채 오랫동안 좋아지지 않고 있으니 '영원히 낫지 않으면 어쩌지?' 하는 불안감이 심해질 수밖에 없었다. 아침에 일어나면 특히 두근거림이 심했는데, 낮에도 시도 때도 없이 가슴이 두근거린다고 했다. 심장이 두근거리면 불안도 함께 느끼기 시작된다고 했다. 한 달 정도 타 한의원에서 한약을 복용하면서 조금 줄어들기는 했지만, 심할 때는 심장이 쿵쾅거려 잠을 못 잘 정도라고 한다. 호흡이 가빠지면서 숨도 차고, 가슴이 답답하고 불편하지만, 답답함보다는 두근거림이 훨씬 심하다고 했다. 간혹 뻐근한 가슴 통증도 나타난다고 한다. 평소 8시까지 깨지 않고 자는 편이었는데 요즘은 5, 6시가 되면 어김없이 깨서 더 이상 잠을 이루지 못한다고 했다. 악몽도 자주 꾸는 편이다. 잠 때문에 커피도 끊었다. 원래 소화에는 문제가 없어 무엇이던 잘 먹는 편이었는데 어느 순간부터 소화가 잘 되지 않아, 평소 먹던 양의 절반정도만 겨우 먹을 수 있었다. 또 식후에는 명치 아래가 더부룩해지고, 만지면 단단하면서 아프다고 했다. 이전에는 소화가 안 돼서 힘든 적이 거의 없었다.

주변에 코로나에 재감염되는 경우가 많았는데, 한 달 전부터는 코로나에 감염되지 않을까 하는 걱정을 많이 해왔다고 한다. 그러던 차에 편도선염에 걸려 열이 나고 앓아누웠던 적이 있었다. 이러다가 코로나로 죽는 것 아닌가 하고 걱정을 많이 했다고 한다. 이후 편도선염은 다 나았음에도 계속 가슴 두근거림 등의 신체 증상과 불안에 시달리고 있다고 했다. 뒷골이 당기고, 혈압도 높고 맥박수도 늘고, 빈맥이 있었다. 자다가 깨면 심장이 빨리 뛰는 느낌이 들면서 너무 불안하다. 평소에도 자주 어지럽고, 이유없이 짜증도 많이 난다. 오랫동안 두통이 있었으며, 손에 땀이 많이 나고, 이명도 들린다고 했다. 목에 무언가 걸려있는 느낌이 들면서 기침을 자주 하게 된다고 했다. 스트레스에 민감한 편인데, 최근에는 몸이 좋지 않은 것이 큰 스트레스 요인으로 작용하고 있으며 이 때문에 건강염려증이 심해진 것 같다고 한다.

호소하는 증상이 다양하고, 신체 전반에 걸쳐 있는 전형적인 자율신경실조증 환자라고 볼 수 있었다. 검사를 해도 이상은 없지만, 머리부터 여러 부위의 다양한 기능 이상을 호소하며 심리적으로 긴장되고 불안한 상태였다. 말이 빠르고 피부는 검은 편이었으며, 흉골이 약간 들린 체형의 양인(陽人)으로 판단되었다. 겁이 많은 편이면서 최근에는 쉽게 짜증이 나고 신경이 곤두서는 것을 느낀다고 한다. 자율신경계 검사상 교감신경이 항진된 상태였으며, 신체 활성도도 나이에 비해 떨어져 있고, 두뇌 기능상 자극에 대한 민감도는 증가되어 있는데, 감정을 이완시킬 수 있는 기능은 떨어져 있는 것으로 확인되었다. 이 때문에 정신적인 피로, 육체적 피로 모두 심한 상태로 평가되었다.

추위를 많이 타는 편이며, 오후만 되면 열이 목 뒤로 얼굴로 올라오고, 입이 자주 쓰다고 호소하며, 체형은 마른 편에 속했다.

외모와 말의 속도, 태도, 성정(性情), 타고난 본성)을 고려할 때 양인으로 판단하였고, 시호(柴胡)제 처방으로 시작하고 향기요법과 이완할 수 있는 호흡법을 연습하면서 침 치료를 병행하기로 했다.

치료 2주 경과

맥박이 분당 100회 이상으로 올라가서 불안하다고 한다. 한약을 복용하면서 다른 증상들은 대체로 편해지고 있는데, 두통과 두근거림이 계속 신경 쓰인다고 했다. 불안이 높은 환자의 경우 자신의 증상을 반복적으로 체크하는 경우가 많은데, 이는 조그마한 변화에도 민감하게 반응하게 만들어 오히려 불안감을 높이고 증상을 악화시키기 때문에, 스마트워치로 수면 상태나 심박수 등을 반복해서 체크하는 행동을 중단하도록 권했다.

치료 1개월 경과

두근거림을 비롯한 제반 증상들이 조금씩 개선되고 있음에도 불구하고 남은 증상에 대한 불안이 높았다.

치료 6주 경과

가슴 두근거림이 3일 전부터 많이 줄어서 30% 수준으로 감소했다. 잠은 조금 편해져서 잘 자는 날은 5~6시간 자고, 못 잘 때도 3~4시간은 자는 것 같다고 했다. 잠으로 인한 불편감은 처음의 60% 수준이라고 한다. 열감이 올라오더라도 체온을 재면 정상으로 나오고, 식욕도 조금 좋아졌으며 소화도 별 불편감 없이 괜찮다고 했다. 최근에 찌르듯이 나타나는 두통 때문에 일상생활에 지장이 있을 정도로 힘들었다고 하여 두통을 고려해 약재를 가감(加減, 처방에서 약재를 더하거나 빼는 행위)하였다.

치료 2개월 경과

가슴 두근거림은 누워 있을 때만 간혹 느껴지는 정도로 더 좋아졌다. 수면 상태도 점점 개선되어 중간에 깨지 않고도 푹 자는 편이라고 했다. 얼굴, 어깨 쪽으로 뜨거운 느낌이 들고, 가슴, 머리로 열이 몰리는 느낌은 아직까지는 있으며, 지난주부터는 소화가 이전만큼 편하지는 않다고 했다.

치료 3개월 경과

얼굴 쪽으로 열 오르는 느낌과 두통이 많이 좋아졌다. 매일 아프던 것이 3일에 한 번이나 일주일에 한 번 정도로 빈도가 줄었고, 강도도 많이 약해졌다.

치료 4개월 경과

아프기 전 몸 상태로 돌아온 것 같다고 했다. 약간 뒤통수가 띵하고 열감이 있을 때도 있지만 불안하거나 신경 쓰이지 않을 정도이며 견딜 만하다고 했다. 첫 내원 시에 비해 표정이 많이 편안해졌으며, 자신의 신체 반응에 대한 불안도 많이 줄어들었다. 얼마전부터는 복직해서 다시 일을 시작했다고 했다.

치료 5개월 경과

재검사 결과 지표들이 모두 안정적으로 자리 잡고 있음을 확인하고, 2개월 정도 안정적으로 유지될 때까지 건뇌단을 복용하면서 생활 관리 하도록 지도하고 치료를 종결했다.

[치료 사례 10]

심장초음파 심전도 CT MRI 검사를 받았지만 아무 이상 없는데, 가슴이 두근거리고 아프며, 배에 가스가 차고 어지럼과 두통이 심한 40대 남성

환자는 자율신경실조증이 의심된다며 내원했다. '안 아픈 데가 없는데 치료가 가능하나요?'라며 진료실에 앉자마자 자신의 증상을 쏟아냈다. 3년 전 직장생활을 시작하였는데, 직장생활에서 많은 스트레스를 받았다고 한다. 그러면서 하나둘 신체적인 불편감이 나타나기 시작했다.

처음에는 이유 없이 가슴이 두근거리고 아프기 시작했다. 혹시나 심장에 이상이 생겼나 해서 몇 번이고 종합병원 심장내과에서 심장초음파, 심전도 등의 검사를 받았지만 아무 이상이 없다는 얘기만 들었다고 했다. 이후에는 갑자기 소화가 안 되기 시작하더니 항상 배에 가스가 심하게 차는 증상이 나타났다고 한다. 혹시 소화기 계통에 암이라도 생겼나 걱정이 되어 내시경을 해보았지만 아무런 이상도 발견되지 않았다고 했다. 또한 어지럼증과 두통으로 CT, MRI를 몇 번씩 찍어본 적도 있었고, 심한 피로감으로 혈액검사 소변검사 등을 수 차례 받아봤지만 항상 검사 결과는 정상이라는 소견이었다고 했다.

그렇게 자신의 증상에 대해 찾아보던 중 자율신경실조증의 증상과 자신의 증상이 유사한 것을 확인하고 혹시 하는 마음에 내원하였다는 것이다. 자세 변화에 따른 혈압과 심박수 변화를 확인하고, 자율신경검사, 체열검사, 설문지검사, 뇌기능검사, 간이정신진단검사(SCL-90-R), 가속도맥파검사(APG), 심박변이도검사(HRV), 맥진 등을 통해 자율신경의 심한 불균형 상태를 확인하고 치료를 시작하면서, 카페인과 알코올을 삼가고, 충분한 수면 시간 확보, 건강한 식습관 유지, 명상을 권유하였다.

치료 1개월 경과

가장 불편했던 증상인 가슴이 두근거리고 아픈 것이 30% 정도 줄었으며, 특히 소화 안 되고 가스차는 증상은 현저히 개선되었다고 했다. 피로감이나 어지럼증, 두통은 처음과 비교해 큰 차이가 없었다.

치료 2개월 경과

소화기 증상은 거의 불편감이 없을 정도로 개선되었고, 두통과 어지럼증도 점점 좋아지고 있었다. 그러나 가슴이 두근거리는 증상이 50% 수준까지 줄었다가 최근에 다시 심해졌다고 했다. 원인을 파악해보니 녹차가 몸에 좋다고 녹차를 마시기 시작했는데 그 이후로 두근거림이 심해졌다 하였다. 녹차에 있는 카페인 성분이 두근거림을 악화시킬 수 있다고 설명을 하고 끊도록 지시하였다.

치료 3개월 경과

두근거림과 가슴 통증이 첫 내원 시의 30% 수준까지 개선되었고, 피로감도 많이 줄어들었다고 했다. 두통은 최근에는 거의 느끼지 못하였고, 어지럼증은 피곤하면 간혹 느껴지는 정도라고 했다.

치료 4개월 경과

처음 호소했던 증상들이 전혀 보이지 않아, 재검사를 하고 검사 결과 지표들이 안정이 되고 있음을 확인한 후 이후 1달간 더 치료를 하고 치료가 끝나더라도 당분간 좋은 생활습관을 유지해야 재발하지 않을 것이란 당부와 함께 치료를 종결하였다.

[치료 사례 11]
이별 후 짜증이 많아지고 쉽게 긴장되며 복통과 소화불량이 심해진 30대 여성

　환자는 결혼을 약속한 애인과 2년 전 헤어진 이후 큰 충격을 받고 몸에 여러 이상 증상들이 나타나기 시작했다고 했다. 이유 없이 짜증이 나고 화가 나며, 쉽게 긴장되고 예민해졌다고 한다. 소화도 잘 안되고 특히 배가 시도 때도 없이 쥐어짜듯이 아파 먹는 것도 제대로 먹지 못하다 보니 체중도 많이 빠졌다고 했다. 수면에도 이상이 생겨 수면제를 처방받아 복용하고 있었다.
　소화불량, 복부 팽만감, 복통으로 내시경을 여러 차례 받았지만 항상 이상 없다는 소견만 들었다고 한다. 내과 의사의 권유로 정신과 진료를 받고 신경 안정제와 수면제 항우울제를 수개월째 복용했지만 소화기 증상은 나아질 기미가 보이지 않고 있었다.
　위장치료를 위해 타 한의원에서 3개월간 한약을 복용하면서 치료를 했지만, 조금 나아지는 듯 하다가 더 이상 차도가 없어 지인의 소개로 본 한의원을 내원하게 되었다고 한다.
　여러 검사 결과와 문진, 진맥을 바탕으로 자율신경실조증으로 진단하였으며, 특히 소화불량과 복부 팽만감, 복통을 크게 호소하여 이를 먼저 개선시키는 것을 일차 목표로 삼아 치료를 시작하였다.

소화기의 문제가 있는 경우, 치료와 더불어 생활 습관 관리가 상당히 중요하다. 특히 음식 관리를 철저히 해야, 보다 빠르게 증상이 회복될 수 있다. 환자는 평소에 자주 배달 음식을 시켜 먹는 습관이 있었으며, 집에서는 과자, 라면 등 인스턴트 음식을 달고 살았다. 이에 인스턴트 음식 등의 가공식품과 배달 음식을 최대한 줄이라 권유하였으며, 밀가루 음식이나 자극적인 음식을 삼가라고 지도했다.

치료는 한약 처방과 더불어 자율신경조절에 도움되는 추나 요법, 약침, 침 치료를 병행하였고, 더불어 명상에 기반한 심리 상담도 진행하였다.

치료 1개월 경과

복부팽만감이 많이 개선되었고, 복통이 줄어들면서 식사량이 점점 늘기 시작했다. 인스턴트 음식은 끊었지만 밀가루 음식을 계속 먹고 있어 이를 끊으면서 치료해보자고 조언하였다.

치료 2개월 경과

쥐어짜는 듯한 복통은 거의 없어졌으며 식사량도 예전처럼 돌아왔다. 아픈 이후로 빠진 체중이 점점 회복되었으며, 치료 시작 전과 비교하면 3kg이 증량되었다. 또한 이유 없이 짜증이나 화가 나던 것이 많이 줄어들었다고 한다.

치료 3개월 경과

소화기 불편 증상은 없어졌으며 수면제 없이도 어느 정도는 잠을 잘 수 있는 상태가 되었다고 했다. 복용하던 신경안정제와 수면제, 항우울제는 절반으로 줄여서 경과를 살피기로 했다.

치료 5개월 경과

 신경안정제와 수면제 항우울제를 모두 끊을 수 있게 되었다. 검사를 통해 자율신경의 불균형이 정상적으로 개선된 것을 확인한 후 안정적인 상황이 유지되도록 건뇌단을 처방하고 치료를 종결하였다.

[치료 사례 12]
코로나 백신 접종 후, 과호흡과 어지럼증을 호소하는 10대 고교생

 환자는 고등학교 3학년 학생으로, 코로나 백신 1차 접종을 한 후 체육 시간과 수업 중 교실에서 과호흡 증상이 나타났으며 그 이후로 어지럼증이 지속적으로 반복되고 있었다. 그렇게 두세달 간 증상이 나타나 신경과에 내원하여 심장초음파, MRI 검사 등을 하였으나, 별다른 이상 소견은 발견되지 않아 멀미와 어지럼증을 완화시키는 약물을 처방받아 복용하는 중에 한의원에 내원하였다.
 가속도맥파검사(APG), 심박변이도검사(HRV), 뇌기능검사, 간이정신진단검사(SCL-90-R)를 진행하고 자세 변화에 따른 혈압과 심박수 변화를 확인하고 진료한 결과 가장 주된 증상은 어지럼증이었으며, 일반적인 어지럼증처럼 시야가 흔들리거나 하는 것이 아니라 머리가 항상 무겁고 머리에 추가 달려 있어 휘청거리는 느낌이라고 표현하였다. 이러한 어지럼증과 함께 잔잔한 두근거림, 이유 없는 불안함이 올라오고 있는 상태였다.
 어릴 때부터 예민하고 겁이 많았으며, 건강염려증이 심해서 어딘가 불편할 때 병원에서 진료 후 괜찮다는 이야기를 들어야만 안심하는 모습을 보여왔다고 한다. 고등학교 진학 후 완벽주의 성향으로 인해 심한 학업 스트레스가 있었고 최근 대학 원서를 준비하는 과정에서 과도한 스트레스를 받으면서 증상이 더 심해졌다고 했다.

  자율신경실조증의 가장 흔한 원인 중 하나인 과도한 스트레스에 의한 경우에 해당되었다. 자율신경실조증 환자들과 이야기를 나누어보면 엄청나게 큰 충격이나 버티기 힘든 스트레스에 의해서만 병이 생긴다고 생각하는 경우가 많다. 그러나 자율신경실조증은 큰 충격과 스트레스에 의해서 발생하는 경우도 있지만, 스트레스가 크지는 않았더라도 회복하는 시간을 갖지 못한 상태로 오랜 기간 스트레스와 긴장이 지속되는 경우에도 발생하게 된다.
  자율신경의 불균형을 해소하고 신체의 긴장을 이완시키면서, 호흡과 순환을 정상화시켜 부교감신경을 안정화시키는 한약 처방과 침 치료, 추나 치료를 병행하기로 했다.

치료 2개월 경과

  과호흡 증상은 한약을 복용한 이후에 한 번도 나타나지 않았고 어지럼증은 첫 내원 대비 50% 수준으로 감소하였다. 과제나 시험으로 잠을 잘 자지 못한 다음 날 어지럼증이 조금 심해지긴 하지만 잠시 눈을 감고 쉬면 금방 가라앉는다고 했다.

치료 5개월 경과

  어지럼증이 10~20% 수준으로 감소하였고 컨디션이 좋을 때는 거의 없는 수준으로까지 호전되었다. 어지럼증이 줄어들면서 이 증상과 상관없다고 생각하고 있었던 기저에 깔려 있던 두근거림과 불안함도 함께 소실되었다고 한다. 또한 긴장 상황에서 발생하던 신경성 복통과 과민성장증후군 증상도 함께 호전되었다고 했다.

치료 8개월 경과

현재는 불편한 증상이 거의 없어졌다고 했다. 최근에 수행평가로 밤을 새고 크게 긴장하는 상황이 있었음에도 여타 증상의 발현 없이 잘 넘겼고 결과도 아주 좋게 나왔다고 했다.

재검사 결과 모든 지표들이 안정되고 있음을 확인한 후 치료를 종결하기로 했다. 현재는 얼마 남지 않은 11월 수능시험을 무난하게 준비하고 있으며, 호전된 증상들도 악화되지 않고 잘 유지 중인 상태. 이 상태면 수능도 문제없을 것 같다고 이야기하며 감사하다는 말을 여러 번 하였다.

[치료 사례 13]
소화가 잘되지 않아 늘 더부룩하고, 조금만 긴장하면 화장실을 가야 하는 40대 남성

환자는 직장생활을 하면서 만성적인 소화불량에 시달려 왔다고 했다. 어릴 때부터 소화가 잘되지는 않았지만, 직장생활을 하면서부터는 조금만 과식했다 싶으면 어김없이 소화 불량, 복부 팽만감, 속쓰림이 나타나 힘들었다고 했다.

최근에는 승진시험을 앞두고 증상이 너무 심해져서 밥 먹는 일이 부담스러울 정도였다. 승진에서 누락되는 상상을 하면 배탈이 나고 화장실을 가게 된다고 했다.

물만 먹어도 체하는 것 같아서, 한약을 먹으면 소화가 더 안 되진 않을까 걱정하는 모습을 보였으며, 첩약 대신 시험 때까지 먹을 공진단을 원하였으나 근본적인 치료를 제안하고 설득하여, 한약 치료를 시작하기로 했다.

복진 상 심하비(心下痞) 증상이 강하게 나타나고 복부 긴장이 상당히 강하게 느껴졌다.

치료 2주 경과

약만 먹으면 쓴 물이 너무 올라오고 토할 것 같다며 그만 치료하고 싶다고 하였다. 치료를 하다 보면 이런 경우가 종종 발생하는데, 가장 난감한 상황 중 하나이다. 환자에게 필요한, 정확한 치료를 한다 한들, 환자의 몸이 그 치료를 받아들일 수 없는 상태라면 시도를 해 볼 수가 없게 되는 것이다. 우선 비위의 기운을 북돋울 수 있는 먹기 편한 처방으로 재처방하는 것이 낫다고 판단하여 다시 설득하여 추가 처방을 하였다.

치료 1개월 경과

증상에는 아직 별다른 변화는 없지만, 그래도 약을 먹을 수는 있다고 하였다. 약효가 발휘될 수 있는 몸 상태를 만드는 것이 1차적인 목표이니, 우선 그 상태를 만들고 다시 원래의 치료를 해 보자고 제안했다.

치료 2개월 경과

승진시험에서 좋지 않은 결과가 있었다고 했다. 그럼에 불구하고 소화 불량과 복부 팽만감이 크게 올라오거나 하지 않았고, 많이 좋아진 느낌이라고 했다. 치료를 계속 이어가기로 하였고, 본격적으로 담음을 다스리는 처방을 사용하기로 했다.

치료 3개월 경과

종합검진 위내시경 검사 결과 역류성 식도염이 심한 상태로 식도, 괄약근에 문제가 있다는 진단을 받았다고 했다. 그곳에서 처방받은 양약을 병행하고 싶다고 하여, 시간 차이를 두고 양약을 드시라고 복용법을 설명했다.

치료 4개월 경과

소화 기능이 많이 좋아져서, 과식만 하지 않으면 더이상 크게 불편하다고 느껴지지 않는다고 한다. 현재는 병원에서 건강검진 후 처방받은 양약은 복용하고 있지 않다고 했다. 과민성 대장 증후군 증상에 대해 체크하였는데, 최근에는 이 증상을 의식한 적이 없었던 것 같다며 신기해했다. 스트레스를 받거나 긴장하는 상황에서의 심리적 압박감이 많이 줄어든 느낌이 든다고 했다. 복진과 맥진 상 모두 정상에 가까워진 상황이라 마무리 목적으로 한 달분을 더 처방하고 치료를 종결하였다.

[치료 사례 14]
지속적인 소화불량과 소화가 안 될 때마다 등 통증, 무기력감을 호소하는 50대 여성

환자는 2년 전 위염 증상으로 내과 약을 복용하던 중에 위내시경 검사상 위에 혹이 있다는 말을 듣고 불안감이 심해졌다. 불안감이 심해지면서 얼굴 쪽으로 열이 오르기 시작했고 조금만 먹어도 배부르고 소화가 안 되는 느낌이 계속되고 있었다. 소화가 안 되면서부터 등 통증과 무기력감도 함께 나타나기 시작했다고 한다.

자율신경계 균형이 깨지게 되면 전신적으로 다양한 증상이 나타날 수 있다. 대부분의 자율신경실조증 환자들이 호소하는 증상 중 대표적인 것이 바로 불안감, 우울감의 감정 증상과 소화 불량과 통증 등의 신체 증상이다. 이 환자 역시 이유 없는 불안감을 호소하면서 지속적인 소화불량과 소화가 안 될 때마다 느껴지는 등 통증, 무기력감으로 힘들어하고 있었다.

자세 변화에 따른 혈압과 심박수 변화를 확인하고, 가속도맥파검사(APG), 심박변이도검사(HRV), 뇌기능검사, 간이정신진단검사(SCL-90-R)와 문진과 진맥 후 자율신경실조증으로 진단하였으며 한약 복용, 침 치료, 추나 치료를 진행하였다.

치료 2개월 경과

소화가 되지 않는 느낌과 등 통증이 50% 정도 감소하였다고 했다. 열 오름은 아직 느껴지지만, 확실히 덜한 느낌이 들고 불안감과 무기력감도 처음과 비교해 30% 정도는 감소된 것 같다고 했다.

치료 4개월 경과

이제는 음식을 먹었을 때 느껴지는 소화불량과 등 통증은 전혀 나타나지 않고 있다고 했다. 무엇보다 식욕이 좋아져 먹는 양이 늘었다. 잘 먹을 수 있게 되니 먹는 즐거움도 느껴지고 체력도 좋아지는 것 같아 요즘 살맛 난다고 했다.

치료 6개월 경과

여러 증상들이 안정되면서 이유 없이 느껴지는 불안감이나 무기력감, 우울감도 많이 줄어들어서 이제는 거의 느껴지지 않는다고 했다. 일상생활에서도 감정 기복이 줄어들면서 예전보다 짜증도 줄고 화가 덜 난다고 했다. 당분간 음주나 카페인 섭취를 최소화하고 꼭꼭 씹어먹기, 야식 제한 등 건강한 식습관을 당부하고 안정적인 상황 유지를 위해 건뇌단을 처방하고 치료를 종결하였다.

인간의 감정이라는 것은 신체와 따로 분리되어 존재하는 것이 아니다. 자율신경계는 전신의 장기들의 작용을 조절하는 역할을 하기에 자율신경이 안정되어감에 따라 소화, 수면, 대변, 체온 등의 인체의 전반적인 건강 상태 역시도 좋아지게 된다.

또한 부교감신경이 안정되고 교감신경 항진 상태가 정상화되면서 이유 없이 느껴지는 불안감이나 무기력감, 우울감도 좋아지지만, 무엇보다 일상생활에서의 감정 기복이 줄어들어 예전보다 짜증이 줄고 화가 덜 난다는 이야기를 환자들에게 많이 듣게 된다.

자율신경실조증의 치료 목표는 몸과 마음 모두를 건강하게 하는 데에 있다. 때문에 자율신경실조증을 치료함에 있어, 밖으로 드러나는 증상들의 억제에만 초점을 맞추는 것은 제대로 된 치료라고 할 수 없다.

[치료 사례 15]
남편과 시댁 스트레스로 불면증과 화병이 있었고, 어지럼증과 구역감이 심했던 50대 여성

환자는 두통, 수면장애, 소화불량이 있으며, 어지럽고, 메스껍고, 자주 두근거리며, 가슴이 답답하고 숨이 차서 정상적인 생활이 안 될 정도라고 호소했다. 기왕력으로 불안증, 공황장애, 우울증, 불면, 화병을 가지고 있었다. 신체 증상은 5년 전부터 늘 있었는데, 한 달 전부터는 어지러움, 구토, 구역감이 심해졌고, 이러다 잘못될 것 같은 생각이 든다고 했다.
  자궁에 문제가 있어 진행해오던 추적 관찰 검사가 최근에 끝났다고 했다. 별다른 이상소견은 없었지만 어딘가 느낌이 좋지 않으면 걱정과 불안이 올라오면서 몸 컨디션이 나빠진다고 했다. 잠들기 전에 가슴이 두근거리며 답답해지고 수면제를 먹지 않으면 전혀 잠을 잘 수가 없어 항우울제, 항불안제, 졸피뎀을 복용한 지 2년이 다 되어 간다고 했다. 이러한 증상이 시작된 시점을 살펴보니, 시댁과의 마찰과 남편으로 인한 스트레스가 쌓이기 시작한 무렵부터였다.
  가속도맥파검사(APG), 심박변이도검사(HRV), 간이정신진단검사(SCL-90-R), 뇌기능검사를 하고 자세 변화에 따른 혈압과 심박수 변화를 확인한 후 초진 진료 본 다음 자율신경실조증으로 판단하고 한약 치료를 시작하였다.

치료 1개월 경과
  전반적인 증상이 80% 수준으로 줄었다. 어지러움, 두통, 소화불량이 조금씩 좋아지고 있는 것을 느낀다고 했다. 잠들기는 수월해졌는데 아

침에 멍한 느낌이 심해서 수면제를 절반으로 줄여 한약과 시간 차를 두고 복용하기로 했다.

치료 2개월 경과

남편으로 인한 스트레스가 심한 날에는 가슴 두근거림, 답답함, 소화불량과 구역감이 거의 치료 전 수준까지 올라간다고 했다. 최근 신경 쓸 일이 많아지면서 육체적, 정신적으로 힘든 상황이었다. 처음보다는 좋아지고 있는데 가끔 증상이 처음 수준만큼 심하게 느껴질 때가 있다고 했다. 별다른 자극이 없을 때는 증상들이 첫 내원 시의 50% 이하로 약하게 나타나고 있으며, 수면제를 절반으로 줄였음에도 수면은 계속 안정적이었다. 자다가 일어나서 멍하게 앉아 있거나, 거실을 돌아다니는 졸피뎀의 흔한 부작용으로 보고된 증상이 나타난 적이 있어 이번 진료 이후부터 끊기로 했다.

치료 3개월 경과

남편과 크게 싸운 일이 있었는데, 이번에는 이전처럼 그냥 당하고만 있지 않고, 할 말을 다 했다고 했다. 남편이 당황하는 모습을 보였고 지금도 본인의 눈치를 보는 상황이라고 했다. 할 말을 하니, 그래도 살 것 같다고 말한다. 미리 당겨서 걱정하는 예기불안은 30~40% 수준으로 줄었고, 어지럼증과 구역감 등 다른 신체 증상들도 많이 줄었다. 무엇보다 이제는 뭐라도 먹을 수 있게 되어 좋다고 했다. 졸피뎀을 끊었을 때, 첫 2주는 잠들기가 어려웠는데 점점 안정이 되어 지금은 수면에 문제가 없다고 했다.

치료 4개월 경과

간헐적으로 우울감이 느껴질 때가 있고, 두통, 어지러움이 잔잔하게 느껴진다고 했다. 소화에는 문제가 없는데, 입맛은 좋지는 않다고 했다. 항우울제를 빼먹는 날이 있었는데, 별다른 문제 상황은 없었다고 한다.

치료 5개월 경과

불안감과 우울감이 많이 줄어들어서, 항불안제는 절반으로 줄여서 복용 중이고, 항우울제는 3일에 1번 정도 먹고 있다고 했다.

치료 6개월 경과

항불안제는 1/4로 줄였고, 항우울제는 절반으로 줄여서 3일에 1번 먹고 있다고 한다. 수면 상황이 좋지 않은 날이 간혹 있지만, 졸피뎀을 다시 먹고 싶진 않다고 했다. 정신과 약을 줄이면서 부기가 많이 빠지고 체중도 5kg가 줄었다. 정신과 약을 줄여서인지 정신상태가 맑아진 느낌이라 했다.

치료 7개월 경과

항불안제도 며칠 전부터는 먹고 있지 않다고 했다. 우울감이 지난 진료보다 약간 높아진 기간이 있었지만, 항우울제는 한 달 동안 5번 정도만 복용했다고 했다. 구역감이나 어지럼증, 소화불량 등 신체 증상은 거의 없는 수준이지만, 간혹 과로하거나 스트레스가 심하면 느껴지기는 한다고 했다. 하지만 옛날처럼 증상이 있더라도 거기에 지나치게 집착하지는 않고 흘려보내게 된다고 했다.

치료 8개월 경과

많이 힘들 때만 항우울제를 간헐적으로 복용하고 있었다. 복용 중이었던 용량 자체가 최소 용량이었기 때문에, 약물을 복용하는 것만으로도 안심이 되는 플라시보 효과처럼 느껴진다. 신체 증상은 간혹 약하게 느껴질 때가 있기는 하지만 별문제는 없었다고 한다. 수면은 평균적으로 안정적이고 간혹 못 잘 때도 있지만 문제 될 정도는 아니라고 했다. 식욕이 예전보다 좋아졌고 소화 상태도 좋아졌다. 재검사를 하고 검사 지표들이 안정적인 것을 확인하고 마무리 단계로 들어갔다.

치료 9개월 경과

항우울제도 끊었다. 몸이 가볍고 정신이 맑고 마음의 걱정을 많이 내려놓게 되었다는 점이 너무 좋다고 했다. 간혹 신체적 정신적으로 불편할 때가 있지만, 그러려니 넘기게 된다고 한다. 가끔 혼자서 이겨내기 어려울 때 내원해서 상담하기로 하고 치료를 종결하였다.

[치료 사례 16]
소화장애와 어지럼증을 호소하며 긴장과 불안이 심한 20대 중반 남성

환자는 어릴 때부터 작은 일에도 긴장을 잘하는 편이긴 했지만, 취업 후 회사 생활을 하면서 긴장을 더 많이 하게 되었다고 했다. 업무지시를 받으면 머리가 하얗게 되면서 멍해지고 아무 생각이 나지 않는 순간들이 많다고 호소했다. 머리로는 긴장하지 않아도 되는 일이라는 걸 알면서도 생각처럼 편하게 있는 것이 어렵다고 했다. 그리고 음식을 먹기만 하면 명치 아래가 체한 듯이 답답하고 아침만 되면 메스꺼움과 함께 어지럼증이 같이 나타났다. 위장에 문제가 있나 싶어 위내시경 검사도 받았으나 위에는 아무런 문제가 없다는 말을 들었다고 한다.

  대변은 거의 매일 설사처럼 묽게 보고 있으며, 작년에 과민성 대장증후군 진단을 받기도 했었다. 소화가 안 되고 더부룩하며, 입맛도 없어서 잘 먹지 못하다 보니 최근 2주 정도 사이 몸무게도 5kg이나 빠졌다. 초진 일주일 전부터는 몸이 화끈거리고 팔과 종아리 쪽에 저림도 함께 느껴진다고 했다. 몸에 무슨 문제가 생긴 것은 분명한데 병명을 알 수 없으니 그 부분이 더욱 힘들다고 호소했다. 자신의 증상을 검색해보면 비슷한 증상을 나타내는 모든 병들이 자신의 증상 같아서 건강에 대한 걱정이 꼬리에 꼬리를 물고 나타나고 불안한 생각이 계속해서 든다고 했다. 그럴 때마다 심장도 빨리 뛴다고 한다.

  자세 변화에 따른 혈압과 심박수 변화를 확인한 후, 가속도맥파검사(APG), 심박변이도검사(HRV), 뇌기능검사, 간이정신진단검사(SCL-90-R)를 진행하였는데, 불안 지표가 상당히 높았다. 심비불화(心脾不和)로 변증하고 한약을 처방했다.

치료 1개월 경과

  대변을 매일 묽게 보았는데, 일주일에 3일로 횟수가 줄어 들었다. 아침에 일어났을 때 메스꺼움은 70% 수준으로 줄었으나 조금이라도 평소보다 많이 먹었다고 생각되는 날에는 더부룩해지고 식은땀도 난다고 했다. 식단일지를 써서 평소 먹는 식사 패턴을 확인해보기로 했다. 직업상 3교대 근무로 평소 수면 시간이 일정하지 않은 것도 자율신경기능 이상에 영향을 줄 수 있음을 설명하고 잠을 잘 때 숙면을 취할 수 있도록 암막 커튼을 사용해 빛이 완전히 차단되도록 하고, 자기 전 미디어 사용을 자제하도록 권유했다.

치료 2개월 경과

메스꺼움이 첫 내원 시의 40% 수준으로 줄면서 식욕도 돌고 먹는 양이 늘어나고 있다고 한다. 몸이 화끈거리거나 심장이 빨리 뛰는 것은 거의 없어졌고 팔다리 저림 증상도 40% 수준으로 줄었다. 하지만 일을 하다 보면 자신도 모르게 어깨에 힘이 잔뜩 들어가고 긴장되는 것은 비슷하다고 했다. 몸에 힘이 들어가 긴장이 될 때는 복식호흡으로 이완시킬 것을 권유했으며, 평소에도 명상을 습관화하도록 강조했다. 근육 긴장을 이완할 수 있도록 약재를 가감하여 추가 처방하였다.

치료 3개월 경과

위장 불편함도 거의 없었고 열감이 나타난 적도 없었다. 날이 덥거나 땀을 많이 흘리고 나면 피곤함과 함께 몸 컨디션이 나빠지는 느낌이 살짝 든다고 했다.

치료 4개월 경과

불편감이 한 달 동안 한 번도 없었다. 식사도 잘하고 있고 아침에 일어나서도 이전처럼 메스꺼움이 없었으며 컨디션이 계속 좋았다고 했다. 근력 운동을 병행하면서 체력도 꾸준히 높이려고 한다고 했다. 몸에 힘이 많이 생겨서 사람들을 만나거나 일할 때도 예전보다 긴장도 덜 되고 자신감이 생긴 것 같다며 좋아했다. 재검사 결과 지표들이 호전되

없음을 확인하고, 현재의 건강한 생활 습관을 잘 유지하기 위해 명상과 복식호흡을 계속 하기를 당부하면서, 재발률을 낮추기 위한 건뇌단 2개월분 처방하고 치료를 종결하였다.

[치료 사례 17]
수시로 나타나는 상열감과 두통, 어지럼증으로 공부에 집중하기 힘들어하는 10대 여고생

  환자는 올해 고등학교 3학년인 여학생으로 최근 수시로 나타나는 이유 없는 상열감과 함께, 머리가 아찔해지면서 어지러워지고 저릿한 느낌과 두통이 심해져 공부하기가 어려울 정도라고 했다. 증상이 가라앉아 공부를 하더라도 집중력이 떨어져 10분 이상 집중하기가 힘들다고 한다. 공부한 내용도 금방 잊어버리고, 내용을 이해하려면 같은 부분을 몇 번씩 읽어야 겨우 이해가 된다고 우울해했다. 뇌 CT, MRI, MRA 모두 찍어보았지만, 별다른 이상은 없었다. 두통이 심할 때마다 진통제를 먹으면서 버티고 있었는데, 진통제를 복용하더라도 통증이 잠시 덜한 듯하다가 이내 다시 심해지고, 속도 메스꺼워진다고 호소했다. 다른 친구들은 다들 열심히 공부를 하고 있는데 혼자서만 공부를 못하고 있는 것 같아 초조하고 불안한 마음이 계속 든다고 했다. 요즘은 잠들기도 어렵고 아침에 일어나는 것도 힘들며, 아침마다 온몸의 근육이 뻣뻣하게 굳으면서 아픈 느낌도 있다고 했다. 그리고 대변은 매일 한 번 정상적으로 보았었는데 이런 증상이 생기고 나서부터는 음식을 먹기만 하면 바로 화장실로 뛰어가서 설사를 하게 된다며 불편감을 호소했다.

이 학생은 학업 스트레스 증가와 함께 두통과 어지러움이 시작되었으며, 상체에서부터 얼굴까지 명확한 상열감을 호소하고 있었다. 뇌기능검사, 간이정신진단검사(SCL-90-R), 가속도맥파검사(APG), 심박변이도검사(HRV), 자세 변화에 따른 혈압과 심박수 변화와 문진 결과를 종합해 본 결과 과도한 스트레스로 인한 심화상염(心火上炎)으로 두통과 어지럼증이 발생하였기에 그에 따른 한약 처방으로 청열해울(淸熱解鬱)하면서 무너진 인체 내 균형을 회복할 수 있도록 하고, 침 치료, 추나 치료도 함께 병행하기로 했다.

치료 1개월 경과

식후 불편감이 줄었다. 열감도 조금 덜해지면서 공부에 집중할 수 있는 시간이 늘었다. 하지만 다시 증상이 심해질까 봐 불안한 마음이 크다고 했다.

치료 3개월 경과

머리의 열감이 첫 내원 시의 30% 수준으로 많이 줄면서 두통도 50% 이하로 줄어들었다. 식후의 메슥거림이나 불편감은 덜 하지만 밥을 먹으면 졸린 느낌이 약하게 들어서 신경이 쓰인다고 했다. 위장의 기능을 높일 수 있는 약재를 증량하여 추가 처방하였다.

치료 4개월 경과

식후 졸림 증상도 거의 사라졌고, 메스꺼운 것도 나타나지 않는다고 했다. 공부할 때도 상열감이나 두통이 없어서 훨씬 집중이 잘된다고 했다. 최근에 본 모의고사 성적도 잘 나와서 시험에 대한 두려움도 줄고,

편안한 마음이 든다고 했다. 재검사 결과 지표도 안정이 되고 있으며, 불편한 증상이 거의 없어 시험공부에 도움이 되는 공진단을 처방하고 치료를 종결하였다. 다만, 수능시험 전까지는 한 달에 한 번 정도 내원해서 증상이 안정적으로 유지되는지 살펴보기로 하였다.

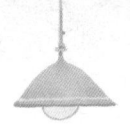

자주 하는 자율신경실조증 질문

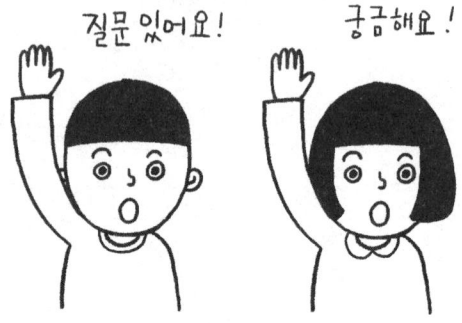

Q1. 자율신경계 문제가 있으면 어떤 증상들이 보이나요?

 자율신경계는 인간이 살아가는 데 필요한 생체활동 전반을 담당하고 자율적으로 기능하는 신경계를 말한다. 인체는 기본적으로 항상성을 유지해야 하는데, 자율신경계는 우리의 의지와 상관없이 자율적으로 내외부의 환경에 반응하여 내분비계와 함께 신체의 환경 유지에 필요한 조절 기능을 하게 된다.
 때문에 담당하고 있는 범위가 아주 넓은데, 인체의 기본적인 기능에 속하는 호흡, 체온조절, 심장과 혈관의 혈압 조절, 땀이나 침, 소화액 분비, 대소변, 수면, 소화 기능, 동공의 확대 수축, 근육의 수축이나 이완 등이 자율신경의 기능으로 조절된다.
 자율신경은 교감신경과 부교감신경으로 구분되는데, 교감신경은 심장을 빨리 뛰게 하고, 기관지를 넓히고, 동공을 확대시킨다. 간과 쓸개에서는 글리코겐의 분해를 촉진시키고 방광을 이완시키는 작용 등을 한다.

반대로 부교감신경은 교감신경에 대한 길항작용, 그러니까 반대 방향의 작용을 하게 되는데 심장 박동을 억제하고, 기관지를 축소시키고, 동공을 축소시키는 등의 작용을 한다.

교감신경을 간략하게 표현하자면, 불안, 위험 등에 대처할 수 있도록 신체 환경을 변화시키는 가속 페달 역할을 하는 것이고, 부교감신경은 교감신경의 작용에 대한 브레이크 역할을 하는 것이다.

자율신경실조증이란, 내외부의 다양한 원인에 의해 이러한 교감신경·부교감신경의 균형과 신체의 균형이 깨지면서 나타나는 신체의 병리적 반응이라 할 수 있다.

그런데, 자율신경의 기능 범위가 매우 넓기 때문에 자율신경계 기능 이상으로 발생하는 질병 또한 많을 수밖에 없다. 수면장애, 소화기능 장애, 변비나 설사, 과민성 대장질환, 과민성 방광, 입 마름, 땀이 나지 않는 무한증(無汗症), 반대로 땀이 너무 많이 나는 다한증, 한여름에 추위를 느끼거나 한겨울에 더위를 느끼는 체온조절 문제, 수족냉증, 안면홍조를 비롯해 혈압이나 근육 문제로 인한 두통, 원인 불명의 신체 통증, 불안감, 두근거림, 답답함, 어지러움, 근무력감 등 검사나 상담을 통해 다른 질환으로 잘 설명되지 않는 증상들 중 상당수가 자율신경 기능 이상으로 발현될 수 있는 증상들이다.

Q2. 제가 겪고 있는 어떠한 증상들이 자율신경실조증인가요?

자율신경계는 신체기능 전반에 관여하기 때문에 자율신경실조증으로 인해 나타날 수 있는 증상은 다양하다. 대표적인 증상들을 소개하면 다음과 같다.

- 식욕이 저하된다
- 소화가 잘 되지 않는다
- 심장이 두근거린다
- 수족냉증이 있으며, 손발이 잘 붓는다
- 상열감이 느껴지고 얼굴이 화끈거린다
- 소변 때문에 잠을 푹 못 잔다
- 어지럼증과 두통이 자주 나타난다
- 만성적인 변비가 있다
- 과민성 대장 증후군이 있다
- 식은땀이 자주 난다
- 항시 불안하고 긴장된다

위의 증상들 중 3가지 이상의 증상이 반복해서 나타나고 있다면 자율신경실조증을 의심해 볼 수 있으며, 병원을 찾아 필요한 진찰을 받아 보는 것이 필요하다.

자율신경실조증으로 내원하시는 분들이 가장 높은 빈도로 호소하는 증상군은 가슴 두근거림, 답답함 등의 흉부 증상과 소화불량, 식욕 저하, 변비, 설사 등의 소화기 증상이다. 또한 두통 어지럼증 등의 증상을 호소하는 경우도 많다.

가슴 두근거림, 답답함의 증상을 반드시 자율신경실조증으로 인한 것이라 단언할 수는 없다. 심혈관계 등의 이상으로 나타나기도 하므로, 우선은 심장내과 진료를 통해 심혈관계 문제 여부를 확인해보는 것이 필요하다.

식욕 저하, 변비, 설사 등도 위 대장 내시경을 통해 실제 소화기에 기질적인 문제가 있는지 먼저 확인해보아야 한다. 만약, 기질적인 문제가 없다면 자율신경실조증으로 인한 증상일 가능성이 높아진다.

두통 및 어지럼증의 증상이 있다면 뇌의 기질적인 문제를 의심해 볼 수 있다. MRI, CT 등을 통해 뇌의 기질적인 문제가 배제된다면 자율신경실조증에 의한 것인지 점검하고 관련 치료를 받는 것이 필요하다.

Q3. 자율신경실조증이 있으면 짜증이 많아지고 감정적으로 예민해지나요? 스스로 조절할 수는 없나요?

자율신경에 이상이 생기면 소화가 잘되지 않고 심장이 두근거리며, 손발 차가움, 상열감, 어지럼증과 두통, 수면장애 등과 같은 전신에 여러 가지 문제가 나타나게 된다. 그 과정에서 감정적으로도 초조해지고 불안한 감정이 지속되면서 짜증이 많아지고, 한 가지 일에 집중하기가 힘들어지며, 자신의 감정을 조절하기 힘들어지기도 한다. 따라서 자율신경실조증을 방치하게 되면 일상생활과 관련한 대부분의 활동에 영향을 주게 되며, 이에 따라 삶의 질 또한 저하되기 쉽다.

자율신경계는 교감신경과 부교감신경이 서로 길항적으로 작동하며,

우리의 생명을 유지해나갈 수 있도록 순환, 소화, 호흡, 생식, 체온, 대사, 분비 등에 있어서 항상성을 유지하기 위한 역할을 한다. 이러한 자율신경계의 작동은 의지와 상관없이 이루어지기에 본인의 의지로 조절할 수는 없는 것이다.

Q4. 너무 힘들어서 검사를 했는데, 정상으로 나오니까 더 불안해져요.

신경정신과 한의원에 찾아오시는 분들은 대학병원까지 가서 검사를 하고 원인을 찾을 수 없다는 말을 듣고 방문하는 경우가 많다. 특히, 자율신경실조증은 기질적인 문제가 아니라, 기능을 조절하는 신경계의 기능적인 문제이기 때문에 검사상 이상을 찾는 것이 쉽지 않다.

이는 자율신경이라는 신경계의 특성 때문인데, 자율신경계는 소화기, 심장, 대장 등의 내장기 작용을 나의 의지와는 상관없이 조절하는 신경계이다.

예를 들어, 음식물을 섭취하는 상황에서는 내가 의지를 가지고 의식하지 않아도, 알아서 소화기에서의 소화액 분비, 소화기 근육 활동 등이 진행되고, 음식물 소화에 최적화된 상태가 조성되는데, 바로 이렇게 의지와 무관하게 작동하는 것이 자율신경이 하는 역할이다.

교감신경은 인체가 스트레스를 받거나 위험에 처했을 때 최대한 효율적인 대응을 할 수 있도록 인체의 에너지 대사를 활성화시키고 신체를 긴장시키게 된다. 이와 반대로 부교감신경은 잠을 자거나 집에서 휴식을 취할 때 우리 몸이 피로를 회복하고 숙면을 취할 수 있도록 인체를 이완시키게 된다.

　이처럼 자율신경계는 심장, 폐, 대장처럼 인체의 한 부분에 위치하여 고유의 한가지 기능만을 담당하는 것이 아니라, 내가 처한 상황에 따라 인체 여러 기관들의 기능을 종합적으로 조절하는 기능을 한다. 그렇기 때문에 자율신경의 균형이 무너졌을 때 나타나는 증상 역시 너무나 다양하게 나타날 수 있으며, 그 증상 양상 역시도 환자들마다 다르게 나타날 수 있다.

　이처럼 다양하게 증상이 나타나다 보니, 환자들은 저마다 제일 불편하게 느끼는 증상에 초점을 맞출 수밖에 없고 증상이 나타나는 부위의 검사들을 시행하게 된다. 심장 두근거림이 심한 환자는 심장초음파나 심전도검사를 시행하고 소화가 불편한 환자는 내시경을 받아보려고 한다. 두통과 어지럼증이 심한 환자는 뇌 CT나 MRI 검사에 매달린다.

　심전도검사, X-RAY, CT, MRI, 내시경 등의 검사들은 신체 조직의 기질적, 구조적 문제를 알 수 있는 검사 방법이다. 그렇기에 지속적인 스트레스와 과로 등이 누적되어 발생한 자율신경의 문제는 이러한 신체 조직의 문제들을 확인하는 검사 방법들로는 발견하기 어려운 것이다.

　자율신경실조증 환자들은 겉으로는 아무런 문제 없이 멀쩡해 보이는 경우가 많다. 건장한 남성들의 경우는 본인이 아프다고 하면 다른 사람들이 믿지 않아서 더 힘들다고 한다. 또, 신경정신과적인 문제다 보니, 주변에 말하기가 꺼려진다고 말한다. 그래서인지 뒤늦게 자율신경실조증이라는 것을 인지하고 치료를 받는 환자들이 해마다 늘고 있는 추세다. 의심 증상이 나타났을 때는 홀로 고민하며 외로워하지 말고 적극적으로 점검받고, 치료받는 것이 빠르게 증상에 벗어나는 첫 걸음임을 명심해야 한다.

Q5. 다른 검사를 받아볼 필요는 없을까요?

본인에게 나타난 힘든 상황이 단순히 자율신경실조증이라고 하면 왠지 서운한 마음마저 들고, 더 큰 병이 있지만 찾아내지 못했다고 생각해 여전히 증상에 대해 불안해하며 더 큰 병원을 찾아 전전하는 경우가 많다.

이러한 경우에는 원하는 검사를 해보는 것도 하나의 방법이 될 수 있다. 할 수 있는 모든 검사를 통해 본인이 걱정하는 것만큼 큰 병은 아니라는 사실을 확인하는 것만으로도 일단은 심적으로 안심이 될 수 있기 때문이다.

자율신경 기능 이상을 유발하는 요인에는 불안, 스트레스 등의 심리적 요인이 많은 부분을 차지한다. 불안은 상황을 정확하게 알 수 없을 때 주로 발생하며 스스로 최악의 상황을 상상하면서 빠져들게 된다. 자율신경 기능 이상으로 이미 몸이 좋지 않은 상황에서는 부정적인 생각이 몸 상태를 더욱 악화시킬 수밖에 없다. 이러한 이유로, 검사를 통해 내가 알 수 없는 불안한 상황을 정확히 확인하여 불안을 해소하는 것이 치료에 도움이 되기 때문에 필요한 검사를 시행하는 것은 치료 초기, 나쁘지 않은 방법이라 할 수 있다.

다만, 그 이상의 자세한 검사가 없을 정도로 정밀하게 검사를 받았다면, 이후에는 결과를 사실 그대로 받아들이는 자세 또한 필요할 것이다. 그마저도 믿지 않는다면 불안은 더욱 가중될 것이고 더 이상의 자세한 검사가 이루어질 수 없다 보니 자신의 건강에 대한 불안은 갈수록 가중되어 가면서, 이 때문에 증상은 더욱 악화되고 이 병원, 저 병원을 전전하다가 적절한 치료시기를 놓치게 될 수도 있기 때문이다.

Q6. 과거에도 자율신경실조증이 있었을 텐데, 왜 점점 더 많아지는 건가요? 생활 속에서 관리할 수는 없나요?

현대를 살아가는 사람들은 과거 노동집약적이었던 사회 활동에 비해 훨씬 더 높은 강도의 감정 노동에 시달리고 있다.

여기에 신체활동은 줄어들고 불규칙적인 생활이 더해지면서, 인체는 휴식 없이 불안과 긴장 상태에 노출되며 이것이 오랜 기간 누적되면서 뇌신경계의 흥분도가 만성적으로 높아지게 된다. 이 때문에 교감신경계와 부교감신경계의 기능적 불균형과 이탈이 생기기 시작하는데, 극심한 스트레스와 긴장 상태가 장기간 지속되면서 자율신경계가 조절할 수 있는 한계를 넘어서게 되고 신체적 정신적 이상 증상이 나타나게 되는 것이다. 아무리 건강한 상태를 유지했던 사람이더라도 높은 강도의 스트레스나 무리한 환경에 장기간 노출되면 자율신경실조증은 누구에게나 나타날 수 있는 것이다.

불규칙하고 늦은 취침, 카페인 과다섭취, 스마트폰 컴퓨터 TV의 오랜 노출도 인체의 정상적인 흐름을 방해해 자율신경실조를 악화시킬 수 있는 요인으로 작용한다.

또한, 다른 질환으로 인해 2차적으로 자율신경실조증이 유발되기도 한다. 당뇨병으로 인한 말초신경병증, 파킨슨 증후군과 같은 신경계 질환, 불안장애나 공황장애, 불면증과 같은 정신과 질환이나 알코올 의존증 및 가족력, 유전과도 무관하지는 않다.

이러한 다양한 원인으로 자율신경기능 이상이 생기면 결국 혈액순환 및 체온 분포, 근육, 피부, 장기와 인체 분비샘 전반에 걸쳐 영향을 받게 되고 여지없이 증상으로 나타난다.

자율신경의 조절 능력을 초과하게 만드는 여러 원인들 중에서 스트레스와 과긴장은 가장 큰 원인으로 작용한다. '스트레스 안 받아야 좋아집니다.' 이렇게 말을 하면 '어떻게 스트레스 안 받고 살아요?'라고 반문하는 경우가 많다. 그렇다. 스트레스를 받지 않고 살 수는 없다. 하지만 스트레스를 잘 관리하면서 덜 받게 하는 방법은 있다.

가장 추천하는 방법은 '명상'이다. 명상과 스트레스에 관한 많은 연구 결과들이 있으며, 이런 연구 결과들을 보면, 꾸준히 명상을 하면 스트레스를 덜 받는 데 상당한 도움이 된다고 한다.

그렇다하여, 막상 명상을 시작하려고 하면, 명상이 어렵게만 느껴질 것이다. 어떻게 시작해야 할지 몰라서 못 한다는 말을 많이 듣게 된다. 그렇다면 우선 유튜브에 접속해서 '명상'이라고 검색을 해 보자. 10분 내외의 명상 가이드 영상들이 많이 있을 것이다. 이 중 하나를 골라 가이드에 따라 직접 명상을 해 보면 시작이 어렵지 실제로는 그리 어렵지 않다는 것을 알 수 있을 것이다.

Q7. 자율신경실조증은 유전인가요?

현재 의학계에서는 자율신경실조증과 관련된 유전 연구가 이루어지고 있지만, 아직까지 특정 유전자가 자율신경실조증을 발생시킨다는 명확한 증거는 발견되지 않았다.

그러나 가족력의 영향은 있는 것으로 보고되고 있다. 가족 중 자율신경실조 환자가 있는 경우, 해당 질환에 걸릴 위험성이 높아진다. 이는 가족 간에 비슷한 식습관, 수면 습관, 행동 패턴 등을 공유하기 때문이기도 하며, 자율신경실조증 자체가 유전된다는 의미라기보다는 부모나 혈연 관계의 친척들이 자율신경실조증을 앓지 않았더라도 자극에 대해 예민하게 반응하고 불안도가 쉽게 높아지는 이런 성향이 유전되어 자율신경실조증을 일으킬 수 있다는 의미로 보는 것이 타당해 보인다. 2006년 에런 박사가 제시한 개념으로 'Highly sensitive persons'가 있는데, 이를 직역하면 매우 예민한 사람이라는 개념으로 질병명을 뜻하는 의학적인 용어는 아니나 '외부자극의 미묘한 차이를 인식하고 자극적인 환경에 쉽게 압도당하는 민감한 신경 시스템을 가지고 있는 사람'을 말한다. 이런 성향이 유전되는 경우 자율신경실조증이 더 쉽게 발병하는 것이다.

Q8. 한의원에서 자율신경실조 진단을 위한 방법이나 검사법은 무엇이 있나요?

자율신경계 기능 검사로 간단하게는 자세 변화에 따른 혈압과 심박수 변화를 체크하는 방법이 있다. 앉았다가 일어날 때, 급격한 맥박수 증가 없이, 수축기 혈압이 20mmHg, 이완기 혈압이 10mmHg 이상 감소되는지를 체크하는 것이다.

하지만 자율신경 이상의 생리적인 기전이 복잡하고 아직 모든 기전이 현대의학으로 밝혀진 것이 아니어서, 단순한 수치만을 기준으로 판단하기보다는 체계적인 병력 청취와 검사에서 얻은 소견을 근거로 검사 결과를 해석해야 한다.

그래서 문진을 통한 병력 청취가 중요하다. 이와 더불어 이학적 검진을 참고하면 객관적인 자율신경계 이상을 확인할 수 있는데, 가속도맥파검사(APG), 심박변이도검사(HRV), 자율신경계에 영향을 줄 수 있는 뇌기능에 대한 검사, 경락기능검사, 적외선 체열 검사 등을 통해서 자율신경 활성도와 불균형 정도를 좀 더 세밀하게 점검할 수 있다. 또한 간이정신진단검사(SCL-90-R)를 통해 스트레스 지수와 의심되는 다른 정신과 질환 동반 여부 등도 확인할 수 있다. 모두 비침습적 검사라 예민하고 민감한 환자들도 무리 없이 검사에 임할 수 있다.

Q9. 한의학에서는 자율신경실조증을 어떻게 치료하나요?

자율신경실조증은 다양한 원인에 의해서 나타날 수 있다. 말초 신경병증 등 신경계 질환, 유전적인 소인에 의해서도 나타날 수도 있고, 과로나 흡연, 당뇨, 수면 부족, 내분비계의 문제, 복용하는 약물, 과도한 스트레스, 알코올 등으로 유발되기도 한다.

한의학에서는, 자율신경실조증을 간기울결(肝氣鬱結), 간심혈허(肝心血虛), 심담허겁(心膽虛怯), 심비불화(心脾不和), 심화항성(心火亢盛) 등과 같은 변증으로 접근하여 치료한다.

한의학에서 이야기하는 심(心)은 단순히 장기로서의 심장만을 이야기하는 것이 아니라, 인체의 순환 체계, 항상성 조절기능, 내분비계 기능까지 포함하는 기능적 단위이다. 간심혈허(肝心血虛)를 자동차 엔진에 비유해보면, 마치 자동차 엔진에 과부하가 걸려 과열 상태가 지속되면 시간이 흐를 수록 냉각수가 소모되어 과열 상태가 점점 심해지는 것처럼 교감신경이 장기간 과항진된 상태로 지속되면서 심(心)과 간(肝)에 피로와 열이 쌓여(困熱) 각종 인체 기관의 기능이 저하된 것을 말한다..

이런 경우 청열(淸熱) 활혈(活血) 자음(滋陰)에 기초하여 인체 내 수화(水火) 불균형을 조절해주고, 자극에 대해 지나치게 민감한 신경계가 안정을 되찾도록 자기조절력을 함양하여 인체가 스스로 치유하고 회복 할 수 있도록 돕는다. 증상과 원인을 고려한 변증별 한약 처방이 주된 치료 방법이며 여기에 침과 약침, 부항, 추나 등을 병행하면 치료 경과에 더욱 도움이 된다. 그 밖에 생기능자기조절훈련, 인지행동치료 등 다양한 접근으로 자율신경계의 항상성을 되찾게 돕는다.

자율신경실조증은 한의학 치료가 강점을 보이는 대표적인 질환 중 하나이다. 하나의 병명 안에서도 여러 증상들이 나타나는 자율신경실조증은 정확한 변증에 기반해 약재들의 가감으로 증상에 대해 대응하면서 신경계 안정과 자기조절력 회복을 위한 치료가 시행되면, 고통스럽고 다양한 증상들을 극적으로 호전시킬 수 있게 된다.

Q10. 심장 두근거림과 호흡곤란 증상이 보이는데 공황장애와 자율신경실조증의 차이점이 뭔가요?

내원한 환자들을 보면, 자율신경실조증인데 병원에서 공황장애를 진단받았거나, 반대로 공황장애인데 자율신경실조증을 진단받은 경우들이 종종 있다.

이는 공황장애로 인해 나타나는 증상들과 자율신경실조증이 비슷한 양상들을 보여 정확한 진단을 내리기 힘들기 때문이다.

공황장애는 반복적인 심계항진과 호흡곤란 증상, 그리고 언제 발작이 또 생길지 모른다는 예기불안 등을 특징으로 하는 질환인데, 공황장애의 대표적인 이러한 증상들은 자율신경 중 교감신경이 흥분했을 때 잘 나타나는 증상이기도 하다.

또한 공황장애라는 질환 역시도 자율신경계 이상을 기반으로 발생하는 질환이기 때문에 자율신경실조증 증상과 유사하게 나타날 수 있다. 어찌 보면 자율신경실조증 증상이 극도로 심하게 나타난 상태가 공황장애라고 생각할 수도 있다.

자율신경실조증과 공황장애의 차이점은 공황장애가 두뇌 중추의 흥분이 위주라면, 자율신경실조증은 말초신경인 자율신경의 흥분에 초점을 맞춰 나타난다는 점이다.

공황장애는 강렬한 불안 반응의 일종으로, 불안 반응이 일어날 필요가 없는 상황에서도 지나치게 예민한 반응, 자극에 대한 오반응이 일어나는 것이다. 그래서 처음에 공황장애를 유발시켰다고 여겨지는 다양한 스트레스나 주변 환경적 요인들이 사라졌음에도 증상은 좋아지지 않거나 심지어 더 나빠지는 경우가 비일비재하다.

자율신경은 교감신경과 부교감신경으로 구분되어 인체의 항상성을 유지하는 기능을 하고 있는데, 내외부의 다양한 원인에 의해 이 균형이 깨지면서 나타나는 신체의 병리적 반응이라 할 수 있다.

따라서 공황장애는 환자가 느끼는 불안과 공포, 두려움 그리고 그 이후에 나타나는 예기불안과 회피 반응 등 심한 심리적 증상들이 강하게 동반되는 경우가 많고, 자율신경실조증은 신체 증상들이 더 위주로 나타나고 심리적 증상은 공황장애만큼 강하게 나타나지 않는 경우가 더 많다.

Q11. 갱년기 증상처럼 보이는데, 어떻게 자율신경실조증과 구분할 수 있나요?

자율신경실조증은 갱년기 증상과도 비슷하게 나타나는 증상이 많아서 환자 스스로 내가 어떤 증상에 해당되는지 알기는 쉽지 않다. 자율신경실조증은 우리 몸의 항상성을 유지하게 해주는 자율신경계의 조절에 문제가 생겨 교감, 부교감 신경계의 이상이 발생하는 증후군인데 호흡, 소화, 배뇨, 감정조절과 생식기능을 포함한 신체 전반에 걸쳐 그 증상이 다양하게 나타난다.

갱년기 증상은 난소의 내분비 기능이 감소되는 것이 주된 원인으로, 특히, 이 과정에서 불규칙한 월경이 이어지거나 얼굴과 상체에 열감이 느껴지다 못해 화끈거리며 가슴이 두근거리고 식은땀이 나고 수면장애와 더불어 불안, 우울과 무기력이 동반되며 신경이 예민해지고 화를 참을 수 없는 등 감정조절에 특히 어려움을 겪는다. 또한 소변을 자주 보거나 요실금 증상이 생기기도 한다.

따라서, 여성호르몬계에 변화가 없음에도 갱년기 증상과 유사한 증상이 나타난다면 자율신경실조증의 증상일 수 있어 정확한 진단을 위해서, 진료와 다각도의 검사를 해보는 것이 필요하다.

Q12. 자율신경실조증으로 생긴 어지럼증과 이석증, 메니에르병, 전정신경염 등과는 어떤 차이점이 있나요?

자율신경실조증으로 인한 어지럼증은 위에 상기한 질환들과는 양상이 다르게 나타나는 경우가 많다.

먼저, 이석증은 '양성 발작성 체위성 현훈'이라고 불리며, 움직이는 순간, 특정 방향으로 머리의 위치가 이동될 때 심하게 어지럽고, 멀미하듯이 토할 것 같은 느낌이 나며, 눈뜨기조차 어려울 정도로 극심한 어지럼증과 불안이 동반된다. 아침에 기상하면서 움직일 때 자주 증상이 나타나며, 주위가 빙빙 도는 것 같은 회전성으로 잘 나타난다. 또한 이석증은 몇 시간 이상 지속되는 경우는 드물며 수초에서 수분 정도 지나면 조금 덜해지게 된다.

메니에르병은 귀 안의 충만감이 심하고, 저음에서 청력 저하 증상을 보이고, 이명 등의 증상이 발작적으로 나타난다. 본인을 제외한 주위 전체가 빙빙 도는 것 같은 회전성 증상을 보이고, 휘청거림, 멀미하듯이 메슥거림과 구토도 자주 보일 수 있다. 한번 증상이 나타나게 되면 많은 경우 수십 분에서 수 시간 정도 지속된다.

전정신경염으로 인한 어지러움은 몸의 균형을 담당하는 전정기관의 염증으로 인해 기능이 떨어진 것으로, 물체가 흔들거리는 듯한 어지러움이 발생하고, 몸이 그 방향으로 쓰러질 것 같은 증상을 보인다. 어지럼증은 며칠 동안 쉬지 않고 계속 지속되다가 서서히 덜해진다.

한편 자율신경실조로 나타나는 어지럼증은 이들 질환과는 사뭇 다른 양상을 보이는데 심인성으로 오는 어지럼증과 비슷하기도 하다. 주로 걷고 있을 때나 가만히 서 있을 때, 계단을 오르내릴 때 자주 발생하며, 주변이 안정되지 못하고 붕 떠 있는 느낌이 들고, 취한 것처럼 휘청거리는 증상을 보이는 경우가 많다. 또한 머리가 멍한 느낌이 지속되기도 한다.

어릴 때 조례 시간에 오래 서 있으면 쓰러지거나, 눈앞이 캄캄해지는 증상을 보이고 잠시 붕 뜨는 느낌을 받거나 팔 다리에 힘이 쭉 빠지는 증상, '기립성저혈압'도 자율신경이 불안정한 경우이다. 오래 서 있으면 중력 때문에 혈류가 아래로 쏠리는데, 자율신경이 회복하는 역할이 약해져 일어설 때 두뇌로 가는 혈류가 줄어들면서 쓰러지게 되는 것이다.

자율신경실조증은 우리 몸의 항상성을 유지하게 해주는 자율신경계의 조절에 문제가 생겨 호흡, 소화, 배뇨, 감정조절과 생식기능을 포함한 신체 전반에 걸쳐 그 증상이 다양하게 나타나기 때문에, 자율신경실조로 나타나는 어지럼증은 자율신경 불안정으로 여러 가지 신체적인 증상이 같이 나타나는 특징을 보인다. 보통 '어지러우면 체한다'고 표현을 하거나, '소화기 이상이 생기면 틀림없이 어지러워진다'라는 표현을 하는 경우가 많다.

Q13. 자율신경실조증으로 나타나는 증상 중에는 교감신경이 항진되는 경우에 대해 주로 설명되어 있는 것 같은데, 부교감신경이 항진되어 나타나는 경우도 있나요?

자율신경실조증 증상 중에는 교감신경 항진으로 나타나는 증상이 많지만, 드물게 부교감신경항진으로 증상이 나타나기도 한다.

부교감신경은 휴식을 취하거나 외부 스트레스가 없는 경우에 활동하는 신경으로 인체의 에너지 사용을 적게 하여 에너지를 비축하는 역할을 하게 된다. 즉, 소화 기능과 분비, 배뇨 및 배설 기능을 원활하게 수행하게 할 수 있도록 하는 것이다[54].

부교감신경이 과항진되면, 혈관을 확장시키기 때문에 앉았다가 일어날 때 '기립성저혈압'이 생기는 경우가 많다. 위장관의 운동이나 방광기능이 과도하게 활성화되면 대변이나 소변을 자주 보는 증상을 보일 수도 있다. 땀 분비가 억제되기도 하고, 어두운 곳에서는 잘 보이지 않는 시력장애가 나타나기도 한다. 전반적으로 인체의 활력이 떨어지고, 몸이 무거워진 느낌을 받을 수 있고, 심리적으로 멍해지거나 무기력해지는 양상을 보이기도 한다.

Q14. 자율신경의 기능 이상으로 불면증이 나타나기도 하나요?

불면증 환자를 치료하다 보면, 자율신경의 문제로 수면의 질이 나빠져 수면장애를 호소하는 경우를 자주 볼 수 있다. 자율신경의 기능 이상으로 인한 불면증의 경우, 불면증 외에도 자율신경으로 인한 다른 신체 증상을 동반하는 것이 일반적이다. 입맛이 없거나 소화가 안 되는 등 소화 기능에 문제가 있거나, 가슴이 답답하거나 한숨을 자주 쉬고, 심장이 두근거리기도 하며, 두통이나 어지러움, 손발이나 전신의 다한증이나 자면서 땀이 많이 나는 도한(盜汗)이 있기도 하고, 스트레스에 취약하거나 민감도가 높아 사소한 일에도 쉽게 불안감을 호소하기도 한다.

자율신경의 문제가 도드라지지 않는 불면증의 경우 자율신경 기능

---

54) 서울아산병원 홈페이지 의료정보 (https://www.amc.seoul.kr/asan/healthinfo/body/bodyDetail.do?bodyId=80)

이상으로 인한 다른 신체 증상들은 크게 관찰되지 않는다.

불면증이 동반된 자율신경실조증 환자의 경우 수면에 대한 불안도가 높을 때가 많은데 이러한 불안감은 교감신경을 더욱 항진시켜 두뇌를 각성 상태로 만들고 부교감신경의 활성화를 방해해 불면증이 더욱 심해지게 만든다. 이때는 정서적 안정을 유도함과 동시에 자율신경 불균형을 개선하여 수면장애를 치료해야 한다. 한의학에서는 간기울결(肝氣鬱結), 심담허겁(心膽虛怯), 간심혈허(肝心血虛), 심비불화(心脾不和), 심화항성(心火亢盛) 등으로 환자의 상태를 변증하고 한약을 처방하고, 침, 약침, 뜸, 부항, 추나요법 등을 병행하는데, 경우에 따라선 생기능 자기조절훈련, 인지행동치료를 병행하기도 한다.

Q15. 자율신경 기능 이상을 그대로 두면 어떤 문제가 생기나요?

자율신경실조증은 신체 전반에 걸쳐 광범위한 증상들이 지속적으로 나타나면서 서로 악영향을 주고받기 때문에, 치료와 관리 없이 방치될 경우 소화불량, 수면장애, 두통, 어지러움, 두근거림, 상열감, 안면홍조, 수족냉증, 답답함 등의 증상이 만성화되어 개선이 더욱 어려워지게 된다.

제때 치료를 하지 않고 몸을 돌보지 않으면 만성피로와 면역력 저하로도 이어질 수 있으며, 개선되지 않는 만성적인 신체 증상은 사람을 지치고 무기력하게 만들어 우울감을 유발하여 심하면 우울증으로 진행되게 할 수도 있다. 여기에 공황장애와 불면증과 같은 다른 신경정신질환이 동반된다면 불안, 스트레스로 인해 자율신경의 불균형이 가속화될 가능성이 높아진다. 또한 자율신경 기능 이상에서 나타나는 심계항진, 가슴 답답함, 상열감, 식은땀, 구역감, 신체 저림 증상은 공황장애에서 보이는 신체 증상과도 비슷해 방치되면 심한 불안과 공포를 유발하기도 한다. 여타 질환들이 그러하듯, 자율신경 기능 이상도 만성화되면 치료에 시간이 오래 걸리고, 예후도 좋지 않기 때문에 초기에 적극적으로 대처하여 정확한 진단과 치료로써 개선하는 것이 바람직하다.

Q16. 자율신경실조증 치료는 얼마나 해야 좋아지나요?

모든 질환이 그러하듯 증상의 정도가 얼마나 심한지, 얼마나 오래되었는지, 그동안의 경과와 과정은 어떠한지에 따라서 치료 기간은 제각각이다. 일반적으로 나이가 많을수록, 질환에 이환된 기간이 길수록, 나타나는 증상이 다양할수록, 증상의 강도가 심할수록 치료에 시간은 오래 걸린다. 게다가 장기간 정신과 약물을 복용해 온 경우에는 정신과 약으로 단순히 증상을 억제시키고 있는 경우가 많아 신경학적 흐름의 왜곡이 조장되기 때문에 치료하는 데 기간이 더 오래 걸리는 편이다.

증상이 생긴 지 얼마 되지 않았고 그 정도가 약한 경우 1~2개월 만에도 치료가 되는 경우가 있는 반면, 1년 이상의 치료기간이 필요한 경우도 있다. 하지만 일반적으로 안정적인 치료를 위해서는 최소 3~4개월 정도의 치료 기간은 확보되어야 한다. 또한 경우에 따라선 증상이 완전히 없어지지는 않고, 어느 정도 남아있는 선에서 조절할 수 있도록 관리하는 데 만족해야 하는 경우도 있다. 따라서 정확한 진료와 검사를 바탕으로 의료진의 판단하에 치료 기간을 설정하고 치료를 시작해야 한다.

그리고, 치료 기간을 단축하기 위해서는 무엇보다 생활 습관 관리와 마음가짐이 중요하다. 먼저 충분한 수면 시간을 가지고, 커피, 술, 담배 등의 기호식품을 끊고, 식사를 규칙적으로 하되 인스턴트, 밀가루 음식 등을 줄이고, 스트레스 관리를 잘해야 한다. 이와 더불어 꼭 낫겠다는 마음가짐으로 치료를 받는다면 좋은 결과가 있을 것이다.

Q17. 자율신경실조증을 치료한 후에 증상이 좋아져도 다시 재발할 수 있나요?

증상이 많이 호전되고 치료가 마무리되어가는 시점에 환자들이 자주 하는 질문이 있다.
"치료가 끝났는데, 다시 재발하지는 않겠죠?"

대답은 NO다.

서로 길항적으로 작용하며 인체의 균형을 유지하던 교감신경과 부교감신경이 조절력을 잃고 균형이 깨진 상태가 자율신경실조증이다. 자율신경실조증 치료는 이러한 불균형 상태를 다시 균형 잡힌 상태로 회복시키는 것으로, 그 과정에서 자율신경계의 불균형으로 발생한 다양한 신체 증상들과 심리적 문제들이 호전된다.
한의학적 변증에 따른 적절한 치료와 관리를 통해 인체의 자율신경계가 균형을 되찾고 건강해지면, 잠깐의 좋지 않은 생활 습관들로 인해서는 자율신경실조증이 쉽게 재발되지는 않는다.

하지만, 치료가 끝났다고 하더라도, 자율신경계의 균형 상태를 망가 뜨리는 지속적인 스트레스와 과로, 잘못된 식습관과 수면 습관 등이 오랜 시간 반복된다면 건강해진 자율신경계의 상태는 조금씩 다시 불안정해질 수밖에 없다.

감기에 걸리고 다 나았다고 하더라도 다시 감기에 걸리지 않기 위해서는 양질의 영양 섭취와 충분한 휴식 시간을 가지고 면역력을 기르기 위해 노력해야 한다. 또한, 고도 비만이었던 사람이 열심히 운동을 하고 식단을 관리하여 목표 체중까지 감량했다 하더라도, 그 이후에도 목표 체중을 꾸준히 유지하기 위해서는 지속적인 운동과 식단 관리를 잘 유지해야 한다.

꾸준한 노력으로 힘들었던 상태에서 벗어났다면 이제는 최소한의 관리를 통해 스스로 건강해진 인체가 다시 망가지지 않도록 노력해야 함은 어찌 보면 당연한 일이다. 그리고 이러한 노력들은 자율신경실조증뿐만 아니라 질병 없이 건강한 삶을 영위하기를 원하는 사람이라면 누구나 신경 써야 하는 부분이기도 하다.

혼자의 노력만으로 회복할 수 없을 정도로 망가진 인체의 균형을 회복시키는 것은 치료의 역할이지만, 치료가 끝나고 그 이후 다시 건강해진 몸 상태를 꾸준히 유지시켜 나가는 것은 스스로의 몫으로 기다리고 있는 것이다.

Q18. 정신과 약을 복용하는 경우 한약을 같이 복용해도 괜찮을까요?

한의원에 내원하는 자율신경실조증 환자들은 대부분 신경정신과적 문제로 양약을 수년 이상 복용하다가 내원하는 경우가 많다. 정신과 약 복용 중에는 증상이 억제되고 가라앉아도 약물의 작용 시간이 지나가면 증상이 다시 올라와 약을 끊고 싶어도 끊지 못하는 의존성이나 점점 약의 종류와 농도가 높아져야 억제 효과를 낼 수 있는 내성 문제로 힘들어하며 양약을 끊지 못하는 경우가 흔하다.

양약을 복용한 지 며칠 되지 않았거나, 복용해도 크게 차이를 모르겠다는 환자들은 한의학 치료를 시작하면서 대부분 양약을 끊고 치료한다. 하지만, 상당 기간 양약을 복용해 왔거나, 최근에 복용을 시작했더라도 그에 대한 의존도가 높은 경우에는 한의학 치료를 시작한다고 하더라도 함부로 기존 약을 끊는 것은 위험하다. 신경과 양약이나 정신과 양약은 부정적인 신경학적 기전을 인위적으로 차단하여 약물이 체내에서 작용하고 있는 동안은 일시적이나마, 일상생활이 가능하게 하는 신경차단제와 같은 역할을 하기 때문이다. 어떻게 보면, 진통제와 비슷한데, 통증이 너무 심해 진통제 없이는 생활을 할 수 없는 상태인데, 무턱대고 끊으라고만 할 수는 없는 것과 같은 이치다. 또한, 정해진 약을 복용하지 않았다는 불안감이 발생하면 교감신경이 자극되어 신체 증상과 그에 따른 정서 반응으로 더 큰 불안, 초조, 공포감에 빠질 수 있다. 이런 경우, 양약의 복용량을 가급적 늘리지는 않는 형태로 양약과 한약 복용 시간에 차이를 두고 병행하면서 증상이 안정화되는 것을 확인해 가며 점차적으로 줄여나가는 방법을 권유한다.

한약은 양약과 다르게 복용 즉시 즉각적인 효과를 발휘하기는 쉽지 않다. 사람마다 가시적인 효과가 나타나는 시점은 다르지만, 일정 기간 인체에 약효가 쌓인 후에야 조금씩 좋아지는 변화를 느낄 수 있게 된다. 따라서, 바로 양약을 끊는 것보다는 병행하면서 증상이 개선되는 것을 확인한 후 정신과 약을 1/2, 1/4로 서서히 줄여나가는 것이 바람직하다. 또한, 정신과 약의 용량을 줄인 후 일시적으로 증상이 악화되는 반동 현상이 종종 나타나는데, 반동 현상에 바로 겁을 먹고 복용 용량이 이전처럼 복귀된다면 약에 대한 의존도가 높아져 나중에는 용량을 줄이기가 더 어려워질 수 있기 때문에 약물을 줄여가는 과정에서는 강력한 심리적 지지와 예후 설명, 보완할 수 있는 한의학적 치료가 꼭 필요하다.

증상의 정도, 발현 시점, 유병 기간, 신경과 약, 정신과 약의 복용 여부에 따라 치료 기간은 달라질 수 있다. 하지만 한의학 치료가 진행되면서 인체가 항상성을 유지하는 능력은 점점 개선되어가고, 설사 양약을 오래 복용하였다 하더라도 양약을 줄여나가는 동안 버틸 수 있는 힘을 얻을 수 있게 된다. 양약을 오랜 기간 복용하였다면 임의로 중단하거나 조절하지 말고 한의학 치료를 병행하면서 증상 호전도에 맞춰 담당 한의사와 협의해 서서히 줄여나가며 증상을 개선시키는 것이 치료에 더 효과적이다. 한약은 양약처럼 용량을 줄임으로써 나타나는 반동 현상이 거의 나타나지 않는다고 볼 수 있다. 양약을 최종적으로 단약한 이후에는 안정적인 마무리 기간을 거쳐, 최종적으로 아무런 약을 먹지 않고도 일상생활에 무리가 없는 상태에 도달할 수 있게 한의학이 도울 것이다.

Q19. 평소에 자율신경계를 관리하려면 어떻게 해야 하나요?

자율신경실조증을 예방하여 증상이 생기는 것을 미리 막기 위해서는 규칙적인 생활과 건강한 식생활, 정서적 안정이 중요하다. 자율신경계 기능 이상의 원인이 되는 요소들이 생활 패턴, 식생활, 정서적 자극들에 있기 때문이다.

1) 수면 습관

잠들어 있는 시간 동안 자율신경을 포함하여 육체적, 정서적 안정과 회복이 이루어진다. 때문에 충분한 수면 시간을 가지는 것이 무엇보다 중요하다. 수면은 우리 몸을 육체적으로 회복하고, 감정을 안정적으로 조절하도록 도우며, 면역 활동을 유지하는 데 있어 많은 영향을 미친다. 더불어 뇌에 쌓여있는 각종 노폐물을 없애는 역할도 수행한다.

우리 몸은 해가 뜨고 지고 밤이 되는 시간에 따라 필요한 호르몬이 분비되기 때문에 가급적 12시 이전에 잠자리에 들고 7시간 이상의 충분한 수면 시간을 가져 생체 리듬을 규칙적으로 만드는 것이 중요하다.

또한 잠들기 1~2시간 전부터는 TV, 스마트폰, 모니터 시청을 자제하는 것이 요구된다. TV, 스마트폰, 모니터 화면에 대한 노출은 대뇌에서 도파민 분비를 촉진시켜 두뇌를 흥분시키고 숙면을 취하는 것을 방해하기 때문이다.

야간 근무나 3교대 근무, 밤샘 작업 등 생체 리듬을 깨트리는 생활 패턴도 자율신경실조증을 악화시키는 요인이 되기 때문에 이러한 패턴을 장기간 지속하는 것은 좋지 않으며, 인체에 문제가 생기기 전에 최대한 관리하는 것이 필요하다.

2) 식습관

일반적으로 교감신경이 항진된 상황으로 에너지 소모가 지나치게 많은 자율신경실조증 환자들은 피로감을 쉽게 느끼기 때문에 카페인이나 술, 담배에 의존하게 되는 경우가 많다. 하지만 술, 담배, 커피는 교감신경을 항진시키는 작용을 가속시키기 때문에 피하는 것이 좋다. 디카페인은 괜찮냐는 질문을 자주 받는데, 디카페인은 카페인을 대체하는 다른 신경흥분 성분이 들어있거나, 또는 카페인이 적은 것이지 없는 것은 아니기 때문에 이 역시 피하는 것이 좋겠다. 또한, 피로 회복을 위해 마시는 각성 음료나 각성제도 교감신경을 흥분시킬 수 있어 종국에는 오히려 더 피로를 가중시키기에 피해야 한다.

입맛이 없을 때는 아무것도 먹지 않기보다는 죽과 같이 소화가 잘되는 음식을 소량으로 정해진 시간에 먹는 것이 좋다. 많은 양은 아니지만 매일 같은 시간에 음식이 들어온다면 소화기관은 그 시간에 맞춰 규칙적으로 움직이게 된다. 치료와 관리를 통해 자율신경계 균형이 회복되고 식욕과 소화력이 살아난다면 미리 만들어 놓은 규칙적인 소화기관 운동 능력이 안정적인 상태를 유지하는데 도움이 될 것이다.

또한, 기분 조절에 관여하는 세로토닌 호르몬 분비를 돕는 비타민B를 챙겨먹는 것도 좋으며, 신경전달물질 배출을 돕는 생선, 견과류, 통곡물과 항산화물질이 많은 베리류와 시금치, 브로콜리 등을 자주 섭취하는 것도 좋다.

3) 운동

혈액순환이 원활히 되고, 근육의 긴장을 낮추기 위해 하루 20~30분 정도의 가벼운 운동을 하도록 한다. 자율신경 기능 이상으로 교감신경이 항진된 상황은 에너지 소모를 지나치게 만든다. 스트레스나 피로, 생활이나 식습관, 약물 부작용, 혹은 다른 내과적 질환들로 인해 자율신경 기능 이상이 발생했다면 그 과정에서 환자의 몸은 많은 에너지를 소모하고 있을 것이다. 이렇게 에너지가 부족한 상황에서 처음부터 강한 운동으로 체력을 기르고자 한다면 오히려 부작용이 생길 가능성이 있다. 때문에 운동은 가볍게 걷는 운동부터 시작하는 것이 좋다. 치료와 다른 관리요법을 병행하면서 자율신경 불균형이 점차 개선되는 것을 확인한 후, 달리기나 자전거, 등산, 요가, 필라테스, 수영, 헬스 혹은 테니스나 탁구, 배드민턴 같이 함께 즐기는 운동까지 서서히 강도로 높여가면서 스트레스를 해소하고 자율신경의 안정을 유지할 수 있도록 관리해야 한다.

여기에 하루에 30분 이상 햇빛을 받는 것도 도움이 된다. 햇빛을 쐬면 비타민 D와 멜라토닌, 세로토닌 합성을 도우면서 자율신경 안정화에 도움이 될 수 있기 때문이다.

4) 스트레스 관리와 복식호흡

스트레스는 긴장된 상태인 교감신경 항진 상태를 가장 쉽게 유발하기 때문에, 자율신경실조증 환자들이 반드시 관리해주어야 하는 부분이다.

영화 보기, 등산, 음악 감상 등 자신이 즐겁게 할 수 있는 취미를 가지고 꾸준히 해나가는 것이 스트레스 관리의 가장 기본이라 할 수 있다. 만약 스트레스가 심하다면 이완요법, 최면요법, 집단 상담치료 등의 방법을 고려해보는 것도 좋다.

또한 복식호흡도 부교감신경의 활성을 도와 스트레스와 긴장을 이완하는 데 도움이 되기에, 명상 수련에서 많이 사용되고 있다. 대부분의 자율신경 기능 이상 환자들은 교감신경의 과항진으로 신체 증상을 동반하게 되는데, 천천히 복식호흡을 하는 동안 공기의 흐름에 집중하면서 신체를 이완시키고 부교감신경을 활성화시켜 교감신경의 과항진을 억제할 수 있게 도움을 받을 수 있다.

또한, 고지혈증이나 당뇨, 갑상선질환, 자가면역질환 같은 내과 질환에 의해 자율신경에 문제가 생기는 경우도 있으니 이러한 질환을 가지고 있다면 적절한 치료와 관리를 통해 함께 개선해 나가야 한다.

아무리 좋은 치료를 받는다 할지라도 환자가 무절제한 생활을 하거나, 치료와 예방에 도움 되는 생활 관리를 할 의사가 없다면 치료 경과는 더뎌질 수밖에 없을 것이다. 따라서 치료와 더불어 생활 관리에 대한 노력을 소홀히 해서는 안 된다.